Claudia Ritter
Hildegard von Bingen

CLAUDIA RITTER

HILDEGARD *von* BINGEN

HEILPFLANZEN, ERNÄHRUNG UND HEILKUNDE

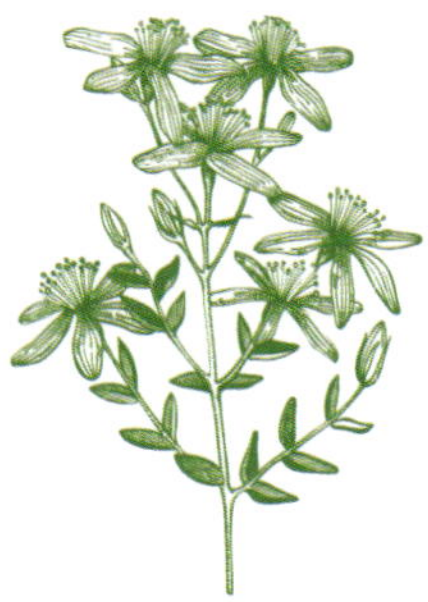

NIKOL VERLAG

Wichtiger Hinweis
Dieses Buch wurde sorgfältig erarbeitet, und alle Angaben wurden nach bestem Wissen überprüft. Informationen zur Selbsthilfe und zum Genuss von Pflanzen erfolgen ohne Gewähr. Für eventuelle Nachteile, die aus den Hinweisen des Buches erwachsen könnten, übernehmen weder die Autorin noch der Verlag eine Haftung. Bei gesundheitlichen Problemen wird die Konsultation eines Spezialisten empfohlen. Jede Anwendung erfolgt auf eigene Verantwortung.

5. Auflage 2026

Satz und Layout: Nikol Verlag, Hamburg
Umschlaggestaltung: Nele Schütz Design unter Verwendung von Shutterstock/Madlen (Kräuter), Vera Petrus (Kräuteröle), Vanya Kobelev (Rahmen)
Die Innenabbildungen stammen aus dem Archiv der Autorin sowie von Pixabay und Shutterstock
Druck und Bindung: Bittner print s.r.o.
Printed in the Slovak Republic

ISBN: 978-3-86820-672-2

info@nikol-verlag.de
www.nikol-verlag.de

Inhalt

Vorwort 9

Wer war Hildegard von Bingen? 11

Die junge Hildegard 11
Das Leben im Mittelalter 12
Magistra auf dem Disibodenberg 13
Leben und Wirken auf dem Rupertsberg 15
Naturheilkundliche Werke 17
Hildegard-Literatur der Neuzeit 18

Die Ernährung bei Hildegard 21

Essen und Trinken im Mittelalter 21
Hildegards Ernährungsprinzipien 22
Fasten 28

Hildegards Heil- und Entgiftungsmethoden 31

Auflagen, Packungen, Wickel 31
Bäder 35
Sauna – Schwitzbäder 36
Schröpfen 37
Brennkegel / Moxibustion 38
Aderlass 38

Krankheiten und Beschwerden behandeln 39

Appetitlosigkeit 39
Asthma 40
Ausschlag, trockene Haut 41
Bronchitis, Husten 42

Darmträgheit, Verstopfung ... 43
Depressive Verstimmung ... 44
Durchfall ... 45
Entgiftung ... 46
Gicht ... 47
Hautpilz-Erkrankungen ... 47
Heiserkeit ... 48
Insektenstiche ... 49
Kopfschmerzen ... 50
Konzentrationsschwäche ... 50
Krämpfe der Muskulatur ... 51
Menstruationsbeschwerden ... 52
Leber- und Verdauungsstörung ... 52
Übergewicht ... 53
Verbrennungen ... 54

Hildegard-Heilkräuter – von Akelei bis Zitwer ... 55

Akelei ... 57
Alant ... 60
Aloe, Echte ... 64
Alraune ... 67
Andorn ... 69
Apfelbaum ... 73
Arnika ... 76
Aronstab ... 79
Bachminze ... 82
Baldrian ... 85
Beifuß ... 88
Beinwell ... 92
Bertram, Römischer ... 96
Betonie, Echte ... 99
Bockshornklee ... 103
Brennnessel ... 107
Christrose ... 111
Dach-Hauswurz ... 114
Dinkel ... 117

Diptam 123
Eberraute 127
Efeu 130
Eisenkraut 133
Erdbeere 136
Esskastanie 139
Fenchel 144
Galgant 149
Gewürznelke 154
Hafer 158
Heidelbeeren 162
Huflattich, Kleiner 165
Ingwer 169
Kubebenpfeffer 173
Lungenkraut, Geflecktes 177
Madonnenlilie 180
Maiglöckchen 183
Muskatnuss 187
Mutterkraut 191
Myrrhe 195
Petersilie 199
Pfeffer 203
Pfingstrose 207
Poleiminze 211
Porree (Lauch) 214
Quendel 217
Rainfarn 221
Rose 224
Schafgarbe 228
Schlüsselblume 232
Schwarzkümmel 235
Sellerie 238
Silberdistel 242
Tanne 246
Tausendgüldenkraut 250
Veilchen 254
Wasserlinse 258
Wegwarte 260

Wermut 264
Ysop 269
Zimt 274
Zitwer 279

Literatur 282

Register 283

Die Autorin 287

VORWORT

Liebe Leserin, lieber Leser,
dieses Buch ist einer Frau gewidmet, die vor mehr als 900 Jahren wie keine andere mittelalterliche Autorin erstmals Theologie, Naturphilosophie und ein umfassendes medizinisches Wissen zusammengefasst hat. Hildegard von Bingen war eine Universalgelehrte der damaligen Zeit. Dieses Buch kann und soll auch nicht all die Facetten Hildegards beleuchten, es beschränkt sich auf die Heilkunde und insbesondere die Medizin mit Pflanzen, mit denen sie sich intensiv beschäftigte hatte. Vielleicht hatte sie sich dem Thema deshalb so sehr gewidmet, weil sie zeitlebens selbst kränklich war und auch einige gesundheitliche Krisen bewältigten musste. Sie entwickelte sich zu einer selbstbewussten Frau, die bis heute fasziniert, und sie schuf die Basis zur heutigen Ganzheitsmedizin. Unser Medizinsystem zerfällt immer mehr in verschiedene Bereiche, für die Spezialisten zuständig sind. Doch ganzheitlich denkende „Allrounder" haben einen umfassenden Blick auf ein Krankheitsgeschehen. Die Hildegard-Medizin hilft uns, das Leben zu ordnen. Beispielsweise durch den sorgfältigen Umgang mit Lebensmitteln, die kundige Zubereitung von Speisen und Arzneien oder die Betrachtung des Heilpotenzials von Pflanzen. Als „Kräuterfrau" wusste sie um die Heilkraft von Pflanzen wie Andorn, Fenchel oder Ringelblume. Sie sind noch heute Bestandteil pflanzlicher Heilapotheken. Andere werden heute kaum noch verwendet, einige ihrer empfohlenen pflanzlichen Anwendungen sind heute obsolet. Die in diesem Ratgeber vorgestellten Praxistipps wie auch Rezepte sind zeitgemäß aufgearbeitet, sodass eine Anwendung ohne Gefahr besteht. Sie können Ihnen helfen, einige Leiden zu heilen, um die Lebensqualität zu verbessern oder Ihre Gesundheit zu erhalten. Bitte beachten Sie, dass dieser Ratgeber keine Diagnose und Therapie bei einem Arzt oder Heilpraktiker ersetzt. Jeder Anwender ist deshalb aufgefordert, in Eigenverantwortung zu entscheiden, ob die nachfolgenden Naturheilmittel eine Alternative zur Schulmedizin darstellen. Das gilt besonders dann, wenn Krankheiten weiter andauern oder die Beschwerden zunehmen, Sie zu einer Risikogruppe gehören oder an schweren Krankheiten leiden.

Pflanzliche Heilmittel dürfen nicht generell als harmlos oder nebenwirkungsfrei eingestuft werden, nur weil sie natürlich sind. Wirksame pflanzliche Heilmittel können auch unerwünschte Wirkungen nach sich ziehen. Die verbreitete Ansicht, dass aus der Apotheke Gottes nur Gutes, Unbedenkliches und für uns Menschen Zuträgliches stammt, bedarf einer sachlichen Prüfung. Bedenken Sie, dass der Mensch vor 900 Jahren unter anderen Umständen lebte als heute, die Medizin heute viel differenzierter ist und man in der Zeit des Mittelalters sorgloser mit Anwendungen umging. Rezepte mit Aronstab oder Alraune sind aufgrund ihrer toxischen Substanzen (die im Mittelalter noch nicht bekannt waren) obsolet und können daher von mir deshalb nicht empfohlen werden. Von den etwa 2000 Rezepturen, die uns Hildegard hinterlassen hat, sind auch Pflanzen dabei, die heute als giftig eingestuft werden, meist fehlen auch Mengenangaben. Die Heilkraft dieser Pflanzen kann jedoch noch in homöopathischer Dosierung genutzt werden. Ich wünsche Ihnen viel Erfolg beim Stöbern auf den folgenden Seiten. Nutzen Sie die Anregungen für Ihre Gesundheit.

Claudia Ritter

Wer war Hildegard von Bingen?

Sie ist wohl die bekannteste Deutsche des Mittelalters. Hildegard von Bingen war eine Universalgelehrte, Visionärin, Naturwissenschaftlerin, Theologin, Komponistin, Äbtissin, jedoch weniger Mystikerin, wie so oft behauptet. In der römisch-katholischen Kirche wird sie schon lange, insbesondere im Orden der Benediktiner, als Heilige verehrt. Offiziell heiliggesprochen wurde sie jedoch erst im Jahr 2012 durch Papst Benedikt XVI. Wenngleich sie vor mehr als 900 Jahren lebte, konnte sie viele Impulse für die heutige Zeit setzen. Sie war zutiefst davon überzeugt, dass der Mensch dazu ermächtigt ist, in der Schöpfung Verantwortung zu übernehmen.

Die junge Hildegard

Unweit der Bischofsstadt Worms wird im Jahr 1098 ein Mädchen namens Hildegard geboren. Sie ist das zehnte Kind einer adligen, religiösen und wohlhabenden Familie. Ihre Eltern bewirtschaften einen Herrenhof in Niederhosenbach, wo sie vermutlich zur Welt kommt, ihre Taufkirche steht im Weinort Bermersheim. Die Eltern, Hildebrecht von Hosenbach und Mechthild von Merxheim – bringen sie als Kind als Oblatin in religiöse Hände, denn nach mittelalterlicher Auffassung gehörte jeder Zehnte Gott und war für ein geistliches Leben bestimmt. Hildegard ist ein kränkliches Kind, das oft das Bett hüten muss und über Schmerzen klagt. Den Aufgaben und der Zukunft als Mutter und Ehefrau eines großen Haushalts und Wirtschaftshofs scheint sie nicht gewachsen zu sein.

An Allerheiligen 1112 findet sie zusammen mit zwei weiteren Mädchen Aufnahme im Benediktinerkloster Disibodenberg, das auf einem Höhenrücken am Zusammenfluss von Glan und Nahe liegt. An das große Männerkloster ist eine kleinere Frauenklause angeschlossen, jedoch streng abgeschirmt von den Männern. Rechtlich sind die Frauen den Männern im Kloster unterstellt. Deren Abt wird nun über den Lebensweg Hildegards bestimmen. Von Beginn an ist Jutta von Sponheim, die das Frauenkonvent leitet, an der Seite Hildegards. Sie ist acht Jahre älter als das Mädchen Hildegard und hat gelobt, die Räume in denen sie lebt, niemals zu verlassen. Mit der Inklusin Jutta wird die junge Hildegard 25 Jahre gemeinsam im Kloster verbringen. Inklusinnen lebten abgeschieden von der Welt, um sich ausschließlich Gott zu widmen. Doch für Hildegard und den anderen Schülerinnen Juttas steht die Tür der Kammer am Disibodenberg offen.

Die Magistra Jutta unterweist ihre Schülerinnen in den Regeln des Klosterlebens und erklärte ihnen die Heilige Schrift. Sie beten, lernen, lesen und schreiben und studieren die antiken wie auch die mittelalterlichen Schriften. Aber auch die lateinische Sprache, Astronomie, Musik und Mathematik stehen wie profane Dinge gleichfalls auf dem Stundenplan. So werden sie über den Anbau von Kräutern oder auch in Spinnen, Weben oder Stricken unterrichtet. Das Kloster hat sehr wahrscheinlich ein kleines Gärtchen, in dem sie Kräuter und Gemüse anbauen und Jutta wird Hildegard auch den Nutzen der Küchen- und Arzneikräuter erklärt haben.

Hildegard muss in diesen ruhigen Jahren einen Großteil ihrer außergewöhnlichen Bildung erworben haben. Benediktinerklöster waren die Hochburgen von Kultur, Kunst und Wissenschaft. Die geistlichen Einrichtungen hatten damals das Bildungsmonopol. Hier wurde Wissen aus der eigenen und auch aus anderen Kulturen gesammelt, es wurde gelesen, geschrieben und kopiert. So eignet sich Hildegard in einer Zeitspanne von mehreren Jahrzehnten wohl ihr Wissen um die Natur, um die Heilkräuter und die Ernährung an. Sie befasst sich aber auch mit Tieren, Gewässern und Heilsteinen. Ihre Schriften sind eine Mixtur aus medizinischen, religiösen und volkstümlichen Vorstellungen. Vermutlich hat sie ihre vielen Rezepte weniger als Ärztin ausprobiert, sondern vieles aus Texten und Überlieferungen übernommen. Hildegard-Anhänger sind dagegen voll und ganz von ihrer visionären Eingabe überzeugt.

Das Leben im Mittelalter

Die Klöster bestimmen im Mittelalter weitgehend auch das wirtschaftliche Leben. Manche Äbte sind mächtiger als Fürsten und Herzoge, denn sie unterstehen direkt dem römisch-deutschen Kaiser und nicht den Landesherren. Vermutlich verbringen mehrere 10.000 Deutsche im Hochmittelalter ihr Leben in den Klöstern. Ein Teil von ihnen lebt nach den

Regeln, die der Ordensgründer Benedikt von Nursia im 6. Jahrhundert aufgestellt hat: das Gelübde der Armut, der Keuschheit, des Gehorsams und natürlich die Regel „ora et labora" – bete und arbeite. Der Tag wird vom Chorgebet bestimmt und in sieben Gottesdienste beziehungsweise siebenmaliges Psalmbeten zwischen Morgengrauen und Dämmerung eingeteilt. Die Länge der Stunden hängt vom Tagesbeginn ab. Gemessen wird die Zeit mit Sonnenuhren am Tag und Wasseruhren in der Nacht, manchmal auch mit Eieruhren. So ist im dunklen Winter 1 Stunde gerade mal 40 Minuten lang.

Das beginnende 12. Jahrhundert ist eine Zeit des Umschwungs. Nach einer längeren Kälteperiode wird das Klima wärmer und trockener. So verbessern sich die Ernteerträge, und am Ende des Jahrhunderts hat sich die Bevölkerungszahl von rund 5 auf 10 Millionen Einwohner im Reich verdoppelt. Das Weltbild im Mittelalter ist geprägt von der Antike, dem Glauben und einem dualistischen Denken. So gibt es gute Mächte wie den allmächtigen Gott und Erlöser, Heilige, aber auch Satan und seine Dämonen. Die Furcht vor dem Fegefeuer ist so verbreitet wie heute die Angst vor einer schweren Erkrankung. Wer gottgefällig lebt, dem ist die Aufnahme ins Paradies gewiss. Der Mensch steht im Mittelpunkt dieser Kräfte und muss sich jeden Tag aufs Neue entscheiden. Männer regieren das Reich und die meisten Frauen des Mittelalters bleiben namenlos. Sie haben ihren Platz auf den Feldern und bei der Familie.

Magistra auf dem Disibodenberg

Als Jutta von Sponheim 1136 stirbt, wird Hildegard beim Anblick des in den toten Leib schnürenden Bußgürtels klar, dass man dem von Gott geschenkten Körper keine Wunden und Schmerzen zufügen darf – ganz gleich, ob hinter Klostermauern oder nicht. Hildegard wird Juttas Nachfolgerin und Magistra (mittelalterliche Bezeichnung für die Vorsteherin) der Frauenklause. Hildegard lebt nun schon seit mehr als zwei Jahrzehnten auf dem Disibodenberg, doch erst jetzt beginnt Hildegards Karriere. Mittlerweile haben sich weitere Novizinnen im Frauenkloster dazu gesellt, sodass über die Jahre ein kleiner Konvent entsteht. Nur Frauen adeliger Abstammung können zu dieser Zeit Nonnen und damit eine Braut Christi werden. Denn ihre Familien müssen eine beachtliche Mitgift an das

Kloster abgeben. Vornehmlich sind dies Ländereien, Mühlen oder ganze Dörfer. Also alles Dinge, die für ein Kloster von wirtschaftlichem Interesse sind.

Bei Hildegard soll schon ab dem dritten Lebensjahr eine visionäre Begabung aufgefallen sein. Lange Zeit berichtet sie nicht von dieser Gabe. Erst im Alter von 42 Jahren beschreibt sie ein „lebendiges Licht" mit einem „strahlend hellen Glanz", das jedoch nicht brennt, sondern erwärmt, es durchströme ihr ganzes Gehirn und die Brust. Und sie vernimmt eine Stimme, die, wie sie sagt, vom Himmel spricht: „schreibe auf, was du siehst und hörst." Die unerklärlichen Bilder und Visionen nimmt sie nicht in Ekstase, sondern im wachen Zustand wahr. Trotz dieser Aufforderung wagt sie es zunächst nicht, ihnen Folge zu leisten. Zu dieser Zeit leidet sie selbst an schweren Erkrankungen, wie fast immer an ihren Wendepunkten. Sie hat keine Zweifel, dass die Visionen Zeichen des Himmels sind, und bezeichnet sich selbst als die Posaune Gottes. Dass das Wort Gottes ausgerechnet durch den Mund eines Weibes spricht, stößt bei einigen Geistlichen auf Widerstand. Ist sie vom Teufel besessen oder das Sprachrohr des Teufels? Der Abt auf dem Disibodenberg erkennt aber auch, dass eine Seherin im Kloster von Nutzen sein kann. Hildegards Fähigkeiten sprechen sich herum und machen das bislang kaum bekannte Kloster zum Magneten: So zieht es noch mehr zahlungskräftige Novizinnen an.

Unter Abt Kuno von Disibodenberg beginnt sie 1141 mit den Aufzeichnungen ihrer Visionen. Zunächst ritzt sie in wochenlanger Arbeit die Visionen in Wachstafeln. Später werden ihr eine Nonne und ein Mönch an die Seite gestellt, die eine Reinschrift mit Tinte auf Pergament übertragen. „Scivias" – Wisse die Wege – ist Hildegards Erstlingswerk (1141–1151). Sie beschreibt darin insgesamt 26 selbst erlebte religiöse Visionen. Darin legt sie die Heilsgeschichte aus, die Geschichte der Schöpfung, der Erlösung und das Ende der Zeiten. Es ist ihr Hauptwerk und hat sie schon zu Lebzeiten berühmt gemacht. Es folgen zwei weitere große theologische Schriften. „Liber vitae meritorum" – das Buch der Lebensverdienste – entsteht 1158–1161. Es ist ihr theologisches Hauptwerk, in dem 35 heilsame Tugenden und krankmachende Laster in einer Art Streitgespräch miteinander kämpfen. Dazwischen steht der Mensch, der immer die Wahl zwischen diesen beiden Eigenschaften hat. „Liber divinorum operum" – Das Buch vom Wirken Gottes (1163–1174) – ist die dritte große Schrift. In ihrem

Alterswerk kommt die Frucht ihrer Weisheit zum Tragen. Gott, Mensch, Natur, Kosmos und Theologie und all diese Aspekte in Zusammenhang mit den Sternen.

Schnell wird die alte Klause auf dem Disibodenberg zu klein. Wohl auch, um Hildegard zu halten, lässt der Abt größere Räume bauen. Hildegard ist mittlerweile ziemlich bekannt und damit auch mächtig. Dann bleiben wie immer in der Geschichte auch Kritiker nicht aus. Eine Äbtissin beklagt sich, dass Hildegard die Regeln des Klosters nicht befolgt. In jener Zeit ein bedeutender Frevel, der sie als Abweichlerin verdächtig macht. Beispielsweise soll sie die Nonnen dazu ermutigt haben, an Festtagen die Haare in der Kirche offen zu tragen, zu singen und Schmuck zu tragen. Im Gegensatz zu ihrer Lehrerin Jutta war bei Hildegard nicht nur Mäßigkeit angesagt, sondern hin wieder auch Ekstase.

Im Herbst des Jahres 1147 kommt Papst Eugen III. ins Reich der Deutschen, um eine Synode in Trier abzuhalten. Für Hildegard steht nun alles auf dem Spiel, da der Papst über den Fall Hildegard unterrichtet wird und ihm Auszüge ihrer Visionen vorgelesen werden. Er soll eine Untersuchungskommission auf den Disibodenberg geschickt haben, die prüfen soll, ob sie tatsächlich die „Posaune Gottes“ ist. Der Papst selbst wird nun entscheiden, ob sie weiterhin ihre Auslegung der Botschaften Gottes verbreiten darf. Er hat einige Berater an seiner Seite, die meinen, einem Weib stehe so eine Anmaßung nicht zu. Andere sehen sie als eine Auserwählte Gottes. Ist sie nun eine Heilige oder eine Ketzerin? Papst Eugen entscheidet, dass der Teufel keine Macht über sie habe und Gott, der Herr, Großes an ihr getan habe. Zwar gibt es keine schriftliche Bestätigung des Papstes, mit der er Hildegards Visionen anerkennt, aber er hatte auch nichts dagegen einzuwenden. Ohne diesen Schutz wäre sie wohl als eine der ersten Hexen verfolgt worden – wie so viele erfolgreiche Kräuterfrauen und Heilkundige der nachfolgenden Jahrhunderte.

Leben und Wirken auf dem Rupertsberg

Die päpstliche Anerkennung gibt Hildegard Macht. Sie will dahin ziehen, wo die Nachrichtenströme im Land zusammenkommen. Gott der Herr zeigt ihr in den Visionen den Platz über dem Grab des Heiligen Rupert bei Bingen, das etwa einen Tagesritt vom Kloster Disibodenberg entfernt liegt. Doch Abt Kuno weigert sich zunächst, denn mit dem Wegzug Hildegards verliert er an Ansehen und Reichtum. Durch den Erhalt reicher Schenkungen konnte er schließlich sein Kloster prachtvoll ausstatten. Um das Jahr 1150 zieht sie jedoch mit 18 Nonnen auf den Rupertsberg, um ein Frauenkloster zu gründen. Leicht wird ihr dieses Vorhaben nicht gemacht, denn der Abt vom Disibodenberg verweigert ihr zustehende Güter. Erst nach schweren Verhandlungen und durch finanzielle Unterstützung der einflussreichen Verwandtschaft Hildegards erreicht sie ihre Unabhängigkeit. Der Bau dauert noch zwei Jahre bis zur Fertigstellung, und einige Mitschwestern sollen in dieser Zeit das unfertige Kloster verlassen haben, da es ihnen zu primitiv erschien.

Von nun an wird sie Hildegard von Bingen genannt. Doch jetzt erst beginnt ihre eigentliche Erfolgsgeschichte, und es setzt ein enormer Schaffensprozess ein. Das war für eine Frau im zwölften Jahrhundert sehr ungewöhnlich. Ihr öffentliches Leben beginnt, sie reist durch das Land, verkündet ihre Botschaft, beschäftigt sich weiterhin mit Medizin, Kosmologie und Religion. Es ist von drei großen Prediktreisen die Rede. Die erste führt sie 1158 in mehrere Städte – unter anderem nach Mainz, Würzburg, Kitzingen, Ebrach und Bamberg, 1160 folgt die zweite und zwischen 1161 und 1164 die dritte. Sie unterhält einen intensiven Briefwechsel mit den Mächtigen – darunter sind Bischöfe, Fürsten, Äbte, Nonnen, auch Kaiser Barbarossa und sogar der Papst. Ihr Rat und Zuspruch sind also begehrt. Dabei nimmt sie kein Blatt vor den Mund, denn sie wettert auch gegen die Gottlosigkeit der Mächtigen und gerät deshalb häufiger mit Fürsten und Bischöfen und anderen Kirchenoberhäuptern aneinander. 1154 erhält sie von Kaiser Friedrich I., genannt Barbarossa, einen Schutzbrief und ist von nun an nur noch dem Kaiser und dem Papst unterstellt. Somit konnte ihr keiner etwas anhaben.

Doch auch beim Volk ist sie bekannt und beliebt, da sie Armen und Kranken zur Seite steht und auch ihre heilkundlichen Kenntnisse weitergibt. Zu jener Zeit waren Klöster mit ihren Kräutergärten und Apotheken die Heilstätten schlechthin. Gerade Benediktinerklöster machten es sich zur Aufgabe, sich um erkrankte Mitbrüder und -schwestern, wie auch um Hilfesuchende von außen zu kümmern. Hildegard von Bingen wird oftmals als erste deutsche Ärztin, Naturwissenschaftlerin und Apothekerin bezeichnet. Aber auch wenn sie Kranken zur Seite stand, hat sie doch nie eine ärztliche Tätigkeit ausgeübt.

Damit auch nichtadeligen Frauen ein Klosterleben möglich ist, gründet sie im Jahr 1165 ein zweites Kloster in Eibingen auf der anderen Seite des Rheins, das sie regelmäßig besucht. Sie stirbt im Alter von 81 Jahren am frühen Morgen des 17. September 1179. Gleich nach ihrem Tod sollen zwei helle Lichtbögen am Himmel erschienen sein, die sich in die vier Himmelsrichtungen ausbreiteten. In den späteren Jahren kam es an ihrem Grab immer wieder zu Wunderheilungen.

Schon zu Lebzeiten wurde Hildegard von Bingen mit „heilige Jungfrau" angesprochen und wie eine Heilige verehrt. Wenige Jahrzehnte nach ihrem Tod stellt eine nachfolgende Äbtissin in Rom einen Antrag zu ihrer Heiligsprechung. Dort wird der Eingang der Unterlagen bestätigt, jedoch sind diese kurze Zeit später angeblich verschwunden. Auch ihre Nachfolgerinnen scheinen die Unbeugsamkeit ihrer Lehrerin übernommen zu haben. Noch 200 Jahre nach ihrem Tod wird Hildegard ohne die amtliche Bestätigung als Heilige verehrt. In den nachfolgenden Jahrhunderten kommt es gleich viermal zu einer Prüfung ihrer Heiligsprechung im Vatikan, doch die Verfahren wurden formell nie abgeschlossen. Erst im Jahr 2012 ernennt sie Papst Benedikt XVI. offiziell als Kirchenlehrerin. Ein Titel, den nur Heilige erhalten.

Naturheilkundliche Werke

Hildegards Werke über die Naturheilkunde werden noch heute geschätzt. Sie trug Behandlungshinweise bei Krankheiten zusammen und katalogisierte die Flora und Fauna ihrer Umgebung. Ihr Verständnis über die Natur fasziniert und findet noch heute großes Interesse. Während einige Hildegard-Experten davon überzeugt sind, dass die Hildegard-Heilkunde die Einzige sei, die direkt von Gott übermittelt wurde, sehen andere in Hildegard eine kluge Frau, die zum Teil auch Aufzeichnungen aus früheren Zeiten übernommen hat. In ihrer Vita (aufgezeichnet von den Mönchen Gottfried und Theoderich) ist von zwei medizinischen Büchern die Rede, die jedoch nicht zweifelsfrei Hildegard zugesprochen werden. Die Originalhandschriften sind verschollen und erhielten erst zwischen 1300 und

1500 ihre Titel. „Physica“ (Heilkraft der Natur) und „Causae et Curae“ (Ursprung und Behandlung). Erst im Jahr 1932 übersetzte Hugo Schulz, Professor für Pharmakologie an der Universität Greifswald, den vollständigen Band von „Causae et Curae“ ins Deutsche. Erstaunlich an diesem Buch einer Nonne ist, dass die Sexualität von Mann und Frau in diesem Werk einen relativ großen Raum einnimmt. Fünf Teile des Werkes befassen sich mit Schöpfungsgeschichte, Elementen, Zeugung, Krankheit und Behandlungsmöglichkeiten. Sie erörtert darin auch die Säftelehre, gibt Ernährungshinweise, listet Ausleitungsverfahren auf und die Gründe für das Entstehen verschiedener Krankheiten.

Die „Physica“ (Naturkunde) enthält neun Kapitel, in denen Kräuter, Bäume, Tiere, Edelsteine, Metalle und Flüsse beschrieben werden. Ein bedeutender Anteil des Werkes bezieht sich auf die Wirkung von Heilpflanzen, Obst und Gemüse auf den Körper. Die Pflanzenkapitel sind deshalb nennenswert, da hier manch heimische Art erstmalig als Arzneipflanze genannt wird, wie etwa die Ringelblume. Hildegard nennt fast immer die Primärqualität einer Pflanze, beschreibt, ob sie warm oder kalt ist, für welchen Konstitutionstyp sie geeignet ist und greift Elemente aus der antiken Viersäftelehre mit auf. Der Begriff „sancta viriditas“ (die heilige Grünkraft) steht im Zentrum ihrer Schriften. Sie sieht die in allem steckende Grünkraft als eine kosmische und göttliche Energie, die Grundlage von Heilung ist und dem ewigen Kreislauf vom Werden und Vergehen aufrechterhält. Marie-Luise Portmann, Bibliothekarin der Medizinhistorischen Bibliothek der Universität Basel, hat in den 1980er-Jahren das Werk übersetzt.

Hildegard-Literatur der Neuzeit

Der österreichische Arzt Dr. Gottfried Hertzka (1913–1997) hat ab den 1960er-Jahren die „Hildegard-Medizin“ populär gemacht. Hertzka arbeitete zunächst als Militärarzt und gelangte dann durch den von den Nationalsozialisten verübten Massenmorden an psychisch Kranken und Behinderten in Konflikt mit den Behörden. Wegen seiner kritischen Haltung wurde er von der Gestapo ins Amberger Fronfeste-Gefängnis in Untersuchungshaft gebracht und musste anschließend neun Monate Konzentrationslager in Landsberg ertragen. Dort soll er gelobt haben, den Menschen die Medizin der Hildegard näher zu bringen. Nach dem Krieg wendete er sich zunehmend von der Schulmedizin ab und studierte die alten Schriften von Paracelsus und Hildegard von Bingen.

1947 ließ er sich in Konstanz – die Stadt liegt in einem traditionellen Dinkelanbaugebiet – als Allgemeinarzt nieder. Hertzka setzte nun seine theoretischen Kenntnisse in die Praxis um. Die Erfolge blieben nicht aus. Patienten aus ganz Europa gaben sich bei ihm die Klinke in die Hand. Zusammen mit dem Konstanzer Apotheker Max Breindl und dessen Ehefrau entwickelte er ab den 1960er-Jahren – später auch mit JURA Naturheilmittel – Rezepturen, bei der die Getreidesorte Dinkel, aber auch Galgant einen besonderen Stellenwert hatte. Dabei hat Hildegard in ihren naturheilkundlichen Schriften den Dinkel zwar gelobt, weil er gesund sei und ein frohes Gemüt verschaffe, aber sie gab keine nennenswerten Rezepte an. Sämtliche Dinkelrezepte, Koch- und Backbücher sind also eine Erfindung der Neuzeit. Hertzkas Heilkunde wird heute von dem Heilpraktiker Dr. (ret. nat.) Wighard Strehlow im Hildegard Zentrum in Allensbach am Bodensee fortgeführt.

Neben seiner Praxistätigkeit veröffentlichte Hertzka auch zahlreiche Schriften. So entstand 1970 „So heilt Gott". Allein von diesem Buch wurden etwa eine Viertelmillion Exemplare verkauft. Kritisch anzumerken ist, dass Hertzka Hildegards Schriften als göttliche Offenbarung verstand und auch Anwendungen weitergab, die denen der modernen Phytotherapie widersprechen. Heute sind auf dem Büchermarkt viele Schriften nach Hildegard benannt. Hertzka, Strehlow und weitere Autoren veröffentlichten populäre Werke wie „Das Wunder der Hildegard-Medizin", die „Küchengeheimnisse der Hildegard-Medizin", die „Die Edelsteinmedizin der heiligen Hildegard" oder die „Große Hildegard-Apotheke".

Etwas kritischer betrachteten Dr. Irmgard Müller (Autorin von: „Die pflanzlichen Heilmittel bei Hildegard von Bingen") und Dr. Johannes Gottfried Mayer (Gründer der Forschergruppe Klostermedizin) die Werke Hildegards. Und doch stellten sie immer wieder die Vorzüge der natürlichen Heilmittel heraus. In diesem Sinne bin auch ich an die Schriften der Heilmittel herangegangen und habe auf den folgenden Seiten sowohl die Vorzüge als auch die Nachteile der Hildegard herausgearbeitet. Bei Heilpflanzen, die auch heute noch in der Heilkunde verwendet werden, habe ich Rezepte angegeben, wie sie in der modernen Heilkunde üblich sind. Dadurch haben Sie als Anwender mehr praktischen Nutzen. Die Gedanken und Anregungen in diesem Buch stellen also die Meinung und Erfahrung der Verfasserin dar. Sie wurden mit bestem Wissen erstellt und mit Sorgfalt geprüft. Wenn ich Einwände zu teils heute noch von Hildegard-Anhängern empfohlenen Präparaten und Anwendungen habe, habe ich dies vermerkt. Meine Kenntnisse in Pflanzenheilkunde basieren auf dem Studium vieler Schriften sowie langjähriger Erfahrung und Praxistätigkeit als Heilpraktikerin.

Es gibt eine Reihe weiterer Literatur mit Heilanwendungen nach Hildegard von Bingen auf dem Markt. Beispielsweise jene, die die Kraft der Edelsteine zur Unterstützung der Behandlung bei körperlichen, psychischen und seelischen Beschwerden beschreiben. Hildegard hat in der *Physica* im Kapitel 4 „Von den Steinen“ dazu 26 Unterkapitel veröffentlicht. Sie finden dort praktische Anwendungen mit Achat, Amethyst, Smaragd, Saphir, Topas, Jaspis, Diamanten, Kristallen bis hin zur Anwendung mit Kalk. Oder auch Kompositionen und 77 geistliche Gesänge, die auf Hildegard zurückgehen und die Sie heute auf CDs finden und für die Meditation und Heilung gedacht sind. Die Lieder werden noch heute im Kloster Rupertsberg gesungen. Wer sich mit der Hildegard-Medizin beschäftigt, wird überrascht sein, welch umfangreiches Wissen Hildegard zusammengetragen hat.

Die Ernährung bei Hildegard

Essen und Trinken im Mittelalter

Wer Hildegards Ernährungsempfehlungen verstehen will, muss sich auch mit der im Mittelalter vorherrschenden Ernährungssituation befassen. Für uns ganz alltägliche Nahrungsmittel wie etwa Tomaten, Kartoffeln oder Kakao waren damals unbekannt, einige Spezereien wie Zimt, Nelken oder Pfeffer nur den Wohlhabenden, Adels- und Königshäusern vorbehalten. Das einfache Volk würzte mit Kümmel, Petersilie, Lauch, Salbei oder heimischen Minzarten. Ihr Speiseplan unterschied sich zu Hildegards Zeit grundlegend von dem unsrigen. Für den Großteil der Bevölkerung bedeutete das: wenig Fleisch, in der kalten Jahreszeit kaum Vitamine und insgesamt eine karge Ernährung. Hinzu kam, dass Missernten und Kriege alle paar Jahre Hungersnöte verursachten. Hauptnahrungsmittel war Getreide wie Hafer, Roggen, Dinkel oder Weizen, das oftmals zu Fladenbroten verbacken oder als Brei gegessen wurde. Mit Mutterkorn verunreinigtes Roggengetreide ließ nicht wenige qualvoll dahinsiechen. Man aß das, was die Natur in der näheren Umgebung bot. Neben dem Ackerbau und dem Fleisch von Haus- und Wildtieren kamen auch Pilze, Nüsse, Hagebutten und verschiedene Wildbeeren auf den Tisch. Das Kochen am offenen Herdfeuer erlaubte nur die Zubereitung einfacher Gerichte. Auch gefüllte Teigpasteten waren beliebt. Sie wurden mit Gemüsen wie Rüben, Zwiebeln, Bohnen oder Kohl gefüllt. Und zudem hatte die Kirche Einfluss auf die Ernährung: Mehr als 100 Fastentage standen im Kalender; in einigen Klöstern wurde sich strikt daran gehalten.

Um den Winter zu überleben, musste eine Vorratshaltung betrieben werden. Dörren und Trocknen von Kräutern, Obst, Hülsenfrüchten, Fisch und Fleisch waren geeignete und beliebte Konservierungsmethoden. Oder man kochte beispielsweise Äpfel und Birnen zu Most oder zu Brei. Kohlgemüse legte man in Essig oder Salzlake ein. Die natürlichen Milchsäurebakterien veränderten den Geschmack, waren aber auch nützlich für die Darmflora.

Hildegards Ernährungsprinzipien

Gesunde Ernährung war auch Hildegard von Bingen wichtig. Das Wissen rund um die Ernährung unterschied sich vor etwa 900 Jahren enorm von dem jetzigen. Stoffwechselvorgänge und biochemische Prozesse waren so gut wie unbekannt. Hildegards Ernährungsempfehlungen basierten wohl auf dem Wissen aus den Dokumenten in der Klosterbibliothek, auf eigenen Erfahrungen und auf Überlieferungen aus der Volkskunde. In ihrem Buch „Causae et Curae" (Ursachen und Behandlung von Krankheiten) hat sie dazu einiges niedergeschrieben.

Nach Hildegard trägt jeder Mensch selbst die Verantwortung für seinen Körper. Essen und Trinken sind die Basis des Lebens. Eine ausgewogene Ernährung und das rechte Maß – die „discretio" in allen Lebensbereichen, wie etwa Schlafen und Wachen, Arbeit und Freizeit, Konzentration und Entspannung – haben bei Hildegard hohes Ansehen. Die Ernährung nach Hildegard ist also pragmatisch und unkompliziert. Übermäßiges Schlemmen ist nach ihrer Ansicht die Ursache für die meisten Krankheiten des Menschen. Konkrete Empfehlungen für die Menge der zu- oder abträglichen Nahrungsmittel gibt es nicht. Wenn Magen und Darm gesund sind, dann ist der ganze Mensch gesund, schreibt Hildegard. Mit ihren einfachen Anweisungen deckt sie viele Erkrankungen ab, die wir heute als „Wohlstandskrankheiten" oder „Zivilisationskrankheiten" bezeichnen und die sich auf Ernährungsfehler und modernen Lebensstil zurückführen lassen. Bluthochdruck, Übergewicht, Diabetes mellitus, Herz-Kreislauf-Erkrankungen und einige Krebsarten zählen dazu. Das ist deshalb bemerkenswert, da diese Erkrankungen in alten Zeiten so gut wie unbekannt waren. Hildegard schien ihrer Zeit voraus zu sein.

Wie so oft fließt auch hier ihr ganzheitliches Denken ein. Wer maßlos lebt, wird krank, weil er Körper und Seele überfordert. Sie verbindet Ernährung mit einem gesunden Lebensstil und mit einem ausgewogenen seelischen Wohlbefinden. Getreide wie Hafer oder Dinkel, zusammen mit Obst und Gemüse sowie ein moderater Verzehr von Fleisch und Molkereiprodukten spielen bei Hildegard eine grundlegende Rolle.

Ungesunde Nahrung

Hildegard benennt auch einige ungesunde Obst- und Gemüsesorten, da sie in ihnen krankheitsbegünstigende Stoffe vermutet. Nach ihrer Meinung wirken sich diese auch bei gesunden Menschen, besonders aber für empfindliche Menschen schädlich aus. Viele Hildegard-Anhänger bezeichnen diese sogar als „Küchengifte". Aus dem Blickwinkel einer modernen Analyse sind diese Nahrungsmittel allerdings meist sogar von Vorteil für die Gesundheit.

Erdbeeren (führen zu Entzündungszuständen), Pfirsich (fördern die Verschleimung), Pflaumen (vermehren die Gallensäure) oder Lauch (zerstört das Abwehrsystem, weil er „das Blut und alle Säfte in ihr Gegenteil verkehrt) (siehe Seite 136 und 214) gehören ebenso dazu wie Aal (sein Fleisch ist unrein) und Schweinefleisch (lediglich abgemagerten, kraftlosen Menschen empfiehlt sie gekochtes Schweinefleisch vom jungen Schwein).

Insgesamt hält sie wenig von Rohkost und bevorzugt das Kochen oder Dünsten von Speisen. *„Rohe und ungekochte oder halbgare (Speisen) … können dem Magen nicht mit so viel und so starkem Feuer beispringen, daß diese Speisen gargekocht* (Anm. verdaut) *werden.*[1]

Die richtige Wahl der Nahrungsmittel kann die Lebenskraft des Körpers optimieren und wiederherstellen. Zur Unterstützung der Heilungsprozesse nennt sie Kräuterweine und Elixiere, weniger Teezubereitungen. Das Mahl soll in aller Ruhe eingenommen werden, dann ist es bekömmlicher. Eine gute Gesellschaft ist noch besser; in den Klöstern war und ist dies noch heute entsprechend der Ordensregeln üblich.

Die in der *Physica* genannten Nahrungsmittel werden wie auch die Pflanzen als „warm" oder „kalt", „trocken" oder „feucht" klassifiziert. Diese Qualitäten basieren auf der Viersäftelehre, deren Ursprünge schon im alten Ägypten liegen, zur Zeit des Hippokrates weiterentwickelt wurden und bis ins 19. Jahrhundert hinein die Grundlage der medizinischen Behandlung

---

1 Hildegard von Bingen: Causae et curae – Ursachen und Behandlung der Krankheiten; übersetzt von Dr. Hugo Schulz, Karl F. Haug Verlag, Ulm-Donau, 1955, S. 153

waren. Für Hildegard schienen sie das eigentliche Wirkprinzip von Heilmitteln und Nahrung zu sein.

Die Nahrung sollte abwechslungsreich sein. An Getreide empfiehlt sie neben Dinkel auch Gerste, Hafer, Hirse, Roggen und Weizen. Die Liste der empfohlenen Früchte ist lang: Apfel, Birne, Brombeere, Hagebutte, Quitte oder Walnuss zählen dazu; an Kräutern und Gemüse nennt sie beispielsweise Brennnessel, Fenchel, Rettich, Rote Bete, Sellerie oder Zwiebeln; bei Fleisch und Fisch Kalb, Forelle, Hecht, Hering, Hirsch, Reh, Rind, Schaf oder Ziege. Sie empfiehlt Wildbret, aber kein Schweinefleisch.

Gewürze wie Salz und Honig sollen nur maßvoll verwendet werden. Im Sommer ist es besser, auf stark gewürzte Speisen zu verzichten, im Winter soll mehr von den Gewürzen gegessen werden. Zucker lernten die Europäer erst durch die Kreuzfahrer um das Geburtsjahr Hildegards herum kennen. Gesüßt wurde zu Zeiten Hildegards eher selten, wenn überhaupt, dann mit Honig oder eingedickten Früchten. Heimische Küchenkräuter wie Kümmel, Quendel, Melisse, Ysop lobte sie sehr. Ihr waren jedoch auch exotische Gewürze bekannt, die damals für die Mehrheit der Bevölkerung unerschwinglich blieben. Pfeffer, Nelke, Muskat, Ingwer oder Zimt gehören zu dieser Gruppe. Zudem entscheidet nach ihrer Lehre der richtige Zeitpunkt über die Verträglichkeit von Nahrung.

Frühstück – zuerst den Magen wärmen

Die erste Mahlzeit des Tages entscheidet darüber, wie der Magen seine Funktion über den Tag zu leisten imstande ist. Anders als heute üblich rät sie, das Frühstück möglichst spät einzunehmen. *„Einem körperlich gesunden Menschen ist es gut und heilsam für eine ordentliche Verdauung, dass er sich des Frühstücks enthält bis kurz vor Mittag oder um Mittag herum.“*[2]

Anders ist ihre Empfehlung für Kranke und Schwache. Sie sollen morgens frühstücken, damit sie wieder zu Kräften kommen, die sie aus der Nahrung beziehen.

2 Hildegard von Bingen: Causae et curae – Ursachen und Behandlung der Krankheiten; übersetzt von Dr. Hugo Schulz, Karl F. Haug Verlag, Ulm-Donau, 1955, S. 178

„Solange ein Mensch noch nüchtern ist, soll er zunächst ein Gericht zu sich nehmen, das aus Früchten und Mehl zubereitet ist, weil dies eine trockene Speise ist und dem Menschen gesunde Stärke verleiht. Auch soll er zuerst eine warme Speise verzehren damit sein Magen warm wird... Alles Obst und alle Saft und Feuchtigkeit enthaltenden Dinge, wie zum Beispiel Kräuter, soll er bei seiner ersten Mahlzeit vermeiden, weil diese ihm Fäulnis und Schleim sowie Unruhe in den Säften bringen würde."[3]

Daraus folgt, dass der Magen erst mal mit einem warmen Frühstück in Schwung gebracht werden soll und kalte Speisen wie sie heute üblich sind, etwa Joghurt und Fruchtsäfte, nicht empfohlen werden. Ist der Magen erst mal gestärkt und aktiv, dann können über den Tag verteilt auch kalte Gerichte besser verdaut werden. Auch zur Nacht kann der Mensch, wenn er will, dieselben Speisen und Getränke zu sich nehmen, die er am Tag genossen hat, und er soll auch so zeitig vor der Nacht essen, dass er seinen Spaziergang machen kann, ehe er sich zur Ruhe begibt.

Im Anschluss finden Sie Beispielrezepte für ein Frühstück, ein warmes Hauptessen und ein Keksrezept.

Frühstücksbrei

Er schenkt Energie, wärmt und ist leicht bekömmlich. Am besten verwenden Sie Produkte in Bio-Qualität.

Zutaten für 2 Personen
400 ml Wasser
200 g Dinkelschrot, alternativ Dinkelflocken
1 geraspelter Apfel
je 2 Messerspitzen Zimt, Galgant und Bertram
2 TL Honig, vorzugsweise Edelkastanien-Honig
1 TL gehobelte Mandelblättchen

1. Dinkel über Nacht einweichen, am Morgen 5 Minuten kochen lassen, die Platte ausschalten und etwa 10 Minuten nachquellen lassen.

---

3 Hildegard von Bingen: Causae et curae – Ursachen und Behandlung der Krankheiten; übersetzt von Dr. Hugo Schulz, Karl F. Haug Verlag, Ulm-Donau, 1955, S. 177, 178

2. Apfel waschen, vierteln, nach Belieben entkernen und mit Schale klein reiben. Dann zum Dinkel geben.
3. Die Gewürze und den Honig einrühren und das Ganze unter Rühren nochmals aufkochen.
4. Kurz vor dem Servieren mit den Mandelblättchen bestreuen und dann servieren.

Dinkelkaffee

Zwar war Hildegard keine große Liebhaberin von Tees, auch Kaffee, wie wir ihn heute kennen, war damals unbekannt. Das Rösten von Getreide und anschließendes Aufgießen dagegen war vermutlich schon bekannt. Ein Dinkelkaffee ist koffeinfrei, hat ein feines malziges Röstaroma und ist zudem bekömmlich und gut verträglich bei empfindlichem Magen. Der Mahlgrad von Dinkelkaffee ist gröber im Vergleich zu Bohnenkaffee. Sie können ihn filtern, als French Press oder in der Espressokanne zubereiten. Für den Kaffee-Vollautomaten eignet er sich weniger.

Zubereitung

1–2 TL Dinkelkaffee mit einer Tasse Wasser aufkochen, anschließend den Sud absetzen lassen oder abseihen. Mehrmals aufgekocht ist es die ursprüngliche Art nach Hildegard von Bingen, Dinkelkaffee zuzubereiten.

Maßvolles Trinken

Hildegard empfiehlt, zu den Mahlzeiten auch regelmäßig zu trinken, denn *„… wenn der Mensch auf die feste Nahrung, also während er isst, nicht tränke, er geistig und körperlich beschwert (schwerfällig) werden würde und weder guten Blutsaft bereiten noch auch in der Folge ordentliche Verdauung haben würde.“*[4]

Sie warnt auch davor, zu wenig zu trinken, besonders im Sommer. Zu viel Trinken sei jedoch auch nicht gesund, da dadurch eine „stürmische Überschwemmung“ der Körpersäfte ausgelöst wird und die guten Säfte verdünnt werden. Es geht also um das rechte Maß.

Bier und Wein waren damals übliche Getränke. In den Klöstern wurde seit dem frühen Mittelalter Bier gebraut, wobei dieses Bier deutlich weniger

4 Hildegard von Bingen: Causae et curae – Ursachen und Behandlung der Krankheiten; übersetzt von Dr. Hugo Schulz, Karl F. Haug Verlag, Ulm-Donau, 1955, S. 174

Alkohol enthielt als das heutige und meist aus Hafer gestellt wurde, gelegentlich wurde es mit Honig versetzt. In den Bauernhäusern trank man auch Most, Fruchtsäfte und dünnes Bier, jedoch kaum Milch. Von Wasser rät sie im Winter eher ab, denn es sei wegen der „Erdfeuchtigkeit“ nicht gesund. Im Sommer hingegen empfiehlt sie lauwarmes Wasser zum Trinken, da es wegen der Trockenheit der Erde weniger schade als im Winter. Nur körperlich schwache Menschen sollen auch im Sommer mit Wasser verdünntes Bier oder Wein zu sich nehmen. Weinschorlen waren im Mittelalter das Getränk schlechthin. Für Arzneizwecke empfiehlt sie dagegen Kräuterweine. Beispielsweise Kräuterweine mit Andorn oder Fenchel gekocht. Hildegard widerspricht damit den heutigen Empfehlungen, möglichst viel und oft Wasser zu trinken. Möglicherweise kommt das auch daher, dass Wasser seinerzeit häufiger verkeimt war und verunreinigtes Wasser zu Krankheiten führte. Oft kam das Wasser aus dem eigenen Brunnen, und nicht selten lagen Jauchegrube und Brunnen zu nah beieinander. Unter den Hildegardfreunden sind zum Teil auch Edelsteinwässer beliebt, zum Beispiel mit Amethyst (Hildegard beschreibt den Stein als warm und feurig und empfiehlt das Amethyst-Wasser bei Flecken im Gesicht) oder Bergkristall (auf die Augen gelegt, soll er nach Hildegard die Sehkraft verbessern) versetzt oder auch Teezubereitungen zum Beispiel aus Fenchel (siehe Seite 147).

Warmes Hauptessen – Saubohnen-Eintopf

Sau- oder Ackerbohnen waren lange Zeit das Grundnahrungsmittel des einfachen Volks. Sie wuchsen in fast jedem Bauerngarten und waren wegen des hohen Energie- und Eiweißgehaltes sehr beliebt. Hildegard lobte das Saubohnenmehl vermischt mit Brot und Fenchelsamen vor allem bei Eingeweideschmerzen. Ein Eintopf aus ganzen Bohnen ist jedoch nur für Menschen mit guter Verdauungskraft bekömmlich.

Zutaten für 4 Personen

300 g getrocknete Ackerbohnen/Saubohnen (12 Stunden vorab in kaltem Wasser einweichen)
50 ml Olivenöl
1 große Zwiebel, klein gewürfelt
3 Lorbeerblätter
Pfeffer, Salz, Fenchelsamen, Oregano, Kümmel
100 g geräucherten Speck (wenn möglich vom Rind oder Wild)

2 Brotscheiben (wahlweise Roggenbrot aus Natursauerteig oder Fladenbrot)
Das Einweichwasser Tag ausschütten und die Bohnen noch einmal gut durchspülen. Anschließend frisches kaltes Wasser nachfüllen, Salz zusammen mit den Lorbeerblättern zugeben und ca. 45 Minuten kochen, bis die Bohnen weich werden.

In der Zwischenzeit den Speck dünn schneiden und zusammen mit der Zwiebel in der Pfanne anbraten. Die Saubohnen in die Pfanne geben, mit Pfeffer, Oregano, Kümmel oder Fenchelsamen würzen. Die Brotscheiben in Stücke brechen, unter die Pfannenzutaten mischen, nochmals aufkochen lassen und dann servieren.

Energiekekse zur Stimmungsaufhellung

Diese Plätzchen sollen das Herz öffnen, die Sinne reinigen, schädliche Säfte ausleiten und somit das Blut reinigen und die Stimmung heben.

Rezept für etwa 40 Plätzchen
300 g Dinkelmehl
90 g Butter
70 g Honig
50 g gemahlene Mandeln
5 g Muskatnusspulver
10 g Zimt, gemahlen
2 g Nelkenpulver
1 großes Ei
1 Prise Salz

Alle Zutaten verkneten. Ist der Teig zu bröselig, einige TL Wasser hinzufügen. Teig abdecken und 1 Stunde kühl stellen. Den Teig mit einem Nudelholz ausrollen und Plätzchen ausstechen. In den vorgeheizten Backofen schieben und bei 180 Grad Ober- und Unterhitze 10–15 Minuten backen.

Fasten

Während das gemeine Volk eher unterernährt war, haben die Mönche und Nonnen in den Klöstern zum Teil recht fett gegessen. Übergewicht war bei den Mönchen keine Seltenheit. Das ist deshalb erstaunlich, da Völlerei damals zu den schweren Sünden gehörte und die Fastenvorschriften in den Klöstern recht streng waren. Hildegard warnte vor zu fettem Essen und Völlerei. Denn wer ein falsches, also im christlichen Sinn ein sündhaftes Leben führt, wird krank, meinte die Äbtissin. Nur wer die religiösen Vorgaben einhält und regelmäßig fastet, bleibt gesund. Beispielsweise sollten die Gläubigen 40 Tage vor Ostern, im Advent, an den Vorabenden wichtiger Heiligenfeste sowie an jedem Freitag und Samstag fasten. Hinzu kamen außerordentliche Fastenzeiten. In Summae waren es also mehr als 100 Fastentage im Jahr. Scheinbar wurde der Nahrungsverzicht von einigen Ordensleuten einfach ignoriert. Das Nahrungsangebot in den Klöstern war reichlich, hinzu kam, dass Mönche als Metzger, Imker, Bäcker, Bierbrauer, Käser und Buttermacher tätig waren – die Verführung war also allgegenwärtig. Verlangt wurde an Fasten-Tagen der Verzicht auf Alkohol und Fleisch, hinzu kam das Verbot von Feldarbeit und das Verbot des Reitens und der Abwicklung von Handelsgeschäften vor Beendigung des Gottesdienstes. Hildegard nahm kein Blatt vor den Mund und wetterte gegen das maßlose Treiben einiger Mitbrüder und -schwestern.

Gesunde und Kranke sollten hin und wieder eine Fastenkur durchführen. Der Effekt ist tiefgreifend. So normalisiert sich beispielsweise Blutdruck und das Herz wird entlastet. Auch für Menschen mit Arteriosklerose, Übergewicht, Diabetes oder rheumatischen Erkrankungen (siehe Hinweise unten) eignen sich Reduktionsfasten oder strikte Fastentage. Fasten nach Hildegard ist ein Universalheilmittel für Leib und Seele, denn nicht nur der Körper wird von seinen Giftstoffen befreit, sondern auch die Seele von den Lastern.

Nicht fasten sollten allerdings Schwangere, Krebskranke, Menschen mit schweren Leber- und Nierenerkrankungen, Herzerkrankungen sowie Patienten mit psychischem Leiden. Rheumatiker müssen bedenken, dass strenges Fasten einen Rheumaschub auslösen kann, und auch Diabetiker müssen sich vorsichtig an die neue Nährstofflage herantasten, da es zu Unterzuckersymptomen mit Schwindel, Übelkeit und Kreislaufproblemen kommen kann. Wenn Sie unsicher sind, ob Sie fasten können, dann befragen Sie Ihren Arzt oder Heilpraktiker. Einige Praxen bieten vor allem in der Zeit vor Ostern begleitetes Fasten nach Hildegard von Bingen an.

Hildegard warnt vor unüberlegtem und übertriebenem Fasten. Denn dann kann es passieren, dass im *„Körper gewissermaßen Unwetter auftreten, weil die Elemente, die in ihm sind, in eine verkehrte Art gebracht werden"*.[5]

So können auch weitere Beschwerden entstehen wie etwa Schmerzen in den Gelenken. Sie hat also noch heute gültige Fastenregeln erkannt. Zudem wies sie darauf hin, dass durch Fasten auch der Kontakt mit der Seele wiederhergestellt werden kann. Fasten muss nicht völlige Askese bedeuten, es bedeutet auch nicht Hungern oder Nulldiät. Man geht vielmehr so vor:

Entlastungstage. Sie können die Fastentage einleiten, indem Sie drei bis vier Tage leicht verdauliche und eiweißarme Nahrungsmittel zu sich nehmen. Hierfür eignet sich gedünstetes Gemüse und Obst (am besten Äpfel), Habermus (Frühstücksbrei), Fencheltee und klare Suppen, beispielsweise aus Markknochen gekocht. Vermeiden Sie in dieser Zeit Alkohol, Kaffee, Fleisch, Wurst, Fisch, Hülsenfrüchte und Milchprodukte. Ein Einlauf sorgt für eine gründliche Darmreinigung.

Fastentage. Dann beginnt das eigentliche Fasten. Gesunde können drei bis sieben Tage fasten. In dieser Zeit wird keine feste Nahrung zugeführt. Wichtig in dieser Zeit ist Trinken. Wenn Sie schnell frösteln, dann sind klare Gemüsesuppen oder Fastensuppen nach Hildegard von Bingen (fertige Produkte gibt es in Reformhäusern) von Vorteil, zudem auch Fenchel- und Kräutertees. Falls Sie nicht regelmäßig Stuhl entleeren können, dann sollten Sie alle zwei Tage einen Einlauf durchführen.

Aufbautage. Jetzt sollen Sie sich langsam wieder an normale Kost gewöhnen. Gedünstetes Obst, also Bratäpfel oder Kompott, Habermus und eine leichte Kost wie bei den Entlastungstagen beschrieben, ist für drei bis vier Tage die richtige Wahl.

Begleitende Maßnahmen. Alles, was ausleitet, also Schröpfen, Bäder, Saunieren oder Massagen unterstützen die Entgiftungsprozesse. Regelmäßiges Meditieren ist während des Fastens sinnvoll, um den Geist zu beruhigen. Dazu genügen anfangs 10–15 Minuten, später auch längere Meditationen.

---

5 Hildegard von Bingen: Causae et curae – Ursachen und Behandlung der Krankheiten; übersetzt von Dr. Hugo Schulz, Karl F. Haug Verlag, Ulm-Donau, 1955, S. 232

Hildegards Heil- und Entgiftungsmethoden

Die Medizin der Hildegard von Bingen beinhaltet mehrere Behandlungsmethoden, die zusammengenommen ein ganzheitliches Therapiekonzept ergeben. Es enthält pflanzliche und mineralische Heilmittel, Ernährungshinweise, eine eigene Form der Psychotherapie wie auch Ausleitungs- und Entgiftungsmaßnahmen. Wärme- und Wasseranwendungen wie Bäder, Schwitzbäder, Packungen – also Auflagen – oder Massagen gehören ebenfalls dazu.

Hildegards Vorstellungen vom Körper, den Organen und der Entstehung von Krankheiten entsprechen jedoch den medizinischen Vorstellungen ihrer Zeit. So war der Verlauf des Blutkreislaufs beispielsweise noch nicht bekannt. Der Arzt oder Behandler musste damals mit scharfen Sinnen arbeiten und ein guter Beobachter sein, da Laborbefunde, Ultraschall und andere moderne Diagnosemöglichkeiten nicht zur Verfügung standen. Jedoch konnte er beispielsweise den Puls fühlen, auch Harngläser zur Beurteilung des Urins waren schon bekannt.

Ausleitungsverfahren wie Aderlass und Schröpfen sollten helfen, das innere Gleichgewicht wieder herzustellen. Im Folgenden stelle ich Ihnen einige dieser Anwendungen vor, die Hildegard beschrieben hat und die Sie zum Teil auch zu Hause durchführen können.

Auflagen, Packungen, Wickel

Schon seit ganz alten Zeiten werden Wasser, Heilpflanzenbreie und Erden als heilende Auflage verwendet und wurden von vielen Heilkundigen beschrieben. Hildegard von Bingen kannte einige dieser traditionellen Mittel. Wärmende Packungen oder Auflagen auf die Haut sollen Schmerzen und Entzündungsprozesse lindern oder den Wundheilungsprozess forcieren. Sie dürfen jedoch nicht bei Fieber, bei starken Blutungen oder etwa schweren Verletzungen durchgeführt werden. Dann ist professioneller Rat von einem Arzt oder Heilpraktiker gefragt.

Weizenpackung – *bei Rücken-, Bandscheiben- und Ischiasschmerzen oder Hexenschuss*
Hildegard war nicht nur von den Heileigenschaften des Dinkels, sondern auch von denen des Weizens überzeugt. Sie nutzte ihn für innere wie auch für äußere Anwendungen. *„Und wer im Rücken und in den Lenden Schmerzen hat, der koche Weizenkörner in Wasser und lege sie so warm auf jene Stelle, wo es schmerzt, und die Wärme des Weizens wird die Kräfte jener Krankheit vertreiben.“*[6]

So wird's gemacht
500 g Weizenkörner (am besten in Bioqualität oder aus dem Reformhaus) in 1,5 l Wasser 20 Minuten weichkochen. Die Weizenkörner abseihen und noch gut warm in ein kleines Baumwollsäckchen geben und auf die betroffene Hautstelle legen. Decken Sie sich zu, sodass die Wärme nicht so schnell entweichen kann, und lassen Sie die Packung so lange liegen, wie sie als warm empfunden wird. Bei Bedarf kann die Weizenpackung einmal täglich über mehrere Tage angewendet werden.

Eschenblätter-Packung – *zur Linderung rheumatischer Schmerzen wie etwa Gelenkschmerzen*
In der Heilpflanzenkunde ist die Verwendung der Blätter der Esche altbewährt. Bei Gicht und Gelenkschmerzen riet Hildegard von Bingen zu Abkochungen von Eschenblättern und Umschlägen mit dem gewonnenen Sud. *„Und wenn jemand in der Seite oder in irgendeinem anderen Glied von der Gicht geplagt wird, wie wenn all seine Glieder gebrochen und zerstoßen wären, dann koche Eschenblätter in Wasser und lege den Kranken nackt auf ein Leinentuch ..., dann wickle ihn mit den so gekochten und warmen Blättern überall ein, besonders aber an der Stelle, wo es schmerzt.“*[7]

---

6 Hildegard von Bingen: Physica; übersetzt von Marie-Louise Portmann, Christiana-Verlag, Stein am Rhein, 2009, S. 30

7 Hildegard von Bingen: Physica; übersetzt von Marie-Louise Portmann, Christiana-Verlag, Stein am Rhein, 2009, S. 247

So wird's gemacht
50 g frische Eschenblätter ernten, verlesen und waschen. Diese in wenig Wasser kochen, bis ein Blätterbrei entsteht. Überschüssiges Wasser abgießen und den Brei auf ein Leinentuch streichen. Sofort auf die schmerzende Stelle legen und etwa 20 Minuten liegen lassen.

Scharfgarbenwickel – *zur Wundbehandlung*
Die Scharfgarbe ist seit jeher ein Heilkraut zur Wundbehandlung (siehe Seite 228). Hildegard nutzte die Schafgarbenkräfte, um die Wundheilung zu fördern. *„Denn wenn ein Mensch durch einen Schlag verletzt wird, wäscht man nachher die Wunde mit Wein und es soll in Wasser mäßig gekochte Schafgarbe ... so warm über jenes Tuch leicht gebunden werden, das auf der Wunde liegt.“*[8]

Wer jedoch innere Wunden hat, etwa durch einen Sturz oder Beinbruch, der soll Schafgarbe zerkleinern, dieses Pulver in warmem Wasser verrühren und trinken – rät die Äbtissin.

Anm.: Eine Wundreinigung muss nach heutigen Maßstäben mit dafür zugelassenen Desinfektionsmitteln durchgeführt werden wie etwa lokale Antiseptika oder Jodlösungen. Dann kann jedoch ein Wickel beispielsweise mit Schafgarbenkraut durchgeführt werden.

So wird's gemacht
3 bis 5 Messerspitzen gemahlenes Schafgarbenkraut mit 1 Tasse kochendem Wasser übergießen, ein ausgekochtes Baumwolltuch mit dem Sud tränken, überschüssiges Wasser auswringen und auf die Wunde auflegen. Den Wickel nach 30 Minuten erneuern und weitere Anwendungen immer mit einem frisch gekochten Schafgarbensud und einem frisch ausgekochten Baumwolltuch durchführen.

Eisenkrautpackung – *bei Entzündungen aller Art (Schleimbeutel-, Brustdrüsen-, Nervenentzündungen), eitrige und/oder schlecht heilende Wunden, Herpes Zoster, Furunkel, Abszesse, Nervenschmerzen*

8 Hildegard von Bingen: Physica; übersetzt von Marie-Louise Portmann, Christiana-Verlag, Stein am Rhein, 2009, S. 121

Eisenkrautpackungen nach Hildegard unterstützen den Selbstheilungsprozess bei Entzündungen verschiedenster Art und bringen Abszesse zum Reifen. Eisenkraut (siehe Seite 133) wurde in frühen Zeiten fast schon als Allheilmittel gesehen. Seine Heilkräfte sind ein wenig in Vergessenheit geraten.

So wird's gemacht
30 g getrocknetes oder 50 g frisches Eisenkraut in Wasser aufkochen, 5 Minuten ziehen lassen. Das gekochte Kraut ausdrücken und das Pflanzenmaterial in Leinen oder ein Baumwolltuch einschlagen. Noch warm auf die Hautstelle auflegen. Die Packung abnehmen, wenn sie sich trocken anfühlt, und nach Bedarf über mehrere Tage wiederholen. Dafür jedes Mal eine neue Packung zubereiten.

Um den Wundheilungsprozess zu forcieren, können Sie im Anschluss noch die Behandlung mit Schafgarbe (siehe oben und Seite 228) durchführen.

Gundelrebenpackung – *unterstützt bei Atemwegserkrankungen mit Schmerzen in der Brust*
„Wer in der Brust und um die Brust Schmerzen hat, ... der lege die im Bad gekochte und warme Gundelrebe um seine Brust, und es wird ihm besser gehen.“[9]

Bis in unsere Tage werden Gundelrebenzubereitungen (meist als Tee getrunken) bei Verschleimung der oberen und unteren Atemwege verwendet.

So wird's gemacht:
1–2 Handvoll frisches oder getrocknetes Gundelrebenkraut 5 Minuten in Wasser kochen, das gekochte Kraut ausdrücken und so warm wie möglich auf die Brust legen. Die Packung so lange liegen lassen, wie sie als angenehm empfunden wird.

---

9 Hildegard von Bingen: Physica; übersetzt von Marie-Louise Portmann, Christiana-Verlag, Stein am Rhein, 2009, S. 112

Bäder

Natürliche Badezusätze mit Heilwirkung waren schon in alten Zeiten und sind bis heute sehr beliebt. Sie benötigen ein eingelassenes Vollbad, etwa 20 Minuten Zeit zum Baden und eventuell Zeit zum Nachruhen. Das warme Wasser wirkt auf Körper und Geist, also ganz im Sinn der ganzheitlichen Hildegard-Medizin.

Gerstenbad – *stärkt bei Kraftlosigkeit, Schwäche und in Zeiten der Rekonvaleszenz*
„Aber der Kranke, der schon am ganzen Körper ermattet, der koche die Gerste stark in Wasser und er gieße jenes Wasser in ein Fass und nehme darin ein Bad und er tue dies oft, bis er geheilt wird ... und gesundet.“[10]

So wird's gemacht
1 kg ganze Gerstenkörner in 5 Liter Wasser ca. 15 Minuten lang kochen und den Sud dem Badewasser zufügen. Zwei- bis dreimal wöchentlich 15–20 Minuten im Gerstenwasser baden und anschließend mindestens 30 Minuten nachruhen.

Zypressenbad – *bei Schwäche, Erschöpfung und Durchblutungsstörungen*
Bereits Griechen und Römer nutzten die Heilkraft der Zypresse. Hildegard kannte die säulenartig wachsenden Koniferen, die in unseren Breiten seit Langem oftmals in die Gärten gepflanzt werden. *„Aber auch wer schwach ist, oder sogar am ganzen Körper ermattet, der koche die Zweige* (Anm. der Zypresse) *mit den Blättern in Wasser und er nehme in diesem Wasser ein Bad und er nehme es oft, und er wird geheilt werden und seine Kräfte wiedererlangen.“*[11]

So wird's gemacht
Eine Handvoll Zypressenblätter und -zweige (bitte nicht mit der ähnlich aussehenden Thuja verwechseln) ernten und diese 10–20 Minuten in 3 Liter Wasser kochen. Danach den Sud dem warmen Badewasser zusetzen. Sie können das Bad mehrmals wöchentlich durchführen. Anschließend ist eine Ruhezeit von 30 Minuten sinnvoll.

---

10 Hildegard von Bingen: Physica; übersetzt von Marie-Louise Portmann, Christiana-Verlag, Stein am Rhein, 2009, S. 33

11 Hildegard von Bingen: Physica; übersetzt von Marie-Louise Portmann, Christiana-Verlag, Stein am Rhein, 2009, S. 239

Sauna – Schwitzbäder

Hildegard empfiehlt bei einigen Beschwerden Schwitzbäder, die wir heute unter dem Begriff „Sauna" zusammenfassen. Schwitzbäder oder auch beheizbare Badestuben sind seit alten Zeiten bekannt. Früheste Zeugnisse reichen bis in die Merowingerzeit zurück. Nach der Säftelehre sollen mit dem Schweiß auch schädliche Körpersäfte ausgeleitet werden. Hildegard von Bingen schreibt in der „Causae et curae" vom Schwitzbad: *„Für einen Menschen, der mager und trocken ist, passt das Schwitzbad, nämlich das mit glühenden Steinen bereitete, nicht, weil er sich dadurch noch trockener macht. Wer aber fettes Fleisch hat, dem ist das Schwitzbad gut und nützlich, weil er die Säfte, die in ihm überflüssig sind, durch dasselbe einschränkt und verringert. Auch für den, der gichtkrank ist, sind die mit heißen Steinen bereiteten Bäder vorteilhaft, weil die Säfte, die sich in ihm immer wieder erheben, durch das Schwitzbad einigermaßen unterdrückt werden."*[12]

Nach Hildegard sind Schwitzbäder also eher für füllige Menschen wie auch bei Gichtleiden geeignet.

Edelkastaniensauna – *für Gichtkranke und Jähzornige*
Gicht und Jähzorn begegnet Hildegard mit einem Saunaaufguss der besonderen Art. Hildegard kochte Blätter und Schalen der Kastanienfrucht in Wasser und empfahl daraus ein Dampfbad herzustellen, denn dann wird *„die Gicht in ihm weichen und er wird einen milden Sinn haben"*.[13]

So wird's gemacht
500–800 g Kastanienblätter und -schalen etwa 20 Minuten in 3 l Wasser kochen, dann abseihen und den Sud als Saunaaufguss verwenden. Ein bis drei Saunagänge, maximal 1- bis 2-mal pro Woche.

Hafersauna – *für Gichtkranke*
Gichtkranke, die jedoch auch zu Psychosen neigen (Hildegard spricht vom *„gespaltenen Geist und nichtigen Gedanken"*, sollen ein Haferdampfbad ge-

12 Hildegard von Bingen: Causae et curae – Ursachen und Behandlung der Krankheiten; übersetzt von Dr. Hugo Schulz, Karl F. Haug Verlag, Ulm-Donau, 1955, S. 342, 343
13 Hildegard von Bingen: Physica; übersetzt von Marie-Louise Portmann, Christiana-Verlag, Stein am Rhein, 2009, S. 230

nießen. Der Hafersud wird auf die heißen Steine gegossen und inhaliert. Das verhilft zu einem ruhigen Geist und Gesundheit, so die Äbtissin.[14]

So wird's gemacht
500 g Haferkörner etwa 10 Minuten in einem mittelgroßen Topf mit Wasser kochen. Dann die Körner abseihen und den Sud als Aufguss auf die heißen Steine der Sauna geben. Anwendung ein- bis zweimal wöchentlich.

Schröpfen

Hildegard kennt noch weitere Heil- und Ausleitungsverfahren. Schröpfen ist eine sehr alte Therapieform, die schon in den antiken Schriften, beispielsweise in den hippokratischen Texten, gepriesen wurde. Hildegard empfiehlt Schröpfen eher jungen, weniger alten Menschen. Sie sagt: *„Schröpfen ist zu jeder Zeit nützlich und gut, damit die schädlichen Säfte und Schleime, die sich im Menschen befinden, vermindert werden ... Die aber viel weiches und fettes Fleisch haben, können sich im Monat zweimal durch Schröpfen Blut entziehen lassen."*[15]

Schröpfen dient zur Reinigung des Bindegewebes und zur Anregung der Organfunktionen. Dazu werden Glaskugeln (mit und ohne Saugball) verwendet und auf bestimmte Hautstellen aufgebracht. Durch den dadurch entstehenden Unterdruck kommt es zur vermehrten Durchblutung, und der lokale Stoffwechsel wird aktiviert. Es gibt sowohl eine blutige als auch trockene Schröpfmethode. Grundsätzlich gilt: Prall gefüllte Hautareale werden blutig, Eindellungen trocken geschröpft. So bessern sich Schmerzen, und auch Schlacken- und Entzündungsstoffe werden aus dem Körper entfernt. Kopf- und Rückenschmerzen wie Hexenschuss gehören zu den häufigen Indikationen fürs Schröpfen. Schröpfen eignet sich weniger zur Selbsttherapie, dafür stehen naturheilkundlich ausgebildete Ärzte oder auch Heilpraktiker zur Verfügung. Nach der Empfehlung Hildegards sollen die Patienten nüchtern, also noch vor dem Frühstück geschröpft werden.

---

14 Hildegard von Bingen: Physica; übersetzt von Marie-Louise Portmann, Christiana-Verlag, Stein am Rhein, 2009, S. 32

15 Hildegard von Bingen: Causae et curae – Ursachen und Behandlung der Krankheiten; übersetzt von Dr. Hugo Schulz, Karl F. Haug Verlag, Ulm-Donau, 1955, S. 192, 193

Brennkegel / Moxibustion

Das Brennen mit Moxa-Kegeln ist eine klassische Heilmethode aus der Traditionellen Chinesischen Medizin. Dafür werden eigens dafür vorgesehene Beifuß-Zigarren oder -Kegel verwendet. Für eine Selbstanwendung eignet sich dieses Verfahren nicht. Wenden Sie sich bitte an einen naturheilkundlich ausgebildeten Arzt oder Heilpraktiker. Brennkegel können bei Schmerzen (Kopfschmerzen, Ohrschmerzen, Rückenschmerzen, Muskel- und Gelenkrheuma, Verdauungsbeschwerden mit Krämpfen oder Schmerzen während der Menstruation) sehr hilfreich sein.

Hildegard kannte das Verfahren aus der fernöstlichen Medizin und empfiehlt die Anwendung für ältere wie für jüngere Menschen. Sie schreibt: *„Das Anbringen eines Brennkegels ist zu jeder Zeit gut und nützlich, weil es, mit Vorsicht ausgeführt, die unter der Haut befindlichen Säfte und Schleime vermindert und dem Körper Gesundheit bringt.“*[16]

Aderlass

Der Aderlass ist ein blutiges Heilverfahren, bei dem eine größere Menge Blut vorrangig aus der Hauptvene in der Armbeuge entnommen wird. Für die Selbsttherapie eignet er sich nicht, kann aber von einem naturheilkundlich ausgebildeten Arzt oder Heilpraktiker durchgeführt werden. Der Aderlass gilt seit jeher als Umstimmungs- und Entgiftungsmethode. Nach Hildegard sollen dadurch „Schwarzgalle“ – also Fäulnisstoffe ausgeleitet werden, die zu Krankheiten führen. Das Aderlassen war im Mittelalter ein fester Bestandteil der damaligen Therapieoptionen. Das Blut soll so lange strömen, bis sich die Farbe verändert. Es erscheint zunächst dunkel, später wird es heller. Dann soll der Aderlass beendet werden. Hildegard empfiehlt Aderlassen einmal pro Jahr ab dem 30. Lebensjahr, am besten bei abnehmendem Mond. Danach soll drei Tage lang helles Licht gemieden werden, da die Augen nun lichtempfindlicher geworden sind. Sinnvoll ist Aderlass nach heutigen Maßstäben bei einer Reihe von Gefäßerkrankungen, Diabetes, Übergewicht, Kopfschmerzen, Rheuma oder Migräne.

---

16 Hildegard von Bingen: Causae et curae – Ursachen und Behandlung der Krankheiten; übersetzt von Dr. Hugo Schulz, Karl F. Haug Verlag, Ulm-Donau, 1955, S. 195

Krankheiten und Beschwerden behandeln

Bei Hildegard finden sich viele Hinweise, um Beschwerden zu behandeln. Nach Hildegards Meinung entstehen Krankheiten dann, wenn der Mensch nicht mit Gott und der Welt im Einklang ist. Doch nicht nur Gott, auch der Mensch kann nach ihrer Ansicht viel zur Genesung beitragen, indem er Arzneimittel anwendet. Auf den folgenden Seiten finden Sie eine Reihe der von Hildegard genannten Beschwerden, die jedoch nur eine Auswahl aus ihren umfangreichen Schriften bilden. Bitte beachten Sie, dass schwere oder andauernde Beschwerden ärztlich betreut werden müssen.

Appetitlosigkeit

Das sagt die Medizin heute

Ein gesunder Appetit gilt als Zeichen von allgemeiner Gesundheit. Appetitlosigkeit ist keine Erkrankung, sondern ein Symptom, das vorübergehend oder länger andauern kann. Sie ist harmlos, wenn beispielsweise vorübergehende Sorgen, Stress oder kleinere Infekte im Magen-Darm-Trakt ursächlich verantwortlich sind. Kommt es dagegen zu Gewichtsverlust, Ablehnung oder Ekel vor manchen Speisen und bemerken Sie noch weitere Beschwerden wie etwa Übelkeit oder Fieber, dann sollten Sie dies ärztlich abklären lassen.

Hildegard von Bingen schreibt

„Wenn jemand milzsüchtig ist und ihm vor den Speisen ekelt, so dass er nicht essen will, dann soll dieser in irgendeiner Speise mit Brot mäßig Pfeffer essen ... und er wird den Ekel von dem Essen ablegen.“[17]

17 Hildegard von Bingen: Physica; übersetzt von Marie-Louise Portmann, Christiana-Verlag, Stein am Rhein, 2009, S. 43

Die Forscher der Neuzeit haben bestätigt, dass die vielfältigen Inhaltsstoffe von *Pfeffer* moderat genossen gegen Appetitlosigkeit wirken, da sie die Produktion von Speichel und Verdauungssäften anregen.

„Wer aber Widerwillen gegen das Essen hat, der nehme Salbei und weniger Kerbel und etwas Knoblauch und er zerstoße dies gleichzeitig in Essig, und so mache er eine Würze und er tauche die Speise, die er essen will, hinein und er hat Appetit zu essen."[18]

▷ 1 gehäuften TL zerkleinerte Salbeiblätter, ½ TL Kerbel und 1 Knoblauchzehe fein schneiden und in ½ l Weinessig geben. Die Mischung gut durchziehen lassen und zum Würzen von Speisen verwenden. Essig mit bitteren und scharfen Kräuterzusätzen fördert die Verdauung, womit sich auch der Appetit verbessert.

Asthma

Das sagt die Medizin heute

Bei Asthma sind die Atemwege dauerhaft entzündet. Sie schwellen an und verengen sich. Dadurch kann man nicht mehr ungehindert ein- und ausatmen, was sich als Atemnot darstellt. Allergene, Reizstoffe, Medikamente, Infekte, Stress oder körperliche Belastung können die Erkrankung forcieren oder verursachen. Oftmals wird mit Medikamenten zum Inhalieren behandelt, die direkt und schnell auf die Atemwege wirken.

Hildegard von Bingen schreibt

„Es gibt aber Menschen, deren Kopf ist gesund so kräftig, dass die genannten schlechten Säfte ihr Gehirn nicht zu schädigen vermögen, weil sie nicht bis an dasselbe herankönnen. Und weil nun diese Säfte nicht bis zum Gehirn aufsteigen können, bleiben sie in der Luftröhre dieser Menschen hängen und lassen diese krank werden, so dass die Menschen nur mühsam ausatmen können."[19]

---

18 Hildegard von Bingen: Physica; übersetzt von Marie-Louise Portmann, Christiana-Verlag, Stein am Rhein, 2009, S. 80

19 Hildegard von Bingen: Causae et curae – Ursachen und Behandlung der Krankheiten; übersetzt von Dr. Hugo Schulz, Karl F. Haug Verlag, Ulm-Donau, 1955, S. 150

Hildegards Empfehlung: täglich ein Glas frische Ziegenmilch trinken. Ziegenmilch hat viel zu bieten. Sie überzeugt durch mehr Vitamine und Mineralien als Kuhmilch, und auch die Zusammensetzung der Proteine ist für den Menschen verträglicher als die der Kuhmilch. Es gibt Berichte, dass regelmäßiger Ziegenmilchgenuss die Widerstandsfähigkeit erhöht. Noch bis ins 20. Jahrhundert hinein war Ziegenmilch in vielen alten Lungenheilstätten Bestandteil des Therapiekonzeptes.

Ausschlag, trockene Haut

Das sagt die Medizin heute

Die Haut ist mit etwa 2 m^2 ein großes Organ. Sie reagiert auf innere wie auf äußere Reize. Rötungen, Juckreiz, Flecken, Bläschen oder Eiteransammlungen, die nach wenigen Tagen nicht von selbst zurückgehen, sollten ärztlich abgeklärt werden. Ursächlich kommen beispielsweise Allergien, Infektionen (Viren, Bakterien, Pilze), Autoimmunprozesse, Medikamente oder auch psychische Faktoren infrage. Die Behandlung richtet sich nach der Ursache.

Hildegard von Bingen schreibt

„Aber wer im Gesicht eine harte und raue Haut hat, die sich vom Wind leicht schuppt, der koche Gerste in Wasser und dann wasche er sich sanft im Gesicht mit durch ein Tuch geseihtem und mäßig warmem Wasser und seine Haut wird ihm sanft und mild sein und wird eine schöne Farbe haben."[20]

▷ 100 g ungeschälte Gerste 10–15 Minuten in Wasser kochen, durch ein Tuch gießen und mit dem Sud vorsichtig das Gesicht benetzen.

„Aber wer die kleine Krätze, das heißt den Grind hat, der zerstoße Quendel mit frischem Fett und so mache er daraus eine Salbe und er salbe sich damit und wird Gesundheit erlangen."[21]

20 Hildegard von Bingen: Physica; übersetzt von Marie-Louise Portmann, Christiana-Verlag, Stein am Rhein, 2009, S. 33

21 Hildegard von Bingen: Physica; übersetzt von Marie-Louise Portmann, Christiana-Verlag, Stein am Rhein, 2009, S. 54

▷ 1 EL fein zerkleinertes Quendelkraut mit 3 EL erwärmtem Schaf- oder Ziegenfett vermischen. Die Masse abkühlen lassen, dann noch einmal erwärmen und die Kräuterteile durch ein Sieb abseihen. Noch warm in Döschen abfüllen und beschriften. Kühl gelagert ist die Salbe einige Monate haltbar.

Bronchitis, Husten

Das sagt die Medizin heute

Husten ist ein Reflex und ein Schutzmechanismus, um die Atemwege von Staub, Fremdkörpern oder Schleim zu befreien. Auch eine Entzündung der Schleimhaut in den Bronchien – eine Bronchitis – zeigt sich durch Husten. Anfangs ist er meist trocken, später von Auswurf begleitet. Zu 90% wird die Bronchitis durch Viren verursacht, selten durch Bakterien oder Reizstoffe. Meist heilt die Bronchitis problemlos aus, pflanzliche Heilmittel mit ätherischen Ölen können den Heilungsprozess unterstützen.

Hildegard von Bingen schreibt

„Und wenn jemand in der Brust hustet, so dass er dort zuerst Schmerz zu empfinden beginnt, dann nehme er Liebstöckel und Salbei auf gleiche Weise und Fenchel zweimal soviel wie diese zwei und er lege das gleichzeitig solange in guten Wein, bis dieser Wein den Geschmack davon annimmt, und dann, nach Wegwerfen der Kräutlein, wärme er diesen Wein und er trinke ihn warm nach dem Essen, bis er geheilt wird. Wenn aber der Husten mäßig ist, dann trinke der Mensch das vorgenannte Tränklein nicht gewärmt, weil der Schmerz lind ist.“[22]

▷ 10 g Liebstöckelkraut
10 g Salbeikraut
20 g Fenchelkraut
Waschen und zerkleinern Sie die Heilkräuter und geben Sie sie für einige Stunden in 1 Liter Wein. Kochen Sie den Wein auf, lassen ihn danach abkühlen, dann seihen Sie die Weinkräuter ab und füllen Sie den in eine vorher gut gereinigte Flasche ab. Davon 1 Schnapsgläschen warm oder kalt nach dem Essen trinken.

---

22 Hildegard von Bingen: Physica; übersetzt von Marie-Louise Portmann, Christiana-Verlag, Stein am Rhein, 2009, S. 144

Darmträgheit, Verstopfung

Das sagt die Medizin heute

Ungesunde Lebens- und Ernährungsgewohnheiten machen dem Darm zu schaffen. Besonders häufig werden Frauen und Senioren von einer Darmträgheit oder Verstopfung geplagt. Meist sind die Gründe für Verstopfung harmlos: ungewohnte, aber auch ballaststoffarme Ernährung, Stress, mangelnde Bewegung, starkes Schwitzen und zu wenig Trinken lässt den Stuhl fester werden und so kann er nicht mehr gut transportiert werden. Bewegung, Vollkornprodukte, reichlich Obst und Gemüse, 2 Liter Mineralwasser (oder mehr), Entspannung und milchsaure Produkte wie Kefir bringen die Verdauung in Schwung. Bitte beachten Sie, dass auch einige Medikamente und ernste Erkrankungen die Ursache hartnäckiger Verstopfung sein können.

Hildegard von Bingen schreibt

„Dass nämlich gewisse Speisen im Menschen sich verhärten, kommt von verschiedenen, krankhaften Zuständen her, weil wenn zu viel verkehrte Glut im Menschen steckt, diese die aufgenommene Nahrung durch und durch verbrennt, oder, wenn zu große und verkehrte Kälte in ihm ist, die verzehrte Nahrung in ihm nicht zerteilt werden kann, sondern durch die Kälte in ihm zusammenbackt und gerinnt und so im Menschen verbleibt und dieser Schmerzen leidet."[23]

Hildegard empfiehlt: „Aber auch wer einen kalten Magen hat und die Speisen nicht verdauen kann, der esse diese kleine Minze (Anm. Ackerminze) *entweder roh oder mit Fleisch oder mit Fischen gekocht und sie wärmt seinen Magen und verhilft ihm zur Verdauung."*[24]

▷ Alle Fleisch- oder Fischgerichte und Salate großzügig mit frischen oder getrockneten Pfefferminzblättern würzen.

---

23 Hildegard von Bingen: Causae et curae – Ursachen und Behandlung der Krankheiten; übersetzt von Dr. Hugo Schulz, Karl F. Haug Verlag, Ulm-Donau, 1955, S. 154

24 Hildegard von Bingen: Physica; übersetzt von Marie-Louise Portmann, Christiana-Verlag, Stein am Rhein, 2009, S. 91

Anm.: Die Pfefferminze war zu Zeiten Hildegards noch nicht bekannt. Jedoch beschrieb sie mehrere Minzarten, unter anderem auch Ackerminze, eine nahe Verwandte der heute bekannten Pfefferminze. Die Pfefferminze wirkt anregend auf Gallenfluss und Gallensaftproduktion, fördert somit etwas die Verdauung und wirkt krampflösend bei Beschwerden im Magen-Darm-Bereich.

„... rohe und ungekochte Speisen ... gerinnen im Magen, verhärten sich und werden schimmelig ... oder bilden viel Schleim ... wie ein faulender Düngerhaufen".[25]

▷ **Bärwurz-Birnen-Honig**
1 kg Birnen
8 EL Imkerhonig
100 g Bärwurz-Gewürzmischung (zu beziehen bei Aurica®)
Birnen waschen, schälen, das Kerngehäuse entfernen, grob zerkleinern und in Wasser weichkochen. Das Kochwasser abgießen und die Birnen pürieren.

In einem zweiten Topf den Honig erwärmen, Birnenmus und die Bärwurz-Gewürzmischung zugeben, alle Zutaten verrühren.
Noch heiß in saubere Marmeladengläser abfüllen, verschließen und beschriften. Die Gläser sind bis zu einem Jahr haltbar, angebrochene Gläser wenige Wochen im Kühlschrank.
Bei Verdauungsschwäche kurmäßig über mehrere Wochen 1 TL morgens und vor dem Schlafengehen 2 TL davon einnehmen. Diabetiker beachten bitte den Zuckergehalt.

Depressive Verstimmung

Das sagt die Medizin heute

Stimmungstiefs kennen wir alle. Meist geht eine seelische Belastung voraus, wie etwa Stress oder soziale Konflikte, aber auch Hormonumstellungen,

25 Hildegard von Bingen: Causae et curae – Ursachen und Behandlung der Krankheiten; übersetzt von Dr. Hugo Schulz, Karl F. Haug Verlag, Ulm-Donau, 1955, S. 154

Entzündungen oder Schlafmangel können ursächlich verantwortlich sein. Oft sind depressive Zustände begleitet von innerer Unruhe, Unzufriedenheit und Reizbarkeit. Tageslicht, Entspannungsübungen, soziale Kontakte und körperliche Aktivität sind schon mal hilfreich. Pflanzliche Heilmittel, wie etwa die sanft wirkende Melisse, sind stimmungsaufhellende Begleiter an trüben Tagen.

Hildegard von Bingen schreibt

„Die Melisse ist warm und ein Mensch, der sie isst, lacht gern, weil ihre Wärme die Milz berührt und daher das Herz erfreut wird."[26]

▷ 2 TL getrocknete Zitronenmelisse mit 250 ml heißem Wasser übergießen, 10 Minuten zugedeckt ziehen lassen, ehe Sie den Tee abseihen. 2–4 Tassen davon täglich trinken.

Durchfall

Das sagt die Medizin heute

Durchfall ist nicht nur unangenehm, sondern bedingt immer auch einen Verlust an Vitalstoffen. Die Gründe dafür sind vielfältig. Infekte (Bakterien, Viren, Parasiten), Stress, Lebensmittel-Unverträglichkeiten kommen infrage. Ein bis zwei Tage Schonkost, dazu viel trinken, und harmlose Ursachen sind meist ausgestanden. Allerdings können auch chronisch-entzündliche Prozesse im Darm, Tumorerkrankungen oder Medikamente den Darm stark schädigen. Hier ist ärztlicher Rat gefragt.

Hildegard von Bingen schreibt

„Ebenso pulverisiere ein Mensch, der im Magen irgendwelchen Schmerz leidet Ingwer und zweimal soviel Galgant und halb soviel Zitwer. Und nach dem Essen schütte er dieses Pulver in Wein und so trinke er es, auch abends, wenn er schlafen geht. Und so mache er es oft und im Magen wird es ihm besser gehen."[27]

26 Hildegard von Bingen: Physica; übersetzt von Marie-Louise Portmann, Christiana-Verlag, Stein am Rhein, 2009, S. 76

27 Hildegard von Bingen: Physica; übersetzt von Marie-Louise Portmann, Christiana-Verlag, Stein am Rhein, 2009, S. 42

▷ ***Ingwer-Magenpulver:*** *hilft gut bei Durchfall hervorgerufen durch verdorbene Speisen*
20 g Ingwerwurzel getrocknet und pulverisiert
40 g Galgantwurzel getrocknet und pulverisiert
10 g Zitwerwurzel getrocknet und pulverisiert
Geben Sie die Zutaten in ein Marmeladenglas und vermischen Sie die Zutaten durch Schütteln. Je nach Verträglichkeit 1–2 Messerspitzen des Pulvers in ein Glas Rotwein geben und vor dem Schlafengehen trinken. Sollte innerhalb weniger Tage keine Besserung eintreten, bitte den Arzt aufsuchen.

Entgiftung

Das sagt die Medizin heute

Die Leber ist in unserem Körper vorrangig für die Entgiftung zuständig. Ungesundes Essen, zu viel Alkohol, Medikamente und ein geschädigter Darm sind die Hauptursachen für eine belastete Leber. Regelmäßig zu entgiften, kann den Stoffwechsel der Leber verbessern. Saftfasten, Basenfasten und Intervallfasten können Sie zu Hause durchführen; bittere Kräuter wie etwa die Karde und daraus hergestellte Arzneien sollten Sie in Absprache mit einem Heilpraktiker anwenden.

Hildegard von Bingen schreibt

„Aber ein Mensch, der Gift gegessen oder getrunken hat, der pulverisiere die Spitze der Weberkarde und die Wurzel und die Blätter und er nehme dieses Pulver entweder in Speise oder in Getränk und es vertreibt das Gift aus sich.“[28]

▷ **Reinigende und entgiftende Kardentinktur aus der Wurzel**
Die Wurzel der Karde säubern, klein hacken, in ein Schraubglas geben und mit 40%igem Alkohol (Korn) übergießen. Den Ansatz drei Wochen ausziehen lassen, abseihen und in Braunglasflaschen abfüllen. Die Dosierungsempfehlungen reichen von 3-mal täglich 3 Tropfen bis 3-mal täglich 1 Esslöffel in etwas Wasser gelöst. Die individuelle

---

28 Hildegard von Bingen: Physica; übersetzt von Marie-Louise Portmann, Christiana-Verlag, Stein am Rhein, 2009, S. 199

Dosierung und Einnahmedauer muss durch Zusammenarbeit zwischen Therapeut und Patient gefunden werden.

Gicht

Das sagt die Medizin heute

Gicht ist eine Stoffwechselerkrankung, bei der sich zu viel Harnsäure im Blut ansammelt. Typische Symptome sind heftige Gelenkschmerzen, meist in der großen Zehe. Mit Gicht-Medikamenten und einer konsequenten Ernährungsumstellung hin zu basischen Produkten mit möglichst wenig Fleisch und Alkohol hin zu Gemüse, basenbildendem Obst, Kräutern und Mineralwässern kann eine starke Verbesserung der Symptome bewirkt werden.

Hildegard von Bingen schreibt

„Denn wer gichtkrank ist, esse oft diese Frucht (Quitte) gekocht und gebraten, und sie unterdrückt die Gicht in ihm so, dass diese weder seine Sinne abstumpft, noch seine Glieder bricht, noch sie hilflos lässt.“[29]

Anm.: Im Mittelalter galt die Gicht-Erkrankung als Strafe von Völlerei, der Bezug zu Ernährungsfehlern war also schon bekannt.

Hautpilz-Erkrankungen

Das sagt die Medizin heute

Infektionen der Haut- und Schleimhäute mit Pilzen (Fadenpilze, Hefepilze, Schimmelpilze) kommen häufig vor. Sie dringen selten in tiefere Hautschichten ein und machen sich durch Juckreiz, Rötung oder Nässen bemerkbar. Unter anderem sind sie verantwortlich für Fuß-, Nagel-, Leisten-, Haut-, Darm- oder Scheidenpilz. Generell ist die Behandlung meist langwierig, mehrere Monate Behandlungsdauer sind nicht selten. Menschen mit einem geschwächten Abwehrsystem sollten sich in ärztliche Behandlung begeben, alle anderen können die Heilung von Erkrankungen auf der Haut mit einer Eigenbehandlung unterstützen.

29 Hildegard von Bingen: Physica; übersetzt von Marie-Louise Portmann, Christiana-Verlag, Stein am Rhein, 2009, S. 221

Hildegard von Bingen schreibt

„Wenn ein Mensch die kleine oder große Krätzigkeit hat, der zerstampfe die Nadeln dieses Baumes mit frischem Schweineschmalz und lasse es dann zusammen in einer Pfanne zerfließen. Damit salben, und die Krätzigkeit wird sich verkleinern, und er wird geheilt werden."[30]

Anm.: Unter dem Begriff Krätzigkeit wurden mehrere Hauterkrankungen zusammengefasst, die durch Pilze oder Parasiten verursacht wurden.

▷ **Lärchensalbe**

10 g frische Lärchenspitzen, zerkleinert
100 g Schweineschmalz
Schweineschmalz in einem Töpfchen erwärmen, bis es schmilzt, dann die zerkleinerten Lärchenspitzen hinzugeben, verrühren, und die Mischung einen Tag lang stehen lassen. Am nächsten Tag wieder erwärmen, durch ein Baumwoll- oder Leinentuch abseihen und in Döschen abfüllen. Kühl gelagert ist die Salbe mehrere Monate haltbar. Sie wird mehrmals täglich dünn auf die betroffenen Hautstellen aufgetragen.

Heiserkeit

Das sagt die Medizin heute

Wenn die Stimme rau, kratzend oder piepsig klingt, spricht man von Heiserkeit. Oftmals ist sie in den Morgenstunden ausgeprägt und verschwindet im Laufe des Tages wieder. Ausreichend feuchte Raumluft, genügend Trinken, Alkohol- und Nikotinverzicht sowie Stimme schonen sind bewährte Hausmittel. Zum Arzt sollten Sie gehen, wenn sich die Heiserkeit nach einigen Tagen nicht bessert, der Hals anschwillt, Fieber oder Probleme beim Atmen entstehen.

---

30 Strehlow Wighard: Hildegard Heilkunde von A bis Z: Gesund von Kopf bis Fuß, Knaur.Leben, München 2019, S. 114

Hildegard von Bingen schreibt

„Aber auch wer in der Stimme und in der Kehle heiser ist und wer in der Brust Schmerzen hat, der koche Königskerze und Fenchel in gleichem Gewicht in gutem Wein und er seihe das durch ein Tuch und trinke es oft und er wird die Stimme wieder erlangen und er heilt die Brust.“[31]

▷ 25 g Königskerzenblüten mit 25 g Fenchelkraut mischen. Davon 3 TL 5 Minuten in ¼ l Wein kochen. In eine Warmhaltekanne füllen und über den Tag verteilt trinken.

Insektenstiche

Das sagt die Medizin heute

Vor allem im Sommer plagen uns Stechmücken, Bremsen und anderes Kleingetier. Wenn Insekten stechen, hinterlassen sie ein Gift, auf das Menschen reagieren. Die Stelle juckt, schmerzt, schwillt an oder wird heiß. Auch wenn es schwerfällt: Bitte nicht kratzen, das kann eine Infektion verhindern. Bewährte Hausmittel gibt es schon seit alten Zeiten; lediglich Allergiker sind auf Medikamente angewiesen.

Hildegard von Bingen schreibt

„Und wenn eine Spinne oder ein anderer Wurm einen Menschen berührt oder sticht, dann soll er sofort mit Wegerichsaft die Stichstelle salben und es wird ihm besser gehen.“[32]

▷ Frisch gepressten Wegerichsaft (zu beziehen beispielsweise bei Schoenenberger) auf die Stichstelle aufbringen oder saubere, zerriebene Spitz- und Breitwegerichblätter auflegen.

---

31 Hildegard von Bingen: Physica; übersetzt von Marie-Louise Portmann, Christiana-Verlag, Stein am Rhein, 2009, S. 131

32 Hildegard von Bingen: Physica; übersetzt von Marie-Louise Portmann, Christiana-Verlag, Stein am Rhein, 2009, S. 108

Kopfschmerzen

Das sagt die Medizin heute

Kopfschmerzen kennt fast jeder. Mittlerweile sind an die 200 Kopfschmerzarten bekannt. Am häufigsten tritt der Spannungskopfschmerz auf. Diese Art von Kopfschmerz lässt sich gut selbst behandeln. Frische Luft, Entspannung, eine vitalstoffreiche Ernährung, ausreichend Schlaf und das Vermeiden von Reizüberflutung sind sehr hilfreich. Zubereitungen aus pflanzlichen Heilmitteln haben sich seit Jahrhunderten bewährt in der Therapie.

Hildegard von Bingen schreibt

„Aber koche auch ... die Blätter dieses Baumes (Lorbeer) in Wasser und mach von jenem Brei und aus dem Bockstalg eine Salbe, und wenn du Kopfweh hast ... salbe dich dort damit, und es wird dir besser gehen.“[33]

Anm.: Hildegard empfiehlt noch, Wurzel und Rinde vom Lorbeerbaum für die Salbe zu verwenden, die jedoch nicht ausreichend untersucht sind.

▷ **Lorbeersalbe zum Auftragen auf die Kopfhaut**
Ein Teil frisch gemörserte Lorbeerblätter mit fünf Teilen Olivenöl ansetzen. Mindestens eine Woche, besser zwei Wochen ziehen lassen. Danach abseihen und mit erwärmtem Ziegenfett mischen (Verhältnis 1:5) und die Salbe in Döschen aushärten lassen. Bei Bedarf mehrmals täglich damit die Schläfen oder die Stirn einreiben.

Konzentrationsschwäche

Das sagt die Medizin heute

Konzentrationsstörungen können in jedem Alter vorkommen. Eine erhöhte Ablenkbarkeit, Zerstreutheit, ein Abschweifen der Gedanken, Leistungsabfall und Vergesslichkeit sind Symptome einer verminderten Konzentration. Ausreichend Schlaf, Sauerstoff, Bewegung, eine vitalstoffreiche

33 Hildegard von Bingen: Physica; übersetzt von Marie-Louise Portmann, Christiana-Verlag, Stein am Rhein, 2009, S. 233

Ernährung mit ausreichend Flüssigkeit sind die Basis für gute Konzentration. Allerdings können sich auch Durchblutungsstörungen, beginnende Demenz oder Schilddrüsenfunktionsstörungen durch eine verminderte Konzentration äußern. Im Zweifel befragen Sie Ihren Arzt.

Hildegard von Bingen schreibt

„Wer aber ein leeres Gehirn hat und ein Gesicht von schlechter Farbe und daher Kopfweh hat, esse oft die inneren Kerne dieser Frucht (Mandel), und es füllt das Gehirn und gibt ihm die richtige Farbe."[34]

▷ 20–30 g Mandeln und Nüsse täglich zwischendurch als Snack zu knabbern, wirkt wie Doping auf das Gehirn. B-Vitamine, Ballaststoffe und weitere wichtige Nährstoffe wie etwa Kalzium schützen die Hirn- und Gefäßfunktion.

Krämpfe der Muskulatur

Das sagt die Medizin heute

Ein Muskelkrampf während des Sports oder auch in der Nacht kann sehr schmerzhaft sein. Manchmal hilft eine Dehnung der Muskulatur, um den Krampf zu stoppen. Magnesium- und Vitamin-D-Mangel, eine Schilddrüsenunterfunktion, Medikamente, Nervenschäden oder einseitige Ernährung kommen ursächlich infrage. Wenn die Beschwerden wiederkehren, sehr schmerzhaft sind oder sich verschlimmern, dann suchen Sie bitte den Arzt auf.

Hildegard von Bingen schreibt

„Schädigt einen Menschen der Krampf irgendwo an seinem Körper, so nehme er Baumöl und reibe sich an der schmerzenden Stelle tüchtig damit ein ... Denn die Wärme sowie die Eigenkraft des Baumöls ... verjagen dort den Rauch der Schwarzgalle ..."[35]

---

34 Hildegard von Bingen: Physica; übersetzt von Marie-Louise Portmann, Christiana-Verlag, Stein am Rhein, 2009, S. 228

35 Hildegard von Bingen: Causae et curae – Ursachen und Behandlung der Krankheiten; übersetzt von Dr. Hugo Schulz, Karl F. Haug Verlag, Ulm-Donau, 1955, S. 292, 293

▷ Kalt gepresstes Olivenöl in den Handflächen verteilen und mit warmen Händen und kräftigen Strichen in schmerzende Stellen einmassieren.

Leber- und Verdauungsstörung

Aus naturheilkundlicher Sicht sind nicht nur Dünn- und Dickdarm, sondern auch Leber, Bauchspeicheldrüse, Magen, Nieren und Milz an der Verdauungsfunktion beteiligt. Falsche und einseitige Ernährung mit zu wenig Vitalstoffen, Schwermetalle, Medikamente und Erreger (Viren, Bakterien, Parasiten) können sowohl die Leber belasten, als auch die Verdauungsfunktion herabsetzen. Scharf schmeckende Kräuter mit Senfölen, wie sie in der Brunnenkresse vorkommen, sind Teil eines naturheilkundlichen Therapieprogramms.

Hildegard von Bingen schreibt

„Aber wer Gelbsucht hat oder Fieber, der dünste Brunnenkresse in einer Schüssel und esse sie oft so warm, und sie wird ihn heilen. Und wer gegessene Speisen kaum verdauen kann, der dünste ebenfalls Brunnenkresse in einer Schüssel, weil ihre Kräfte aus dem Wasser stammen, und sie wird ihm helfen“. [36]

▷ Eine Handvoll frische Brunnenkresse in etwas Butter kurz andünsten und mit einer Prise Salz abschmecken. Die Brunnenkresse treibt im Frühjahr und sollte daher kurmäßig eingenommen werden, beispielsweise im Rahmen einer Frühjahrskur.

Menstruationsbeschwerden

Das sagt die Medizin heute

Beschwerden vor und während der Menstruation sind recht häufig. Die Monatsblutung kann schmerzhaft, unregelmäßig, ausbleibend oder anhaltend sein. Die Therapie richtet sich nach der Ursache. Bei spärlicher Menstruation und der Neigung zu Krämpfen kann Mutterkraut unterstützen. Das pflanzliche Heilmittel wirkt beruhigend, entzündungshemmend, krampflösend, gefäßerweiternd und fördert die Durchblutung. In

36 Hildegard von Bingen: Physica; übersetzt von Marie-Louise Portmann, Christiana-Verlag, Stein am Rhein, 2009, S. 89

der Frauenheilkunde kann es die Regelblutung antreiben und somit den Menstruationszyklus regulieren.

Hildegard von Bingen schreibt

„Und wer in den Eingeweiden Schmerzen hat, der koche Mutterkraut mit Wasser und Fett oder Öl und er gebe feinstes Mehl dazu und so bereite er eine Suppe und esse sie ... Und wenn die Frauen den Monatsfluss haben, sollen sie diese Suppe, wie vorhin gesagt, bereiten und essen, und dies bereitet eine angenehme und leichte Reinigung des Schleims und des inneren Unrats und leitet den Monatsfluss hinaus."[37]

▷ **Mutterkraut-Suppe**

3–5 Mutterkrautblätter
Butter
¼ Liter Wasser
1 bis 2 EL Dinkelmehl
Salz
1 Messerspitze Bertram

Zubereitung: Mutterkrautblätter zerkleinern und mit wenig Butter im Wasser 2 Minuten lang aufkochen. Mit Dinkelmehl, Salz und Bertram zu einer cremigen Suppe kochen. Zur Linderung von Krämpfen 2- bis 3-mal diese Suppe essen.

Übergewicht

Das sagt die Medizin heute

Übergewicht ist nicht nur ein kosmetisches Problem, sondern führt zu einer Reihe körperlicher und seelischer Beschwerden. Wichtigste Komponenten um die überflüssigen Pfunde zum Schmelzen zu bringen, sind eine vitalstoffreiche, kalorienbilanzierte Ernährung und viel Bewegung. Bestimmte Nahrungsmittel wie beispielsweise Rettich sind nicht nur arm an Kalorien, sondern liefern gleichzeitig Mineralien, Vitamine und sekundäre Pflanzenstoffe wie etwa Senföle, die den Stoffwechsel ankurbeln.

---

37 Hildegard von Bingen: Physica; übersetzt von Marie-Louise Portmann, Christiana-Verlag, Stein am Rhein, 2009, S. 125

Hildegard von Bingen schreibt

„Denn wenn ein starker und fetter Mensch Rettich isst, heilt er ihn und reinigt ihn innerlich. Den Kranken aber und den am Körper Mageren schädigt er.“[38]

▷ 1 großen Rettich putzen und reiben
Mit 1 EL Apfelessig und 2 EL Olivenöl vermischen und mit Salz und Pfeffer abschmecken.

Vebrennungen

Das sagt die Medizin heute

Leichte Verbrennungen oder Verbrühungen können Sie selbst behandeln. Sie entstehen durch zu viel Sonneneinstrahlung oder Gegenstände wie Bügeleisen, Herdplatten oder heißes Wasser. Verbrennungen zeigen sich durch Rötung, kleine Blasenbildung oder auch Schwellung. Sie sollten mit lauwarmem oder kaltem Wasser gekühlt werden. Bei schweren Formen von Verbrennungen ist jedoch eine rasche medizinische Versorgung notwendig.

Hildegard von Bingen schreibt

„Und wer irgendwo an seinem Körper vom Feuer gebrannt wurde, der koche stark Leinsamen in Wasser und er tauche ein leinenes Tuch ins Wasser und lege es warm auf jene Stelle, wo er gebrannt wurde, und es zieht die Verbrennung heraus.“[39]

▷ 6 EL Leinsamen auf 1 l Wasser geben und 10 Minuten kochen. Ein ausgekochtes Leinentuch mit dem warmen Sud tränken und vorsichtig auf die verbrannte Hautstelle legen. Die Auflage regelmäßig erneuern, damit sich keine Keime ausbreiten können.

---

38 Hildegard von Bingen: Physica; übersetzt von Marie-Louise Portmann, Christiana-Verlag, Stein am Rhein, 2009, S. 98

39 Hildegard von Bingen: Physica; übersetzt von Marie-Louise Portmann, Christiana-Verlag, Stein am Rhein, 2009, S. 180

Hildegard-Heilkräuter – von Akelei bis Zitwer

Der Aufbau der Pflanzenportraits

Nachfolgende Pflanzenportraits habe ich so gegliedert:
- *Deutscher Pflanzenname*
- *Lateinische Bezeichnung*
- *Hildegards Bezeichnung*

Heilpflanzenanwendung bei Hildegard

In den Pflanzendarstellungen unterscheidet Hildegard zwischen warmen, kalten, feuchten und trockenen Arzneipflanzen. Diese Betrachtung entspricht dem Schema der Viersäftelehre. Sie ist bereits in den hippokratischen Schriften zu finden und war bis ins 19. Jahrhundert hinein üblich. Hildegard beschrieb eine Reihe von Pflanzen als unnütz und schädlich, die heute als Nahrungs- und Heilpflanzen dienen. Von anderen hingegen beschrieb sie Anwendungen, die wegen der Giftigkeit heute nicht mehr verwendet werden. Auf den folgenden Seiten finden Sie eine Auswahl aus beiden Kategorien.

Andere historische Quellen

Sicher fließen in Hildegards Werke nicht nur das Wissen aus eigener Erfahrung und Beobachtung, sondern auch überliefertes Wissen mit ein. Hildegard hat in ihren Pflanzenbeschreibungen heimische, aber auch exotische Pflanzen und Gewürze wie Muskat, Zimt oder Nelken erwähnt. Vermutlich schöpfte sie ihr Wissen aus antiken Werken, die sich in den großen Klosterbibliotheken befanden, die jedoch für die Allgemeinheit nicht zugänglich waren. Einerseits konnte das einfache Volk nicht lesen, andererseits war man in den katholischen Einrichtungen bestrebt, Wissen für sich zu behalten.

Heilpflanzenanwendung heute

Die Schrift Physica (Naturkunde) ist in neun Bücher gegliedert. Pflanzenanwendungen beschreibt sie im ersten und dritten Buch. Mit der ersten Zahl in der Klammer ist das Buch, mit der zweiten das durchnummerierte Kapitel bezeichnet.

Kleine Pflanzenkunde

In den Schriften der heiligen Hildegard gibt es keine botanischen Merkmale der Pflanzen. Sie beschreibt weder äußere Merkmale, noch gibt sie an, wo die Pflanzen zu finden sind. Der Autorin war es jedoch wichtig, die wesentlichen Merkmale der beschriebenen Pflanze aufzulisten.

Medizin

Hildegard standen weder biochemische, noch pharmazeutische Erkenntnisse zur Verfügung. Vielleicht klingen für Sie als Leser/in manche der alten Beschreibungen fremd. Deshalb wurden einige der aufgelisteten Punkte von Hildegard nochmals aufgenommen und ergänzt durch neuere Erkenntnisse.

Hinweise

In diesem Abschnitt finden Sie Hinweise zu Anwendungsbeschränkungen, Nebenwirkungen oder Gegenanzeigen.

Rezepte

Sofern es nach der Meinung der Autorin vertretbar war, wurden Hildegards Rezeptvorschläge übernommen. Teilweise wurden sie modifiziert oder auch durch Anwendungen aus der heutigen Pflanzenheilkunde ergänzt.

Zum Schluss finden Sie noch Hinweise, wo Sie Fertigarzneien oder Hildegard-Präparate der betreffenden Pflanzen beziehen können.

Akelei

Aquilegia vulgaris

De Agleya

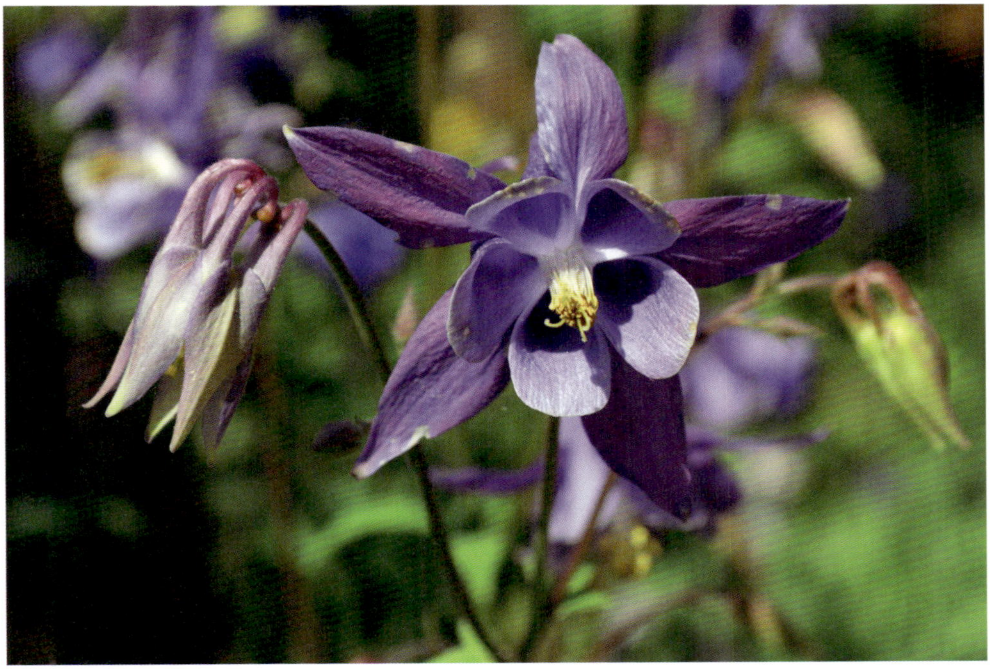

Heilpflanzenanwendung bei Hildegard (Kap. 1-132)

Hildegard war wohl die erste Autorin der Medizingeschichte, die die heilkundliche Anwendung der Akelei beschrieb. Weil Hildegard sie als eine „kühlende“ Pflanze einordnet, wird sie bei Fieber empfohlen. Das Kraut, so lange zerstoßen, bis Saft austritt, und mit Wein vermischt, soll oft getrunken werden.

Gegen Verschleimung soll die Akelei gebeizt in Honig eingenommen werden.

Als dritte Anwendung nennt sie Skrofeln, eine historische Bezeichnung für eine Halsdrüsengeschwulst – vermutlich eine Lymphknotenschwellung an Hals und Nacken. In diesen Fällen soll die Akelei roh gegessen werden.

Andere historische Quellen

Im christlichen Kontext sah man im Mittelalter die dreigeteilten Blätter als Sinnbild der Heiligen Dreifaltigkeit. Aber auch als Marienpflanze war die Akelei bekannt. Auf alten Darstellungen sieht man meist blaue Akeleiblüten, wenn Maria als Himmelskönigin hervorgehoben werden sollte. In der Volksmedizin und im Hexenglauben hatte auch die Akelei ihren festen Platz. Elfenschuh, Teufelsglocken oder Venuswagen sind alte Volksnamen, die an eine mystische Verwendung erinnern; jedenfalls war die Akelei im Mittelalter auch Bestandteil einiger Liebestränke und auch Hexensalben. Besonders Männern sollte sie auf die Sprünge helfen, wenn eine Zauberin einem Mann eine Impotenz angehext hatte.

Heilpflanzenanwendung heute

Kleine Pflanzenkunde

Wie viele andere Mitglieder aus der Familie der Hahnenfußgewächse (Ranunculaceae), ist auch die Akelei leicht giftig und hat deshalb heute in der Hausapotheke keinen Platz mehr. Sie ist eine hübsche Pflanze, die in Europa, Asien und Nordafrika vorkommt. Ihre glockenförmigen Blüten haben eine rosa, weiße, blaue oder violette Farbe. Als Zierde in den Gärten ist sie hübsch anzusehen, in der Natur ist sie stark auf dem Rückzug und darf daher nicht mehr geerntet werden.

Medizin

Die Akelei enthält unter anderem Blausäure bildende Glykoside, Alkaloide (Magnoflorin) und Myristinsäure. Wenngleich Akelei-Tee in einigen Büchern aus der Volksheilkunde nach wie vor noch zur Anregung der Verdauung, zur Blutreinigung etwa bei Rheuma oder Gicht und für äußerliche Waschungen bei Juckreiz und Entzündungen der Haut gepriesen wird, kann ich Akelei-Zubereitungen – und hier vor allem die Zubereitungen aus den Samen – nicht mehr empfehlen. Das gilt auch für die in einigen neuzeitlichen Hildegard-Büchern empfohlenen Anwendungen der Tropfen / Urtinktur und hier insbesondere die Anwendungen für Kinder.

In der modernen Pflanzenheilkunde wird die Akelei deshalb nicht mehr genutzt; von ihr gibt es nur noch homöopathische Zubereitungen. Anwendungsbereiche sind: Schlaflosigkeit, Nervosität (nervöses Zittern, Licht- und Geräuschempfindlichkeit), Globus hystericus (Kloßgefühl im Hals) und schmerzhafte Periode junger Mädchen.

Hinweise

Nach Einnahme von pflanzlichen Akeleizubereitungen wurde wegen der Blausäure und der Alkaloide von starken Bauchkrämpfen, Benommenheit oder auch von Atemnot berichtet. Ich halte selbst die Einnahme von Akelei-Honig und Akelei-Wein (diese Anwendungsempfehlungen finden sich noch heute in einigen neuen Hildegard-Werken) zur Behandlung von Hauterkrankungen und Entzündungen im Hals für obsolet.

Alant

Inula helenium

De Alant

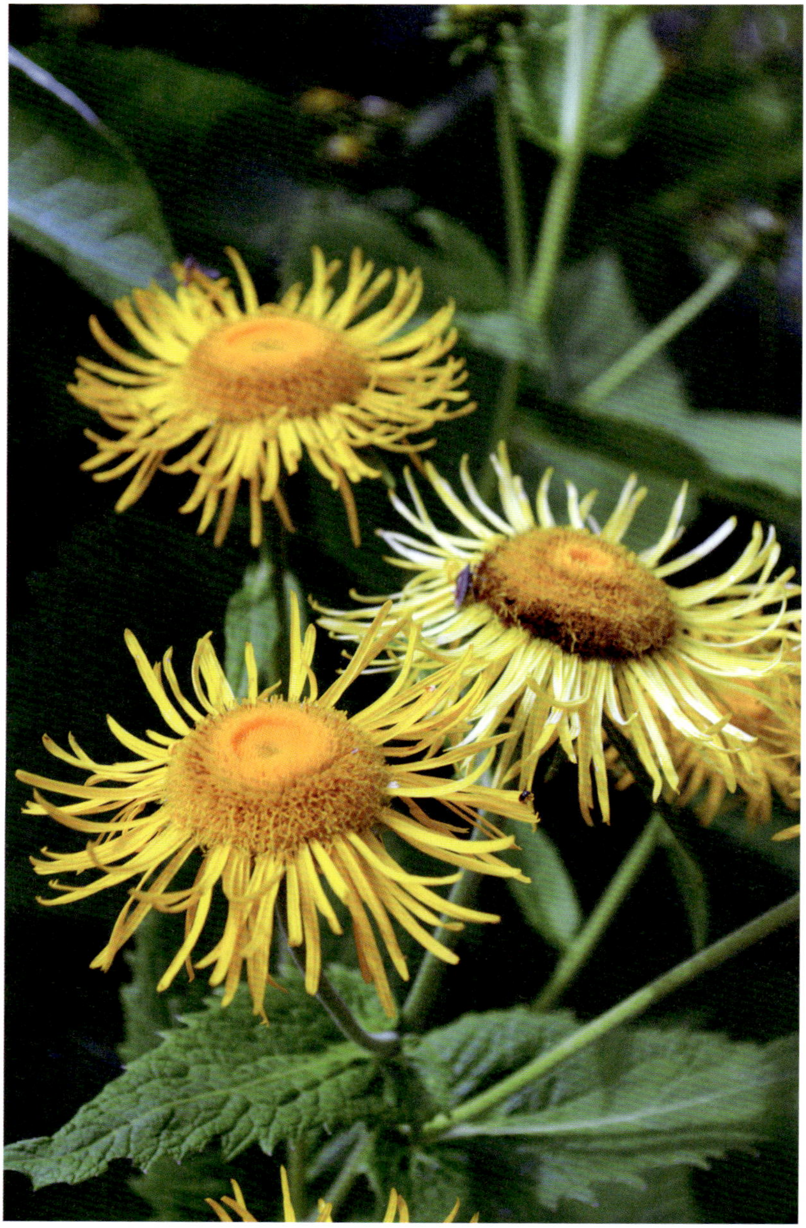

Heilpflanzenanwendung bei Hildegard (Kap. 1-95)

Von alters her ist der Wurzelstock des Alants ein Heilmittel gegen Husten und Lungenschwäche. Hildegard von Bingen war von den nützlichen Kräften des Alants überzeugt. In der „Physica" beschreibt sie seine warmen und trockenen Kräfte. Egal, ob frisch oder getrocknet, soll er in reinem Wein eingelegt werden. Wer in der Lunge Schmerzen hat, soll täglich mäßig vor dem Essen und nach dem Essen davon trinken. Wer keinen Wein hat, soll ihn mit Honig und Wasser einnehmen. In Kombination mit der halben Menge Feige und etwas Galgant ist er bei Lungenerkrankungen noch wirksamer.

Andere historische Quellen

Alant war schon im Altertum eine beliebte Heilpflanze. In Ägypten, Griechenland und Rom kannte man die Alantwurzel zum Würzen von Wein, Backwaren und als Heilpflanze. Im Mittelalter fehlten Alantpflanzen in keinem Klostergarten, da sie unentbehrlich bei Lungen- und Leberleiden waren. Alantwein war quasi ein Allheilmittel zu dieser Zeit. Der Kräuterwein wurde zudem gegen Kopfschmerzen, Husten, Verdauungsbeschwerden und Brustschmerzen verabreicht, auch gegen die Pest soll er geholfen haben.

Heilpflanzenanwendung heute

Kleine Pflanzenkunde

Die mehrjährige, bis zu 2 m hoch wachsende Staude ist in Kleinasien und Südosteuropa heimisch, bei uns wächst sie vornehmlich als Kulturpflanze in den Bauerngärten. Alant braucht sonnige Plätze und tiefgründige Böden. Schön anzuschauen sind seine an die Sonne erinnernden Blütenköpfe mit den vielen schmalen Zungenblüten. Der Wurzelstock des Korbblütengewächses ist braun und knollig verdickt und wird seit alten Zeiten für Heilzwecke verwendet. Die Wurzeln schmecken bitter und würzig.

Medizin

Hauptbestandteile der Alant-Wurzel sind ätherisches Öl mit Alantkampfer (Helenin), Inulin, Bitterstoffe, Pektin, Sterole und Mineralstoffe.

Heute werden therapeutische Zubereitungen des Alants nur noch volksheilkundlich verwendet. Traditionel angewendet werden Zubereitungen der bitteren Wurzel zur Unterstützung der Verdauungsfunktion (Appetitlosigkeit, Magenschwäche, Völlegefühl) und bei Leberstauungen wie Gelbsucht. Wie Hildegard erkannte, ist Alant auch ein Hustenmittel. Mit seinen krampflösenden und keimwidrigen Eigenschaften ist er ein Heilmittel bei Reiz- und Kitzelhusten, chronischem Husten, Bronchitis und Asthma. Die Wissenschaftler der Neuzeit konnten für die Stoffgruppe einiger Bitterstoffe entzündungshemmende wie auch antimikrobielle sowie pilzhemmende Eigenschaften nachweisen. Mit der Teezubereitung der Wurzel kann auch eine Kompresse getränkt und diese bei Akne, unreiner Haut oder Hautjucken aufgelegt werden. Rezepte zur Anwendung des Alantweins stammen aus der Volksheilkunde und werden seit Jahrhunderten weitergegeben. Vorrangig wird der Wein zur Stärkung, bei Lungenerkrankungen, aber auch bei Stimmungsschwankungen bis hin zu depressiven Verstimmungen gepriesen.

Hinweise

Die Nebenwirkungen und das Allergiepotenzial des Alants – vor 900 Jahren kaum ein Thema – werden heute als bedeutend eingestuft. Die in den Alantwurzeln enthaltenen Sesquiterpenlactone – einer Stoffgruppe, die bitter schmeckt, wirkt toxisch auf Bakterien, Pilze und Parasiten und reizt die Schleimhäute. Überdosierungen führen zu Erbrechen, Schleimhautreizungen und Magen-/Darmbeschwerden oder zu Krämpfen bis hin zu Lähmungserscheinungen. Gegenanzeigen bestehen deshalb bei bekannter Allergie gegen Alant oder andere Korbblütler und generell in der Schwangerschaft.

▷ Rezepte

Alant-Tee: *bei Lungenschwäche, Reizhusten, chronischem Husten (Anwendung auf wenige Wochen pro Jahr begrenzt)*

1 gehäuften TL zerkleinerte Alantwurzel mit 250 ml kochendem Wasser übergießen und zehn Minuten ziehen lassen. Nicht mehr als zwei bis drei Tassen täglich trinken. Bei Husten den Tee mit einem halben TL Imkerhonig süßen.

Alantwein: *zur allgemeinen Stärkung und bei melancholischem Gemüt*

50 g getrocknete und zerkleinerte Alantwurzel in einem Liter trockenem Rotwein ansetzen. Den Ansatz 10 Tage an einem lichten Ort ausziehen lassen, dann die Wurzel absieben. Davon kurmäßig (maximal 4 Wochen) ein Likörgläschen vor der Mittagsmahlzeit trinken.

Hildegard-Fertigpräparat

Alant-Trank bio St.-Hildegard Posch. Die Anwendungsdauer ist begrenzt auf wenige Wochen jährlich.

Echte **Aloe** / Kap-Aloe

Aloe vera / Aloe ferox

De Aloe

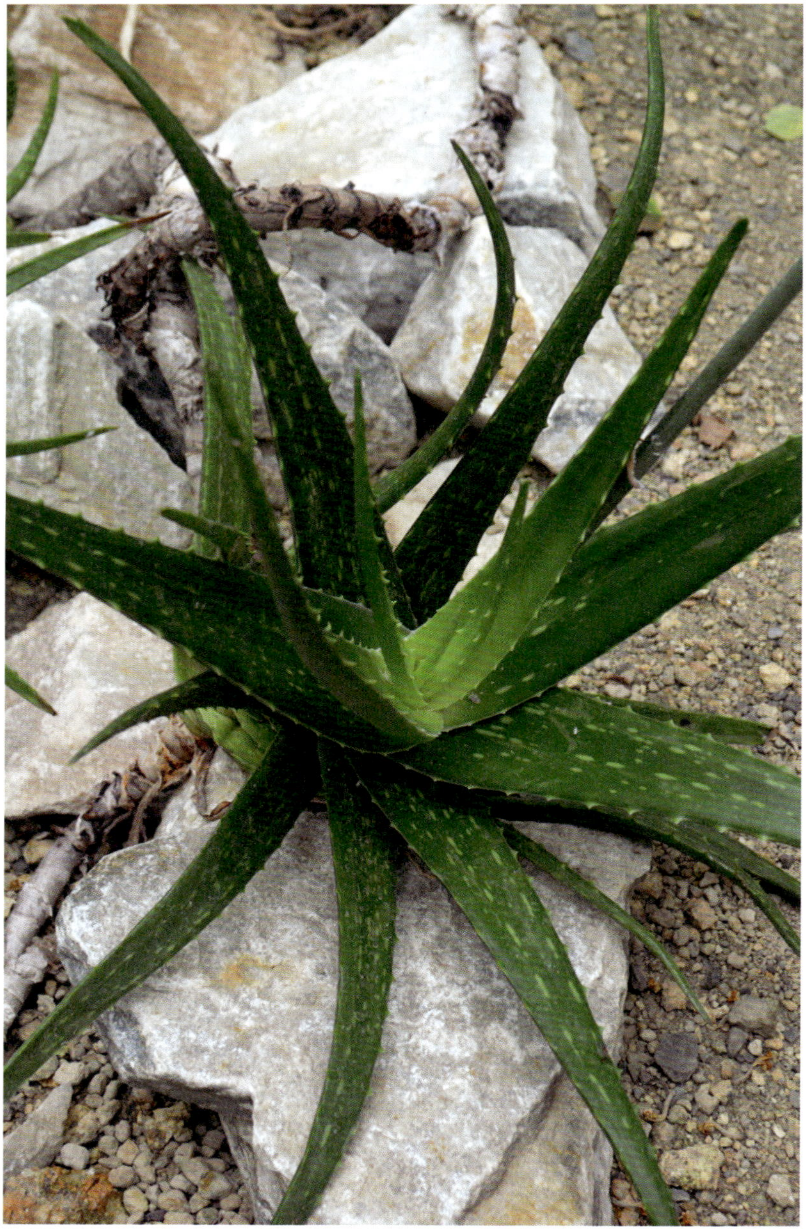

Heilpflanzenanwendung bei Hildegard (Kap. 1-174)

Hildegard lobte die heilende Wirkung des Aloe-Pflanzensaftes. Welche der zahlreichen Aloe-Arten sie beschreibt, geht jedoch nicht klar hervor. *„Der Saft dieses Krautes ist warm und hat eine große Kraft."*[40]

Sie empfiehlt einen Umschlag bei „täglichem Fieber im Magen" - vermutlich meint sie Sodbrennen - und bei Husten sowie als Packung bei Migräne.
Wer Gelbsucht hat, der lege Aloe in kaltes Wasser; morgens und wenn er schlafen geht, trinke er es und tue es drei- oder viermal, und er wird geheilt werden.

Andere historische Quellen

Schon Kleopatra und Hippokrates wussten um die Heilkraft der Aloe. Kleopatra nutzte die Wirkung der Pflanze als Schönheitselixier für eine schönere, glattere und frisch aussehende Haut. Der griechische Arzt Pedanios Dioskurides behandelte gleich mehrere Dutzend Erkrankungen mit der Aloe.

Heilpflanzenanwendung heute

Kleine Pflanzenkunde

Aloe vera ist eine kakteenartige Sukkulente mit dicken, fleischigen Blättern, die rosettenartig angeordnet sind. Blatt-Sukkulenten wie die Aloe sind saftreiche Pflanzen und stammen aus trockenen Gebieten. Wahrscheinlich stammt die Aloe ursprünglich aus dem Sudan und der Arabischen Halbinsel, heute ist sie in Nordafrika, im Nahen Osten und im gesamten südlichen Mittelmeerraum verbreitet. Ihre dickfleischigen Blätter dienen zur Wasserspeicherung.

Medizin

Derzeit sind um die 200 Wirkstoffe der Aloe bekannt. Während ihr Gel hauptsächlich Wasser, Vitamine, Zuckerverbindungen und schmerz-

---

40 Hildegard von Bingen: Physica; übersetzt von Marie-Louise Portmann, Christiana-Verlag, Stein am Rhein, 2009, S. 165

stillende Salicylsäure enthält, hat der bitter schmeckende Aloe-Saft Aloin (ein abführendes Anthranoid) als Hauptkomponente.

Saft und Gel der Aloe werden noch heute verwendet. Im Gegensatz zu Hildegard stufe ich die Pflanze eher als kühlendes und Feuchtigkeit spendendes Mittel ein. Äußere Anwendungen sind deshalb beispielsweise zur Regeneration bei entzündlichen Hauterkrankungen, Verbrennungen oder Sonnenbrand geeignet. Falls Sie eine Pflanze im Haus oder Garten haben, können Sie bei Beschwerden mit der Haut ein Blatt anschneiden und das kühlende Gel direkt auf die betroffenen Hautstellen auflegen. Innerlich angewendet wirkt Aloesaft abführend und hilft so gegen Verstopfung.

Hinweise

Die innere Anwendung sollte nicht mehr als zwei Wochen erfolgen, generell nicht bei starker Menstruation, während der Schwangerschaft sowie bei Nierenentzündungen. Vor allem Aloe-vera-Saft, der kein Aloin enthält, kann Reizbeschwerden im Magen (eine Anwendung, die auch Hildegard beschrieb) und im Darm lindern, denn er stärkt die Schleimhäute und versorgt sie mit Nährstoffen.

Hildegard-Präparat

Aloe Vera Creme mit Sanddorn (Azett GmbH) zur Unterstützung der Feuchtigkeitsbalance der Haut. Geeignet für jeden Hauttyp.

Alraune

Mandragora officinarum

De Mandragora

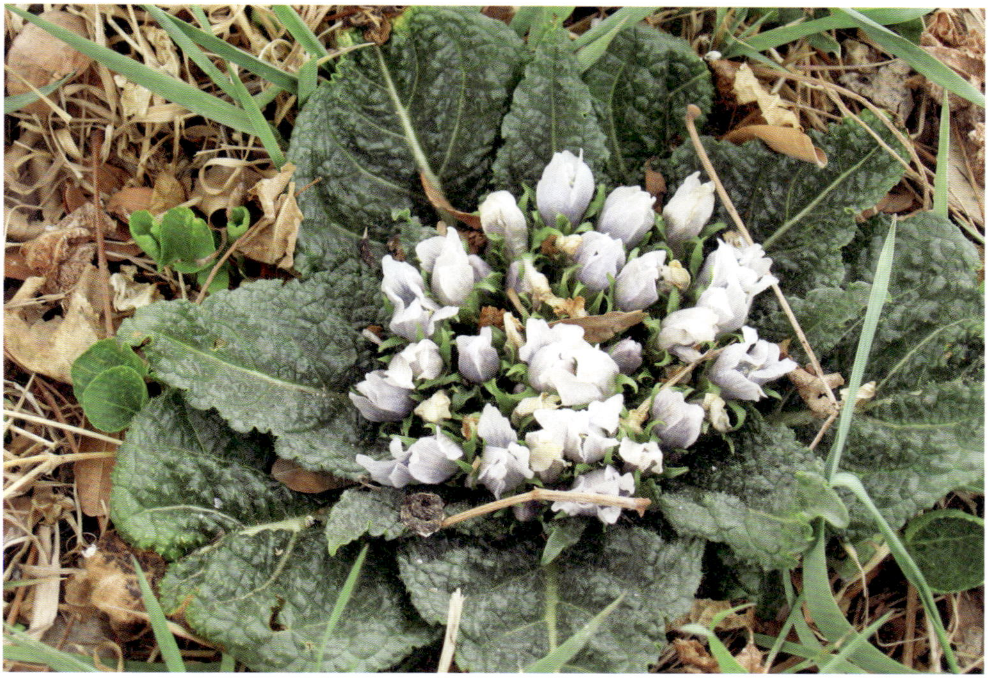

Heilpflanzenanwendung bei Hildegard (Kap. 1-56)

Hildegard von Bingen widmet in ihrer medizinischen Schrift „Physica" der Alraune ein ganzes Kapitel. Sie führt darin aus, dass die Wurzel – wohl auch wegen ihrer Ähnlichkeit mit dem Menschen – vom Teufel besessen ist und eine den Sexualtrieb stimulierende Wirkung hat. Diese in einem Kloster unerwünschte Wirkung der Wurzel verwandelt sie durch intensives Waschen mit frischem Quellwasser in ihr Gegenteil: Nach Austreiben des Teufels und des Bösen befindet sich die Arzneidroge nun im Bereich des Guten und ist in der Lage, den Sexualtrieb zu dämpfen. Für diese Wirkung wird ein Teil der Wurzel zwischen Brust und Nabel auf die Haut gelegt; der andere Teil wird pulverisiert und gemischt mit Campher eingenommen.

Andere historische Quellen

Im Altertum zählte die Alraune im Mittelmeerraum zu den bedeutendsten Arznei- und Zauberpflanzen. Doch auch die Altvorderen wussten: Je nach Dosierung kann die Verwendung der sagenumwobenen Menschenwurzel heilend oder zerstörerisch wirken. Die gefährlichste aller Zauberpflanzen war wirksamer Bestandteil von aphrodisierenden Hexentränken und Hexenflugsalben, nur mit Alraune im Rezept konnten die Hexen fliegen. Als Heilmittel wird die Alraune wohl schon seit 4000 Jahren verwendet: Magengeschwüre, Koliken und krampfartiger Husten wurden mit ihr behandelt, und wegen der narkotisierenden Wirkung wurde sie auch zur Ruhigstellung der Patienten beispielsweise bei Operationen verwendet.

Heilpflanzenanwendung heute

Kleine Pflanzenkunde

Heimisch ist die Alraune nicht, sie wächst vor allem im Mittelmeerraum, beispielsweise in Griechenland. Das Nachtschattengewächs ist jedoch verwandt mit der heimischen Tollkirsche. Oberirdisch sieht man nur eine Blattrosette, im Frühjahr weißliche, glockenförmige Blüten und im Frühsommer pflaumengroße gelb-orange Früchte, die denen einer Tomate ähneln; unterirdisch wächst eine stattlich große und rübenähnliche Wurzel von bis zu 30 cm Länge. Durch ihre Gabelungen ähnelt die Alraunenwurzel oft einem alten, kleinen Menschlein.

Medizin

Wegen der starken Giftigkeit (die Pflanze enthält Alkaloide, vor allem Atropin und Hyoscyamin) ist das Nachtschattengewächs heute nur noch in homöopathischer Dosierung (ab einer Verdünnung von D4) für Heilzwecke geeignet. Dann wird sie bei Kopfschmerzen, Herz-Kreislauf-Erkrankungen, Verdauungsschwäche oder rheumatischen Beschwerden verwendet.

Hinweise

Unkundige Verwendungen und Pflanzenauszüge können zu Herzrasen, Schüttelfrost, Halluzinationen, schweren Durchfällen und Erbrechen und in Einzelfällen zum Tod durch Atemstillstand führen. Aus diesen Gründen sind die pflanzlichen Auszüge heute obsolet.

Weißer **Andorn**

Marrubium vulgare

De Andorn

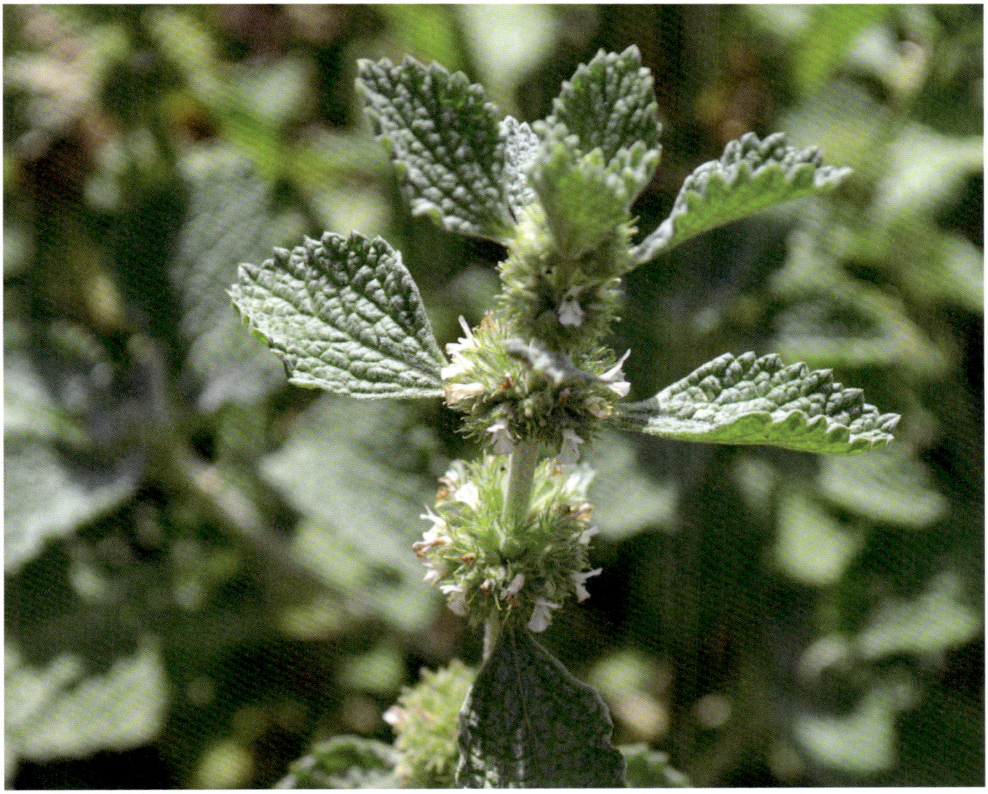

Heilpflanzenanwendung bei Hildegard (Kap. 1-33)

Hildegard ordnete Andorn den warmen Kräutern zu, dessen Saft gegen verschiedene Krankheiten hilft. Einmal empfiehlt sie gekochte und noch warme Andornblätter auf die Ohren gelegt gegen Taubheit, denn dadurch werde sein Gehör verbessert.

Aber auch bei Erkrankungen im Hals- und Rachenraum empfiehlt sie Andorn: *„Und wer in der Kehle krank ist, der koche Andorn in Wasser und seihe das gekochte Wasser durch ein Tuch und füge zweimal so viel Wein bei* *und lasse das ganze nochmals auskochen unter Beigabe von genügend Fett, und das trinke er oft und er wird in seiner Kehle geheilt werden.“*[41]

Als auswurfförderndes Mittel bei Husten wird Andorn noch heute von verschiedenen Fachgremien für Pflanzenheilkunde verwendet. Hildegard empfiehlt bei Husten Fenchel und Dill im gleichen Verhältnis und ein Dritttel Andornblätter mit Wein verkocht, *„dann seihe er es durch ein Tuch und trinke es und der Husten wird weichen“*. Auch bei Leistenbruch (Anm. „gebrochene Eingeweide“) verkochte sie Andorn mit Honig. Das Gemisch soll abekühlt getrunken werden und *„die Eingeweide werden geheilt“*. Ohne Zweifel: Hildegard schätzte die Heilpflanze sehr. Wenngleich Eingeweidebrüche heute nicht mehr mit Andorn behandelt werden, sind Auszüge aus dem Kraut ein bewährtes Heilmittel, um damit Blähungen im Darm zu lindern.

Andere historische Quellen

Andorn hat eine lange Tradition als Heilmittel bei Atemwegserkrankungen. Der griechische Arzt Dioskurides berichtet schon im 1. Jahrhundert n. Chr. über die Anwendung bei Husten oder Ohrenleiden. Andorn war in der Antike sogar so beliebt, dass man ihm magische Kräfte zuschrieb. Später versuchte man damit, den Fluch der bösen Stiefmutter wieder aufzuheben, denn er vertreibe „die lebendbedrohenden Gefahren“, schrieb der heilkundige Mönch Walahfrid Strabo.

Heilpflanzenanwendung heute

Kleine Pflanzenkunde

Die Heimat des filzig aussehenden Andorns ist Südeuropa, er ist seit vielen Jahrhunderten in Mittel- und Nordeuropa eingebürgert. Die Pionierpflanze zählt zu den Lippenblütengewächsen und besiedelt gerne trockene Böden, magere Wiesen oder Schutthalden. Die Wildform steht heute unter Naturschutz, weshalb für Arzneizwecke Kulturen in Südeuropa und Marokko angebaut werden. Sie können Andorn jedoch an einer sonnigen Stelle im Garten anbauen und das weiß blühende Kraut während

41 Hildegard von Bingen: Physica; übersetzt von Marie-Louise Portmann, Christiana-Verlag, Stein am Rhein, 2009, S. 55

der Sommermonate büschelweise ernten, im Schatten trocknen, anschließend durch Abstreifen der Blätter von den Stängelanteilen befreien und in gut schließenden Gefäßen aufbewahren.

Medizin

In alten Zeiten war Andorn ein bedeutendes Heilmittel. Diesen Stellenwert hat er heute nicht mehr. Eigentlich schade, denn Andorn hat ein gewisses Heilpotenzial. Dank seiner ätherischen Öle, den Gerb- und Bitterstoffen, Flavonoiden und Mineralien eignet sich Andorn tatsächlich als Schleimlöser bei Husten und Erkältung – wie auch Hildegard feststellte. Neuere Untersuchungen zeigen, dass Andorn antibakterielle Eigenschaften besitzt. So ist durch Versuchsreihen mittlerweile belegt, dass bestimmte Streptokokken (*Streptococcus pneumoniae*) durch Andorn im Wachstum gehemmt werden. Diese sind Auslöser von Nasennebenhöhlenentzündungen, Hals- und Ohrentzündungen bis hin zu Lungenentzündungen. Auch hier decken sich die Beobachtungen und Erfahrungsberichte Hildegards mit den Forschungsergebnissen von heute.

Hinweise

Bei bestimmungsgemäßer Anwendung sind keine Risiken bekannt. Nicht mehr als 4,5 g Kraut als Tagesdosis anwenden. Lediglich bei Herzerkrankungen ist Vorsicht geboten, denn einige Untersuchungen legen den Verdacht nahe, dass höhere Dosierungen Herzrhythmusstörungen auslösen können.

▷ Rezepte

Andorn-Rahmsuppe nach Hildegard (Dr. Hertzka): *bei Entzündungen im Mund- und Rachenraum und der Nebenhöhlen*

1 EL Andornkraut
1 Tasse kaltes Wasser
1–2 EL Butter oder Sahne
250 ml Süßwein

Das Andornkraut in Wasser 3 Minuten köcheln lassen, danach absieben. Zu dem warmen Sud die Butter oder Sahne hinzufügen und anschließend den Süßwein beigeben. Erneut 2 Minuten köcheln lassen. Einmal täglich über einen Zeitraum von einer Woche 1 Gläschen davon trinken.

Andorn-Kräuterwein: *bei leichteren Atemwegsinfektionen*
Je 30 g Fenchel- und Dillsamen mit 10 g Andornkraut mischen. Die Gewürze und das Kraut mit 1 l weißem Wein etwa 5 Minuten kochen, danach durch ein Tuch abseihen. Bei Husten morgens und abends 1 Likörgläschen davon trinken.

Andorntee: *auswurffördernd bei Atemwegserkrankungen ausgelöst durch Kälte und bei leichteren Durchfällen*
2 gehäufte TL Andornkraut mit 250 ml heißem Wasser übergießen, 5–10 Min. ziehen lassen, danach abseihen. Davon 3–4 Tassen täglich trinken. Zur Appetit- und Gallensaftanregung den Tee vor den Mahlzeiten trinken.
Äußere Anwendung: Zur besseren Wundheilung ein ausgekochtes Leinentuch mit dem Tee tränken und über mehrere Stunden auf die Wunden auflegen.

Andorn-Tinktur: *stärker und schneller wirkende Alternative zum Tee*
Eine Handvoll Andornkraut in ein Schraubglas geben und mit Doppelkorn übergießen. Täglich das Glas wenden und 2–3 Wochen ausziehen lassen. Danach abfiltrieren und in Braunglasfläschchen umfüllen. Täglich 3-mal 10 Tropfen verdünnt mit etwas Wasser einnehmen.

Hildegard-Präparate

Bio-Andorn-Kraut geschnitten, JURA Naturheilmittel Konstanz.
Andorn-Trank bio, St. Hildegard Posch.

Apfelbaum

Malus domestica / Pyrus malus

De Afaldra

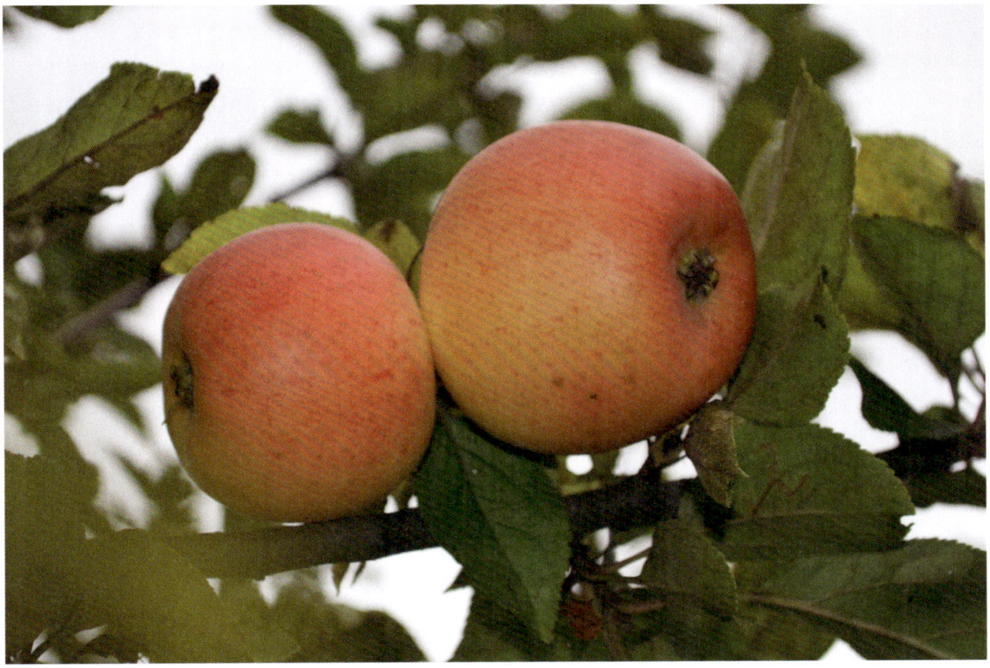

Heilpflanzenanwendung bei Hildegard (Kap. 3-1)

Hildegard hat den Bäumen ein eigenes Kapitel gewidmet. Im Kapitel 3 der Physica beschreibt sie Waldbäume, Wildbäume und Kulturbäume. Den Apfelbaum stuft sie als feucht und warm ein. Zunächst beschreibt sie die Anwendung von Apfelblättern. Zerstoßen sind die feuchten Blätter im Frühjahr ein Heilmittel für die trüben Augen, die in Öl eingelegten Knospen empfiehlt sie bei Migräne.

„Aber die Frucht jenes Baumes ist zart und leicht verdaulich und roh gegessen schadet sie gesunden Menschen nicht."[42]

---

42 Hildegard von Bingen: Physica; übersetzt von Marie-Louise Portmann, Christiana-Verlag, Stein am Rhein, 2009, S. 216

Denn die Äpfel wachsen und erquicken sich am Tau der Nacht vom ersten Schlaf bis fast vor Tagesanbruch. Daher sind sie für gesunde Menschen roh gegessen gut verdaubar, den Kranken aber schaden rohe Äpfel eher, weil sie schwächlich sind. Gekocht und gebraten sind sie sowohl für Gesunde als auch für Kranke gut.

Andere historische Quellen

Bereits Kelten und Germanen verarbeiteten die damals noch kleinen, sauren, harten und holzigen Früchte. Sie verkochten Äpfel zu Mus und gewannen Most daraus. Erste Aufzeichnungen für Heilzwecke finden sich in einer alten babylonischen Schrift aus dem 8. vorchristlichen Jahrhundert.

Heilpflanzenanwendung heute

Kleine Pflanzenkunde

Apfelbäume werden in unseren Breiten sehr häufig kultiviert. Ihre Heimat ist jedoch Kleinasien. Die alten Griechen und Römer sorgten für ihre Verbreitung in ganz Europa. Durch Selektion und Veredelung sind aus einst harten und sauren Früchten an die 2000 verschiedene schmackhafte Kulturformen entstanden. Äpfel sind ein gesundes Obst. Wie Hildegard bemerkte, mit viel Wasser (ca. 85%) – weshalb rohe Früchte gut als Durstlöscher geeignet sind.

Medizin

Heute wissen wir, dass Äpfel je nach Sorte und Reifegrad Zuckerbindungen, Apfelsäure, Mineralstoffe und Vitamine (A, B, C) sowie wasserlösliche Ballaststoffe (Pektine) enthalten.

Die Redewendung „an apple a day, keeps the doctor away" wird heute meist als Plädoyer für eine ausgewogene Ernährung verstanden. Hildegard hat schon richtig erkannt, dass Schwache, alte Menschen und generell Kranke sich schwer mit Rohkost tun. Gesunde sollten jedoch den Apfel mit Schale essen, denn in und unter der Apfelschale verstecken sich viele Vitalstoffe. Während Sie bei Verstopfung rohe Äpfel mitsamt Schale verzehren sollten, haben sich bei Durchfallerkrankungen schalenlose, sehr fein geriebene Äpfel als Hausmittel bewährt.

Nach Hildegard ist der Apfel in jeder Form den Gesunden zuträglich – also gekocht oder roh, während Kranke und „Magenschwache“ eher gelagerte oder gekochte Äpfel besser vertragen. Das bestätigen auch die meisten Ernährungswissenschaftler.

Rezepte

Apfelknospenöl: *unterstützt die Behandlung von Kopfschmerzen*

10 bis 20 Apfelblütenknospen im Frühjahr ernten
100 ml Olivenöl

Die Apfelblütenknospen grob zerkleinern, in ein sauberes Marmeladenglas füllen und mit Olivenöl übergießen. 10 Tage in der Sonne stellen, dann die Blüten absieben. Vor dem Schlafengehen Stirn und Schläfen mit dem Öl einmassieren.

Apfelmus*: bei Verdauungsstörungen, Neigung zu Verstopfung und schwachen Magem und Darm*

2,5 kg Äpfel (vorzugsweise alte Apfelsorten)
Saft und Abrieb von 2–3 Bio-Zitronen
250 ml Wasser
etwas Zimt

1. Äpfel waschen, entkernen und grob würfeln. Sie zu schälen, ist nicht notwendig.
2. Zusammen mit Wasser und Zitronensaft in einen Topf geben, kurz aufkochen und für etwa zehn Minuten bei mittlerer Hitze köcheln lassen. Nach Bedarf noch etwas Wasser hinzufügen.
3. Die Masse durch eine Passiermühle streichen.
4. Nach Geschmack Zimt hinzufügen.
5. Erneut kurz aufkochen.
6. Für eine längere Haltbarkeit wird das Apfelmus noch heiß in ausgekochte Schraubgläser abgefüllt. Die Gläser anschließend sofort verschließen.

Bei Magen-Darm-Verstimmungen sowie leichten Formen von Durchfällen: Dreimal täglich ein bis zwei rohe, fein geriebene und schalenlose Äpfel verzehren.

Arnika

Arnica montana

De Wolfesgelenga / De Wuntwurtz

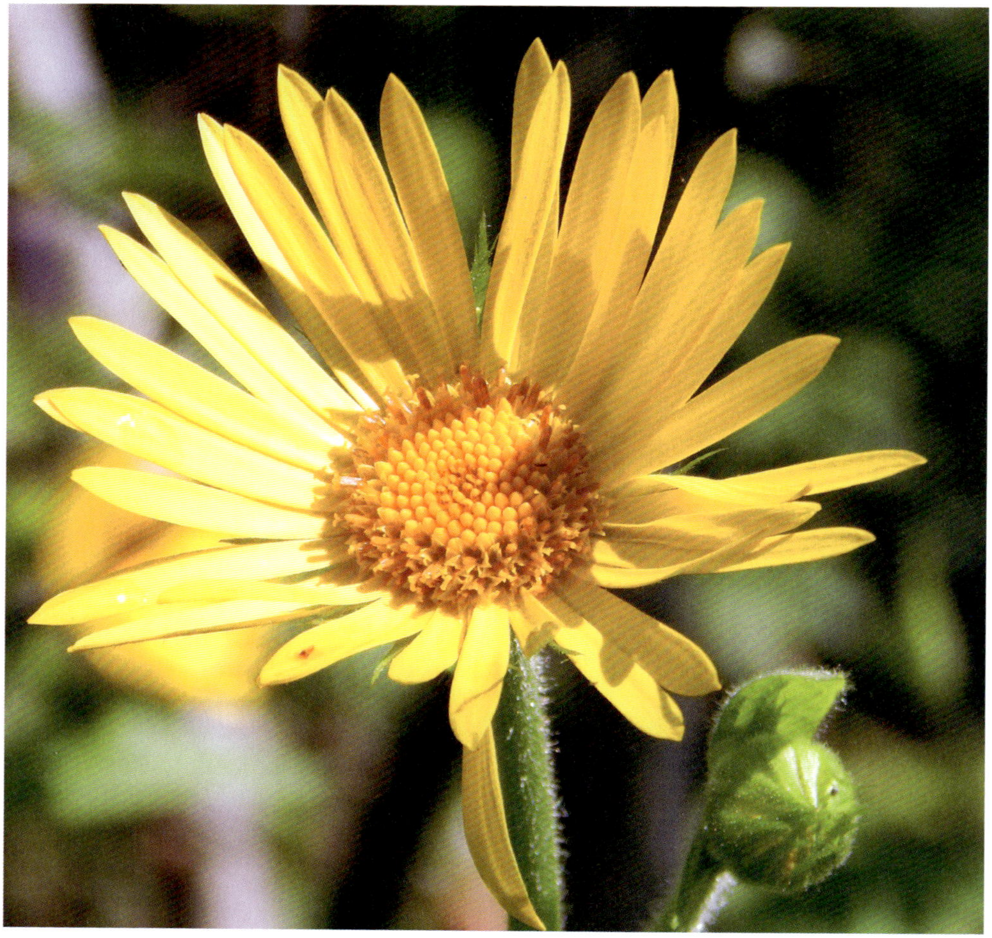

Heilpflanzenanwendung bei Hildegard (Kap. 1-44, 1-156)

Hildegard nennt in Kapitel 1-44 der Physica ein Wundkraut, das aus heutiger Sicht Arnika sein könnte. Sie stuft es mehr als kalt denn als warm ein. Gekochtes Wundkraut in Wasser heilt herausragende Geschwüre, schreibt sie. Dieses Kraut soll bei tiefen Wunden, jedoch nicht bei oberflächlichen

Wunden verwendet werden, da es sonst „die Fäulnis nach innen vertreibt“. Und auch für das Vieh ist es nützlich, wenn es tiefe Geschwüre hat. Das ist wahrscheinlich die früheste Erwähnung der Arnika in der Medizingeschichte.

Im Kapitel 1-156 spricht sie von Arnika, welche rasend und kopflos vor Liebe macht. „*Wenn ein Mann oder eine Frau in Begierde brennt und wenn ein Mensch jenen oder jene an der Haut mit grüner Arnika berührt, wird er in Liebe zu ihm entbrennen, und nachdem dann jenes Kraut vertrocknet ist, wird dann der Mann oder die Frau, die mit diesem Kraut berührt worden ist, von jener Liebe, in der er entbrannt ist, beinahe betört, sodaß er fortan dumm sein wird.*“[43]

Möglicherweise erkannte Hildegard die durchblutungsfördernde Wirkung der Arnika.

Heilpflanzenanwendung heute

Kleine Pflanzenkunde

Arnika ist eine krautig wachsende, sommergrüne Pflanze, die nicht mehr als 50 cm hoch wird. In der Alpenregion wächst der gelb blühende Korbblütler auf den sommerlichen Almwiesen, kommt aber auch im Flachland bis nach Norddeutschland hinauf vor. Da die Bestände zunehmend schrumpfen, stehen wild wachsende Pflanzen unter Naturschutz. Für Heilzwecke werden größere Bestände in der Schweiz, in Italien oder in Spanien angebaut. Wenn Sie Arnika im Garten anbauen möchten, dann eignet sich nur ein vollsonniger Platz.

Medizin

Arnikablüten enthalten ätherisches Öl, Flavonoide, Cumarine, Phenolcarbonsäuren und Sesquiterpenlactone, die entzündungshemmend und antiseptisch wirken. Hierbei sind als Hauptwirkstoffe in veresterter Form insbesondere Helenalin- und Dihydrohelenalin-Ester bekannt. Die entzündungshemmende Qualität steht bei der Arnika im Vordergrund.

43 Hildegard von Bingen: Physica; übersetzt von Marie-Louise Portmann, Christiana-Verlag, Stein am Rhein, 2009, S. 153

Die oben genannte Erwähnung der Arnika durch Hildegard von Bingen als Heilmittel gilt als umstritten. Seit dem 18. Jahrhundert werden Arnikazubereitungen immer beliebter und wurden vielfältig eingesetzt, unter anderem bei Venenentzündungen, stumpfen Verletzungen, Blutergüssen und rheumatischen Beschwerden, aber auch innerlich als Nerven beruhigendes Mittel. Aus heutiger medizinischer Sicht lag Hildegard richtig mit einigen ihrer Empfehlungen, denn die Arnika soll nicht bei oberflächlichen Verletzungen verwendet werden. Mit diesem Wissen war sie eindeutig ihrer Zeit voraus. Heute wird Arnika jedoch nicht mehr als Aphrodisiakum verwendet.

Hinweise

Bei bestehender Korbblütenallergie oder auf geschädigter Haut sollten Zubereitungen aus Arnika jedoch nicht angewendet werden. Wegen der Giftigkeit des Helenalins bzw. des Diyhdrohelenalins sollten Tinkturen und Auszüge aus Arnikablüten nicht als Selbstmedikation innerlich angewendet werden. Arnikablüten im Tee können bei langfristiger Anwendung zu Vergiftungen führen.

▷ Rezept

Arnika-Umschlag: *bei stumpfen Verletzungen und bei rheumatischen Muskel- und Gelenkbeschwerden*

Stellen Sie aus Arnika-Blüten einen Aufguss her. Übergießen Sie 2 bis 4 Teelöffel Arnikablüten (1 bis 2 Gramm) mit 100 Milliliter heißem Wasser und seihen Sie dieses nach 5 bis 10 Minuten ab. Den erkalteten Aufguss können Sie für kühlende Umschläge verwenden. Tränken Sie damit ein Baumwolltuch. Der Umschlag kann 1 bis 2 Stunden liegen bleiben, sollte jedoch aufgefrischt werden, wenn er die kühlende Wirkung verliert.

Hildegard-Fertigpräparat

AC Hildegard von Bingen Arnika Creme (Azett GmbH)

Aronstab

Arum maculatum

De Herba Aaron

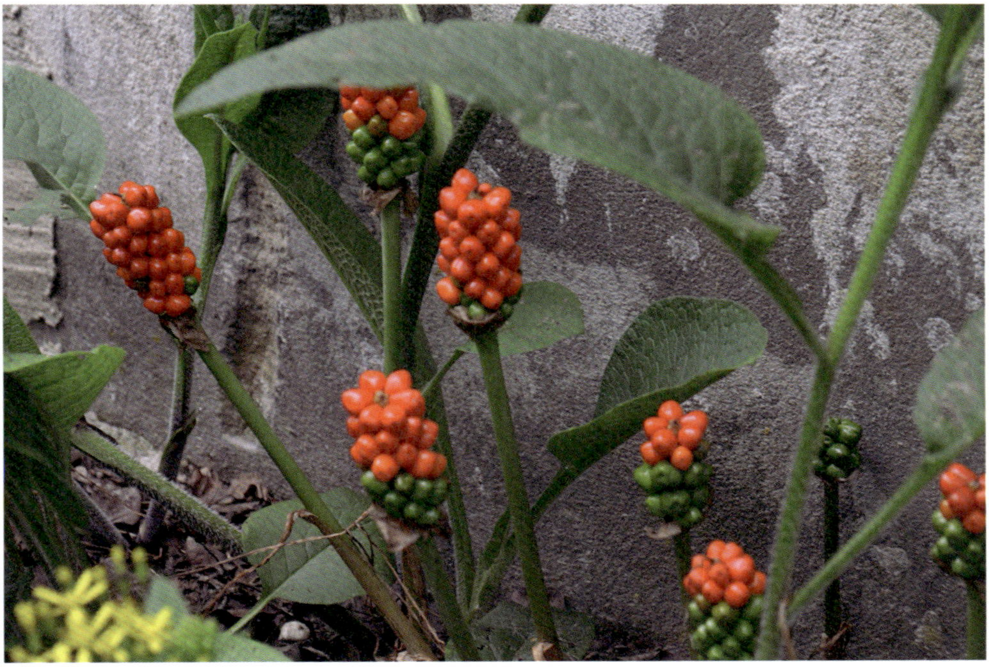

Heilpflanzenanwendung bei Hildegard (Kap. 1-49)

Aronstab ist ein Paradebeispiel für eine Pflanze, die bei Hildegard noch in hohem Ansehen war und heute nicht mehr in der Heilkunde verwendet wird. Sie schätzte die „maßvolle Wärme“ der Pflanze und verwendete Aronwurzel in Wein gekocht, um damit Fieber und depressive Verstimmungen zu heilen. *„Und ein Mensch, in dem die Melancholie wächst, der hat ein finsteres Gemüt und ist immer traurig. Und dieser trinke oft den Wein mit der gekochten Aronwurzel, und sie mindert die Melancholie in ihm, das heißt sie verschwindet, wie auch das Fieber.“*[44]

---

44 Hildegard von Bingen: Physica; übersetzt von Marie-Louise Portmann, Christiana-Verlag, Stein am Rhein, 2009, S. 69

Der Hildegard-Pionier Dr. Hertzka hat das alte Rezept von Hildegard wiederentdeckt und empfiehlt Zubereitungen des Aronstab-Weins, der, wie die Äbtissin erwähnt, zweimal gekocht werden muss.

Andere historische Quellen

Lange Zeit nahm man im Volksglauben an, die Kolben verschiedener Vertreter der Aronstabgewächse würden als Phallus-Symbole die Potenz steigern und den Nachwuchs sichern, weshalb auch Hexen und kräuterkundige Weiber mit den Kräften des Aronstabs hantierten.

Heilpflanzenanwendung heute

Kleine Pflanzenkunde

Der Gefleckte Aronstab kommt vor allem in der gemäßigten Zone in unteren europäischen Gebirgslagen vor. Er liebt durchlässige und kalkreiche Böden.

Meist findet man ihn in feuchten Laubwäldern, oft in Gemeinschaft mit Frühjahrspflanzen wie Lungenkraut und Bärlauch. Blütezeit ist im April und Mai mit trichterförmigen cremeweißen Blüten; den Fruchtstand bilden dichtgedrängte Beeren, die sich bei Reife leuchtend rot färben.

Medizin

Alle Teile des Aronstabs sind giftig – durch Trocknung oder Abkochung werden die Stoffe jedoch verträglicher. Hauptwirkstoffe sind Aronin, Oxalsäure bzw. Oxalate, Alkaloide, Spuren von Nicotin, Amine sowie blausäurehaltige Glykoside.

Aronstab-Elixiere mit dem Zusatz „nach Hildegard von Bingen“ sind noch heute auf dem Markt erhältlich und werden bis zu einer Anwendungsdauer von mehreren Monaten empfohlen. Diese werden vor allem für klimakterisch bedingte Stimmungsschwankungen, Nervosität und für leichte bis hin zu schweren Depressionen gepriesen. Trotz einiger positiver Erfahrungsberichte und dem zugegeben meist niedrigen Gehalt an Aronstab kann ich nach derzeitigen Erkenntnissen jedoch eine Anwendung (mit Ausnahme der homöopathischen Anwendung ab einer Potenzierung von D2) nicht empfehlen. Homöopathische Anwendungen eignen sich als Mittel bei Affektionen des Nervensystems mit Lähmungserscheinungen, rheumatischen Erkrankungen und Gicht.

Hinweise

Zu den Vergiftungssymptomen bei Überdosierung zählen: Schleimhautreizungen mit Brechdurchfall, starkes Brennen auf der Zunge, Hautrötung, Herzrhythmussstörungen, Schädigung und Lähmung des zentralen Nervensystems, Krämpfe, starker Durst mit Speicheln, niedrige Temperatur oder Blutungen.

Bachminze / Wasserminze

Mentha aquatica

De Bachmyntza

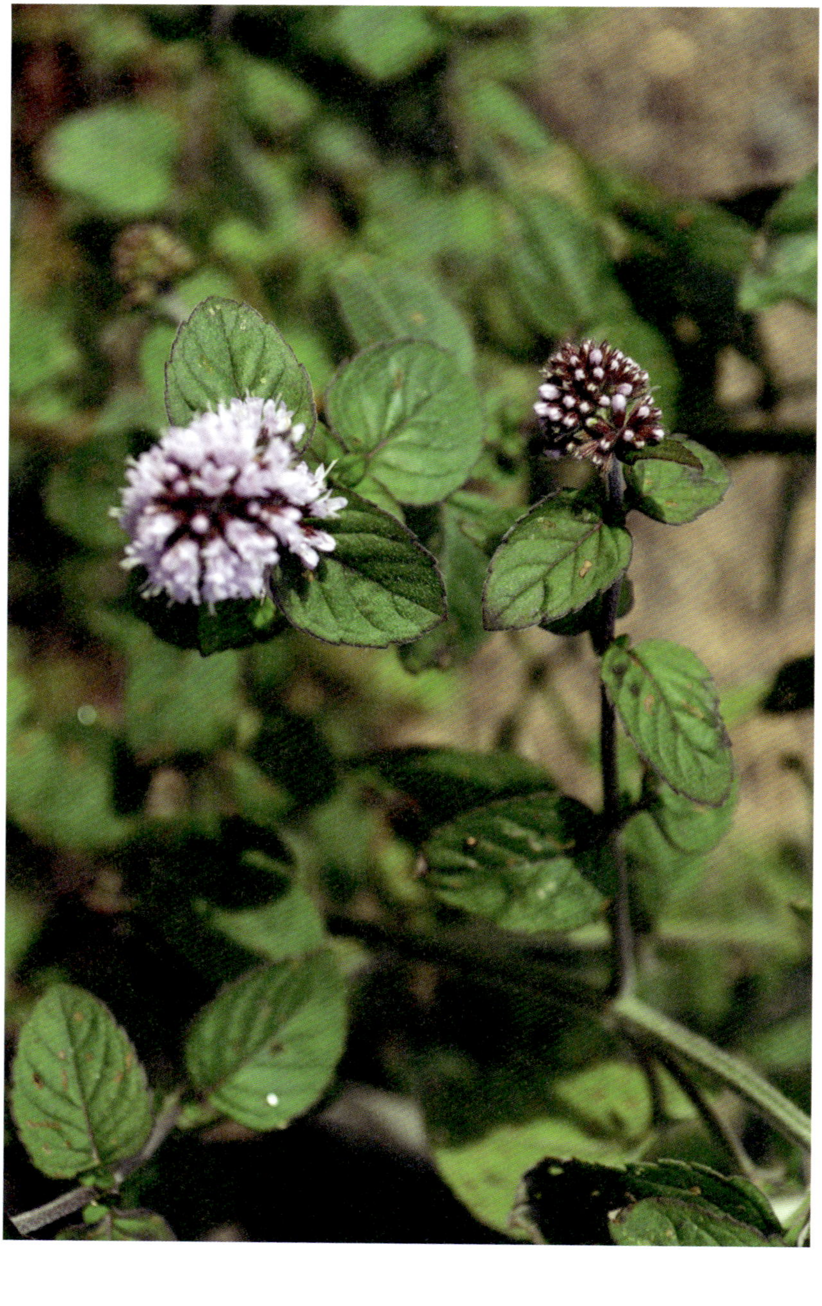

Heilpflanzenanwendung bei Hildegard (Kapitel 1-75)

Hildegard schätzte die Minzen, von denen es mehrere Arten gibt: *„Wenn sein Magen von vielen Speisen und Getränken beschwert wird und daher dämpfig ist, dann esse er oft Bachminze roh oder gekocht oder mit Fleisch oder in Suppen oder in Mus gekocht, und die Dämpfigkeit* (Anm. Atemnot) *wird weichen, weil sie die fetten und warmen Eingeweide und seinen Speck etwas abkühlt."*[45]

Andere historische Quellen

Pflanzen der Gattung Minze zählen zu ältesten Heilpflanzen der Menschen. Zwar wird in den alten Büchern meist auf die Artenvielfalt hingewiesen, oftmals aber nicht differenziert. Als Heilpflanze wurde die Wasserminze in alten Zeiten vielfältig eingesetzt, vorzugsweise bei Erkältungen und grippalen Infekten, aber auch bei Beschwerden an Milz und Leber. Häufiger wurden Minzen auch bei diversen Ritualen verwendet.

Heilpflanzenanwendung heute

Kleine Pflanzenkunde

Die Bachminze ist eine heimische Art, die an Süßgewässern und auf Auwiesen anzutreffen ist. Sie ist im Wuchs gedrungener als die meist schlank gewachsenen „Minze-Schwestern", gehört aber wie diese in die Pflanzenfamilie der Lippenblütengewächse, hat einen kugeligen blass-lilafarbenen Blütenstand und einen erdig-eindringlichen Duft. Ihre Wuchshöhe beträgt meist weniger als 50 cm Höhe, die Stängel sind vierkantig, an Land werden unterirdische, im Wasser auch oberirdische Ausläufer gebildet.

Medizin

Die Bachminze hat einen hohen Anteil an ätherischen Ölen (Pinen, Limonen, Menthol), jedoch deutlich weniger Menthol als die Pfefferminze. Auch Gerb- und Bitterstoffe sind bekannte Wirkstoffe. Insgesamt ist sie jedoch nicht gut untersucht. Die beste Sammelzeit der Blätter ist noch vor der Blüte.

---

45 Hildegard von Bingen: Physica; übersetzt von Marie-Louise Portmann, Christiana-Verlag, Stein am Rhein, 2009, S. 90

Diese Minzart wird in der modernen Pflanzenheilkunde nicht mehr verwendet. Die alten Kräuterweiber wissen noch, dass sie bei Verdauungsstörungen, Völlegefühl, Blähungen und Entzündungen im Magen-Darm-Trakt gute Dienste leisten kann. Hildegard konzentriert sich in ihren Ausführungen eher auf die kühlenden Eigenschaften von Minzen und die Atemnot, ausgelöst durch zu fettes Essen (und vermutlich auch durch Gewichtszunahme). Bachminzenzubereitungen können hier etwas Abhilfe schaffen, sind aber kein Allheilmittel für solche Beschwerden.

Minzen sind durch den Gehalt an ätherischen Ölen in der Lage, Keime in Schach zu halten. Nach heutigen Erkenntnissen hemmen die Gerbstoffe Entzündungsprozesse, und die Bitterstoffe stimulieren die Gallensekretion und damit die Verdauungsfunktion.

Hinweise

Anwendungen mit Wasserminze können bei Überdosierung zu Erbrechen führen.

▷ Rezept

Wasserminzen-Tee: *Anwendung bei Verdauungsstörungen und Atembeschwerden*

Ein bis zwei Teelöffel getrocknete Minzblätter mit einem Viertelliter kochendem Wasser aufgießen, zugedeckt etwa Minuten ziehen lassen, dann abseihen und den Tee heiß trinken. Die Teezubereitung ist nicht zur Langzeitanwendung geeignet.

Hildegard-Präparate

Bachminze gemahlen, St. Hildegard Posch
Bachminze gemahlen, Hildegards Laden
Bachminze Pulver, Hildegard Center

Baldrian

Valeriana officinalis

De Denemarcha

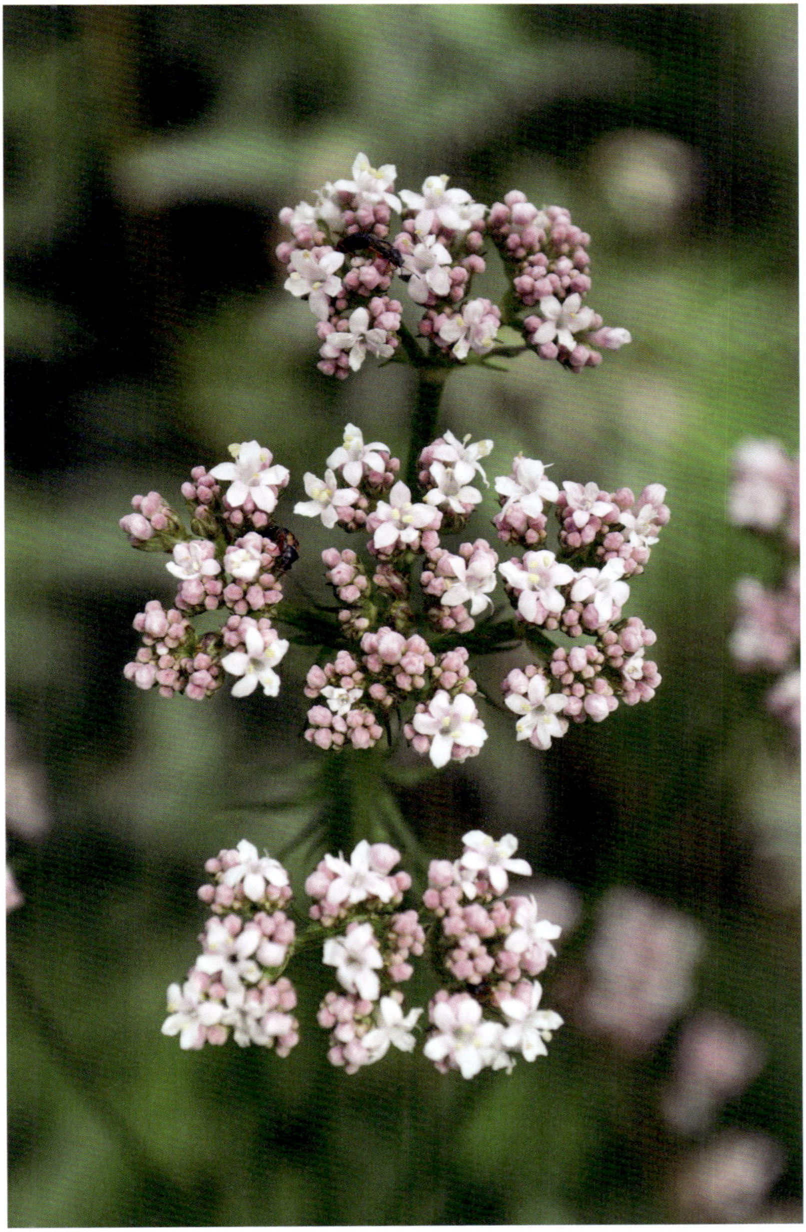

Heilpflanzenanwendung bei Hildegard (Kap. 1-142)

Während Baldrianwurzeln heute ein bewährtes Mittel bei Schlafstörungen sind, war diese Form der Anwendung im Mittelalter noch nicht bekannt. Auch Hildegard von Bingen hat die beruhigende Wirkung nicht erwähnt. Sie nennt den Baldrian „Denemarcha", ein Name, dessen Ursprung und Bedeutung nicht geklärt ist, aber noch im 20. Jh. in manchen Regionen des deutschsprachigen Raums verwendet wurde. Hildegards Ausführungen sind recht kurz. Sie empfiehlt die pulverisierte Pflanze bei Brustfellentzündung, Darmkolik und „Gicht" zusammen mit Katzenminze. Die Wärme dieser Kräuter soll die Kälte beseitigen, die als krankheitsverursachend angesehen wurde.

Andere historische Quellen

Der Baldrian spielte schon bei Hippokrates in der Frauenheilkunde eine gewisse Rolle. Die Anwendungsgebiete des Baldrians waren früher vielfältiger als heute. Man gebrauchte ihn als erwärmendes, menstruationsförderndes, fieber- und harntreibendes Mittel. Er diente als Milzpflanze, gegen die Pest, bei Rückenschmerzen, Husten und Augenleiden. Äußerlich wurden Auflagen gegen Geschwüre und Feigwarzen gemacht.

Heilpflanzenanwendung heute

Kleine Pflanzenkunde

Die mehrjährige und heimische Staude begegnet uns auf feuchten Wiesen oder den Böschungen von Bachläufen. Im Juni und Juli blüht Baldrian weiß oder rosafarben. Für Heilzwecke werden gelegentlich die mild wirkenden Blüten, meist jedoch der nestförmige Wurzelstock mit seinen vielen Wurzelfingern verwendet.

Medizin

Die Baldrianwurzel ist heute eines der wichtigsten pflanzlichen Beruhigungsmittel. Schlafstörungen, Angstzustände, Stress und Herzklopfen zählen derzeit zu den bewährten Anwendungsgebieten. Mehrere Inhaltsstoffe wie das ätherische Öl, die Valepotriate, die Lignane, Flavonoide und geringe Mengen an Alkaloiden tragen zu der beruhigenden Wirkung bei. Möglicherweise hat die Baldrianwurzel auch eine entzündungshemmende

Wirkung, was die Anwendungen, die Hildegard beschreibt, doch sinnvoll machen würde.

Hinweise

Baldrianzubereitungen sind in der Regel gut verträglich. In sehr seltenen Fällen können leichte Magen-Darmbeschwerden auftreten. Für Schwangere, Stillende und bei Kindern unter 12 Jahren liegen noch keine ausreichenden Ergebnisse zur Unbedenklichkeit vor. Hohe Dosierungen können die Verkehrstüchtigkeit oder das Bedienen von Maschinen beeinträchtigen.

▷ Rezepte

Baldriantee aus der Wurzel: *bei Unruhe, Nervosität und Schlafstörungen*

1 gehäuften TL Baldrianwurzelstücke mit einer Tasse siedendem Wasser übergießen, 10–15 Minuten ziehen lassen, anschließend abseihen. Davon 2–3 Tassen täglich trinken.

Vollbad mit Baldrian: *als mildes Beruhigungsmittel*

Zwei Handvoll zerkleinerte Baldrianwurzel mit 2 Liter siedendem Wasser übergießen und 15 Minuten ausziehen lassen. Anschließend die Wurzelteile absieben und den Sud dem Vollbad zugeben. Die Badetemperatur beträgt 34–37°C bei 10–20 Minuten Badezeit.

Beifuß

Artemisia vulgaris

De Biboz

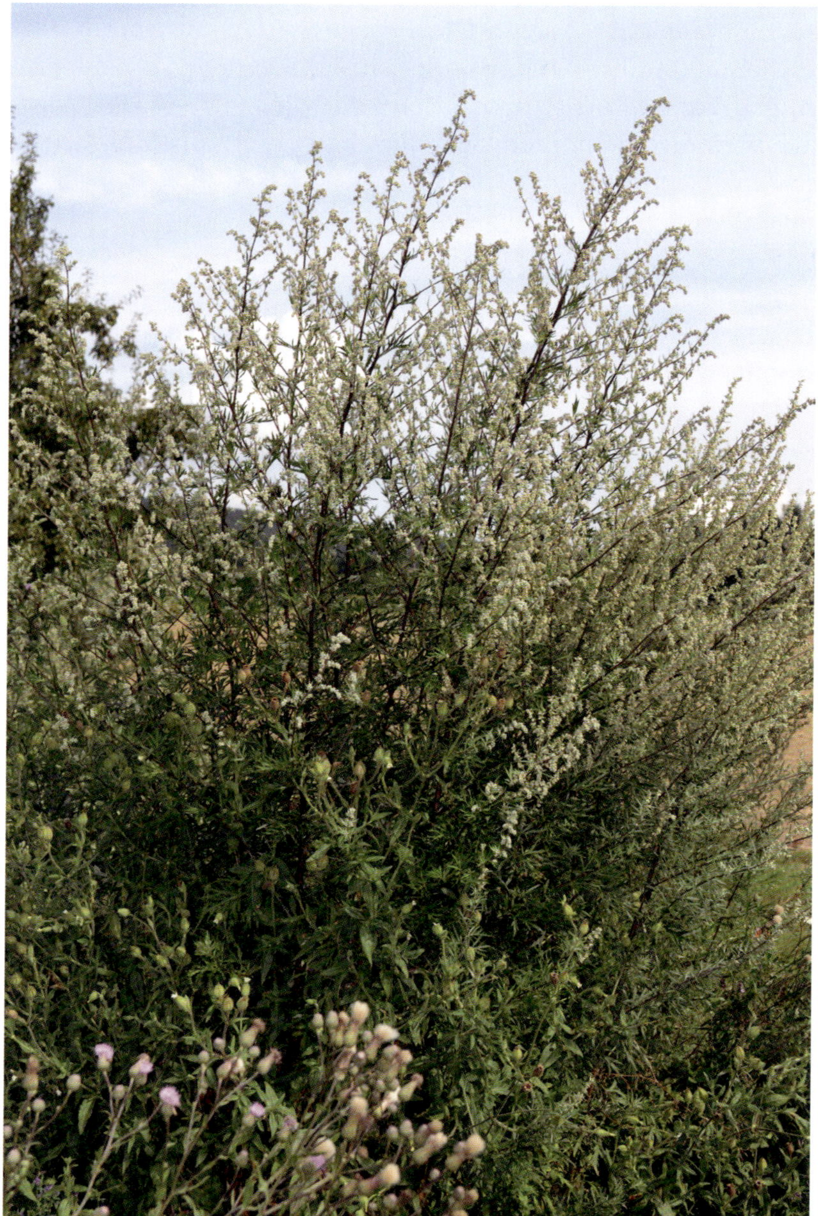

Heilpflanzenanwendung bei Hildegard (Kap. 1-107)

Beifußkraut, die „Mutter aller Kräuter" wird heute fast nur noch als Küchengewürz bei Verdauungsstörungen verwendet. Auch Hildegard kannte diese Anwendungsform und empfiehlt den Saft gekocht und in Mus gegessen, um die Verdauungsorgane zu heilen und zu wärmen. Gleiches gilt für Bauchschmerzen, ausgelöst durch unverträgliches Essen. *„Aber wenn jemand isst und trinkt oder davon Schmerzen leidet, dann koche er mit Fleisch oder mit Fett ihn, und diese Fäulnis, die (der Kranke) sich durch frühere Speisen und Getränke zugezogen hat, nimmt er weg und vertreibt sie."*[46]

Andere historische Quellen

Beifuß wurde im Laufe der Geschichte einigen Göttinnen geweiht, die Beschützerinnen von Frauen waren. Einmal Isis, im alten Ägypten Göttin der Geburt, Wiedergeburt und auch Totengöttin. Im alten Griechenland Artemis und als Pendant in Rom Diana, Göttinnen der Jagd, Schutzgöttinnen der Frauen und der Kinder. Als „Mutter aller Kräuter" wurde Beifuß von Walahfrid Strabo (9. Jhd.), Abt der Insel Reichenau, im frühen Mittelalter bezeichnet.

Heilpflanzenanwendung heute

Kleine Pflanzenkunde

Beifuß wächst auf der ganzen nördlichen Erdhalbkugel häufig an Wegrändern, Böschungen und auf Brachland. Die ausdauernde Staude gehört in die Familie der Korbblütengewächse und erreicht Wuchshöhen von mehr als 1,50 m. Blütezeit ist von Juli bis in den September hinein mit gelben bis rotbraunen Hüllkörbchen. Kennzeichnend sind seine fiederteiligen Blätter, die oberseits dunkelgrün sind und auf der Unterseite silbrig behaart schimmern, während die Stängel eine rötliche bis rostbraune Farbe zeigen. Sammeln Sie am besten die ganzen Zweigspitzen während der Blütezeit. Als heilwirksamster Zeitpunkt für die Ernte gilt der Johannistag.

---

46 Hildegard von Bingen: Physica; übersetzt von Marie-Louise Portmann, Christiana-Verlag, Stein am Rhein, 2009, S. 114

Medizin

Beifußkraut zeichnet sich durch Bitterstoffe aus, hinzu kommen ätherisches Öl mit Campher, Cineol und Thujon, auch Flavonoide, Mineralstoffe und Sitosterol (eine östrogenähnliche Substanz).

Beifuß ist eine uralte Heilpflanze, die man heute jedoch nur noch in der Volksmedizin nutzt. Hildegard schrieb, dass Beifuß kranke Eingeweide und den kalten Magen wärmt. Eine Umschreibung von Magen-Darm-Beschwerden, die durchaus plausibel erscheint. Denn die Bitterpflanze ist ein ausgezeichnetes Hausmittel bei Verdauungsbeschwerden aller Art. Bei Schmerzen im Oberbauch, Blähungen, Durchfall, zur Stimulierung von Magensaft und bei Appetitlosigkeit kann die Pflanze helfen. Insgesamt stärkt Beifuß die Leberfunktion und sorgt für einen vermehrten Gallefluss. Vor einer Mahlzeit angewendet wirken Beifußzubereitungen eher appetitanregend, nach einer Mahlzeit fördert Beifuß mehr die Fettverdauung. Mit der Umschreibung „Fäulnis von Speisen" meint Hildegard wohl verdorbene Lebensmittel. Auch hier kann Beifußkraut eine gewisse Hilfe sein, denn sein ätherisches Öl, insbesondere das Thujon wirkt gegen eine Reihe von Mikroben. Leichte Formen von Lebensmittelvergiftungen lassen sich deshalb gut mit Beifußkraut-Anwendungen behandeln.

Um die Verdaulichkeit fetter Mahlzeiten zu verbessern, können Sie ein Zweiglein Beifußkraut zu Gans, Ente oder fettem Schweinebraten zugeben. Das herb-würzige Kraut passt gut zu deftigen Kartoffelgerichten, Bohneneintöpfen oder Pilzgerichten. Allerdings sollten Sie Beifuß vorsichtig dosieren, denn er schmeckt intensiv und kann den Geschmack anderer Komponenten im Gericht übertünchen.

Hinweise

Manchmal machen die Beifußpollen im Sommer den Heuschnupfenkranken das Leben schwer. Da Beifuß eine stark durchblutende Wirkung auf den Unterleib hat, sollten Schwangere Beifuß in der Küche nur sehr vorsichtig verwenden und auf therapeutische Zubereitungen ganz verzichten. Wegen des Thujon-Gehalts sollten Sie Beifuß nicht überdosieren.

▷ Rezepte

Beifußtee: *um den Bauch zu wärmen und die Verdauung anzuregen*
1 TL getrocknetes Beifußkraut mit 1 Tasse siedendem Wasser übergießen, 10 Minuten zugedeckt ziehen lassen. Die Teekur nicht mehr als drei, maximal vier Wochen anwenden und nicht mehr als 3 Tassen täglich davon trinken.

Beifuß-Balsam: *zum Einreiben bei „kaltem Magen und Eingeweiden"*
Die Triebspitzen der Beifußpflanze zerkleinern, in ein ausgekochtes Schraubglas füllen und mit gutem Olivenöl auffüllen. Etwa 2 Wochen ausziehen lassen, das Kraut durch einen Filter abtrennen und nochmals ausdrücken. Das so gewonnene Beifußöl abmessen, in einem Töpfchen erhitzen und 10% Bienenwachs darin schmelzen lassen. Umrühren und den noch flüssigen Balsam in kleine Döschen abfüllen. Bei mangelnder Verdauungsfunktion mehrmals täglich den Bauch damit einreiben.

Hildegard-Präparate

Beifuß gemahlen, Hildegards Laden
Hildegard Beifuß gemahlen, Sonnentor
Hildegard Beifuß-Trank, St. Hildegard Posch

Beinwell

Symphytum officinale

De Consolida

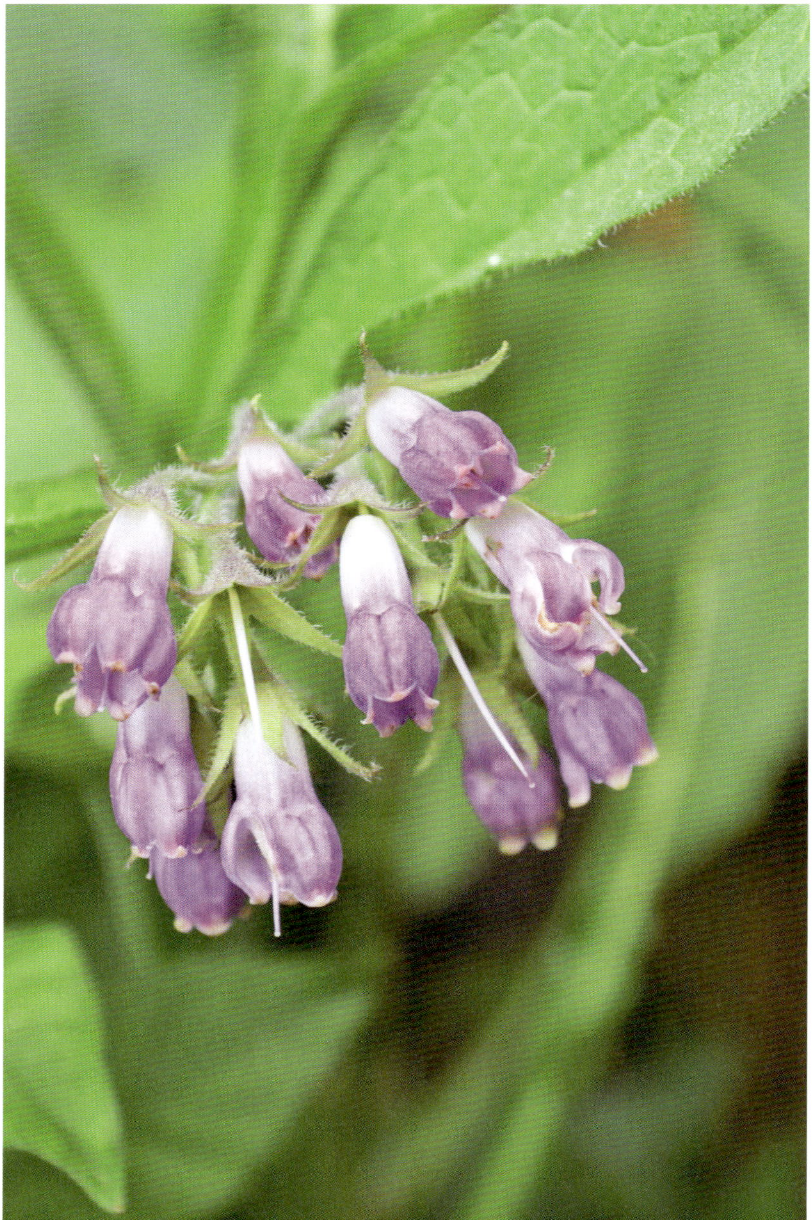

Heilpflanzenanwendung bei Hildegard (Kap. 1-145)

Hildegard von Bingen nannte das heimisch wachsende Heilkraut Consolida. Consolidare (lat.) bedeutet zusammenfügen. Sie ordnete Beinwell den kalten Kräutern zu. *„Aber wenn ein Glied im Menschen preisgegeben und geschwürig und verwundet ist, und wenn er ihn* (Anm. Beinwell) *dann isst, folgt er jedem Schleim ... und die Geschwüre heilt er oben an der Haut und nicht innwendig im Fleisch ... So heilt der Beinwell, wenn er unrichtig und nicht in rechter Weise gegessen wird, die Geschwüre äußerlich und allerlei Fäulnis schickt er nach innen."*[47]

Bei falscher innerer Anwendung bringt er also die gesamte Ordnung durcheinander. Aber bei oberflächlichen Geschwüren auf die Haut aufgetragen, heilen Beinwellzubereitungen die Geschwüre der Glieder.

Andere historische Quellen

In alten Kräuterbüchern genoss Beinwell höchstes Lob und sollte in keinem Bauerngarten fehlen. Leonhart Fuchs (1501–1566), einer der Väter der Botanik, schließt seine Ausführungen über Beinwell mit dem Hinweis ab, dass die Heilpflanze bei „allerlei Wunden und Beinbrüchen nützlich sei und deshalb bei Wundärzten in großen Ehren gehalten werden soll".

Heilpflanzenanwendung heute

Kleine Pflanzenkunde

Der heimische Beinwell ist eine mehrjährige Pflanze, die den Borretsch- oder Raublattgewächsen zugeordnet wird. Der Artname „officinale" deutet auf die traditionelle Verwendung als Heilpflanze hin, denn im Officin der alten Apotheken verkaufte man auch Heilpflanzen. Borstig behaarte Stängel mit länglich lanzettlichen Blättern und schmalglockige Blüten, die violette Trauben bilden, sind Kennzeichen der Pflanze. Sie finden Beinwell auf feuchten Wiesen, an Gräben und Uferzonen. In der Heilkunde werden sowohl Blätter als auch Wurzeln gebraucht.

---

47 Hildegard von Bingen: Physica; übersetzt von Marie-Louise Portmann, Christiana-Verlag, Stein am Rhein, 2009, S. 148

Medizin

Wichtige Wirkstoffe der Beinwellwurzel sind Allantonin und Pyrrolizidin-Alkaloide mit stark schwankenden Werten. Des Weiteren Gerbstoffe, reichlich Schleimstoffe, Inulin, Stärke, Triterpene und Phenolcarbonsäuren. Allatonin ist beispielsweise für die Zellneubildung notwendig und kann deshalb die Neubildung von Haut- und Knochengewebe anregen. Dieses Wirkspektrum war auch den Kräuterfrauen und Botanikern vergangener Jahrhunderte bekannt. Der botanische Name des Beinwell Symphyton, abgeleitet von „symphein", bedeutet so viel wie zusammenwachsen.

Ausschließlich äußere Anwendungen der Beinwellwurzel werden heute nur noch für eine Behandlungsdauer von maximal 4 bis 6 Wochen pro Jahr und dann nur zur Behandlung von Prellungen, Zerrungen und Verstauchungen, wie sie nach Sportverletzungen oder Unfällen vorkommen, empfohlen.

Hinweise

Die in der Beinwellwurzel in geringen, schwankenden Mengen enthaltenen Pyrrolizidin-Alkaloide können in hoher Dosierung Leberschäden verursachen, das Erbgut schädigen und die Entstehung von Krebs begünstigen. Deshalb sollen Sie die Wurzelzubereitung nicht innerlich verwenden. Bei der Herstellung von Fertigarzneien werden Pyrrolizidin-arme Sorten verwendet, die zusätzlich durch Spezialverfahren weitgehend von den Alkaloiden befreit worden sind und deshalb ohne Bedenken verwendet werden können.

▷ Rezepte

Umschlag aus Beinwellkraut: *bei Verstauchungen, Prellungen, Quetschungen, Muskel- und Gelenkschmerzen*

Das frische Kraut wird vorzugsweise vor und während der Blütezeit gesammelt.

100 g getrocknetes und geschnittenes Beinwellkraut in einem Liter Wasser zehn Minuten lang kochen, dann abseihen. Für einen Umschlag taucht man ein ausgekochtes Baumwolltuch in den körperwarmen Aufguss, wringt es aus, legt es auf die betroffene Stelle und deckt es

mit einem Frotteetuch ab. Eventuell mit einer Binde befestigen und 30 Minuten einwirken lassen. Den Umschlag nicht auf offene Wunden auftragen.

Beinwellwurzel-Breiumschlag: *bei Verstauchungen, Quetschungen, Sehnenscheidenentzündungen oder Blutergüssen*
2–4 EL getrocknete und pulverisierte Wurzeln mit heißem Wasser verrühren, bis eine breiige Konsistenz entsteht. Den Brei auf ein Tuch streichen, mit einem weiteren Tuch abdecken und einige Stunden auf die betroffene Stelle auflegen.

Römischer **Bertram**

Anacylus pyrethrum

De Bertram

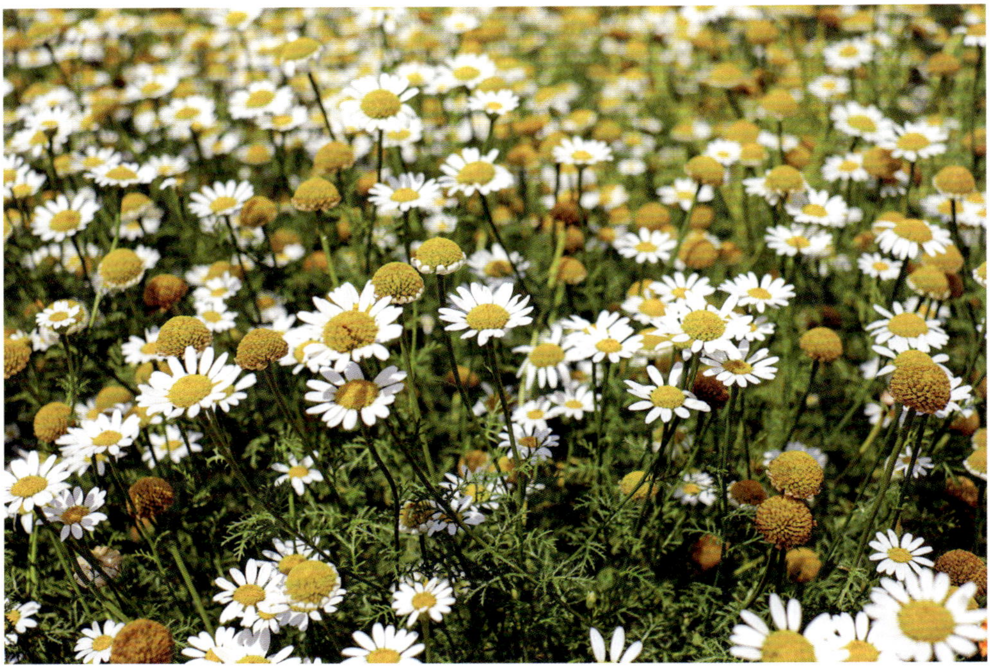

Heilpflanzenanwendung bei Hildegard (Kap. 1-18)

Die Bertramswurzel wird als typisches Hildegard-Gewürz bezeichnet und ist ein wahres Universalpulver nach Meinung Hildegards. Bertram soll bei keiner Mahlzeit fehlen, da er das „Gute im Blut“ mehrt und einen klaren Verstand bereitet. Hildegard sagt: *„Für einen gesunden Menschen ist er gut zu essen, weil er die Fäulnis in ihm mindert und das gute Blut in ihm vermehrt und einen klaren Verstand ... bereitet. Aber auch den Kranken, der schon fast in seinem Körper gestorben ist, bringt er wieder zu Kräften und im Menschen schickt er nichts unverdaut heraus, sondern bereitet ihm eine gute Verdauung.“*[48]

48 Hildegard von Bingen: Physica; übersetzt von Marie-Louise Portmann, Christiana-Verlag, Stein am Rhein, 2009, S. 44

Er soll also den Menschen eine gute Verdauung bringen sowie auch den Schleim im Kopf mindern, die Augen klar machen, die Speichelbildung fördern, schlechte Säfte ausleiten, jegliche Form von Krankheit verhindern oder auch eine Brustfellentzündung vertreiben. Er ist also nützlich für kranke und gesunde Menschen.

Andere historische Quellen

Es gibt etwas Verwirrung in der historischen Betrachtung des Bertram, da es neben dem Römischen Bertram auch noch einen Deutschen Bertram (*Anacyclus officinarum*) und weitere ähnliche Arten gibt. So ist in den alten Aufzeichnungen nicht immer eindeutig, welcher beschrieben wurde. Hieronymus Bock beschreibt Römischen Bertram in seinem „Kreutterbuch“ unter dem Namen „Speichelwurtz“: „Inn summa was von kelte ist / mag mit diser wurtzel natürlich wider erwörmbt werden.“ Eine wärmende Pflanze also. Sicher ist, dass Römischer Bertram im 16. Jahrhundert in deutschen und holländischen Gärten kultiviert wurde.

Heilpflanzenanwendung heute

Kleine Pflanzenkunde

Römischer Bertram ist eine verbreitete Pflanze in Nordafrika, im Kaukasus und im Mittelmeerraum. Er ähnelt im Aussehen der Kamille und gehört wie diese in die Pflanzenfamilie der Korbblütengewächse, ist jedoch im Gegensatz zur Kamille würzig bis scharf im Geschmack. Die Blätter sind gefiedert, die Blütezeit ist von Juni bis September. Bertram bildet eine finger- bis daumendicke Pfahlwurzel, die getrocknet in der Heilkunde und für Würzzwecke in der Küche verwendet wird. Der beste Erntezeitpunkt ist im Herbst im zweiten Vegetationsjahr, nachdem sie verblüht ist.

Medizin

Heilwirksame Bestandteile des Wurzelpulvers sind ätherisches Öl, Harz, Gerbstoffe (Tannin), Pyrethrin, Mineralstoffe und Inulin.

Nach den Aussagen Hildegards lässt Bertram nichts unverdaut. Tatsächlich hat er hervorragende Einsatzmöglichkeiten in der Küche und ist zugleich ein pflanzliches Heilmittel, welches die Bekömmlichkeit und Verwertung anderer Nährstoffe verbessert. Zwar fehlt in den meisten Kräuterbüchern der Neuzeit eine Anwendungsbeschreibung, doch kann aufgrund seiner Bestandteile davon ausgegangen werden, dass er die Durchblutung im Dünndarm verbessert, die Gallensekretion der Leber wie auch die Ausscheidung der Verdauungsenzyme der Bauchspeicheldrüse verbessert und es dadurch zu einer verbesserten Aufspaltung von Eiweiß, Fett und Kohlenhydraten kommt. Bei allgemeiner Schwäche kann Bertram deshalb gute Dienste tun.

Wegen seiner entzündungshemmenden Wirkung kann Bertrampulver auch die Therapie rheumatischer Erkrankungen unterstützen, es gibt positive Erfahrungsberichte bei Husten, Bronchitis oder Heiserkeit und auch die Gehirndurchblutung wird durch das scharfe Gewürz verbessert, weshalb die Vorbeugung und die Begleitbehandlung bei Demenz diskutiert wird.

Hinweise

Wie alle Pflanzen, die Pyrethrum enthalten, ist eine sparsame Dosierung angebracht, da der Wirkstoff als toxisch gilt und beispielsweise isoliert zur Schädlingsbekämpfung eingesetzt wird. Eine Überdosierung – sie beginnt vermutlich erst im Grammbereich täglich – kann Übelkeit, Durchfall und Magen- oder Kopfschmerzen verursachen. Allgemein gilt Bertram jedoch als gut verträglich und bei moderater Anwendung sind keine Neben- und Wechselwirkungen bekannt.

▷ Rezept

Bertrampulver: *Anwendung als Gewürz in der Küche*

1–3 Messerspitzen Bertrampulver über das Essen geben und mitkochen oder auf ein Butterbrot streuen, oder beim Brotbacken als Brotgewürz zusammen mit Galgant und Quendel verwenden.

Hildegard-Präparate

Bertramwurzel gemahlen, Hildegards Laden
Bertram Kapseln, Hildegards Laden
Bertram Hildegard gemahlen, Sonnentor
Bertramwurzelpulver JURA
Bertram Pulver, Hildegard Center

Echte **Betonie** / Echter Ziest

Betonica officinalis

De Bathenia

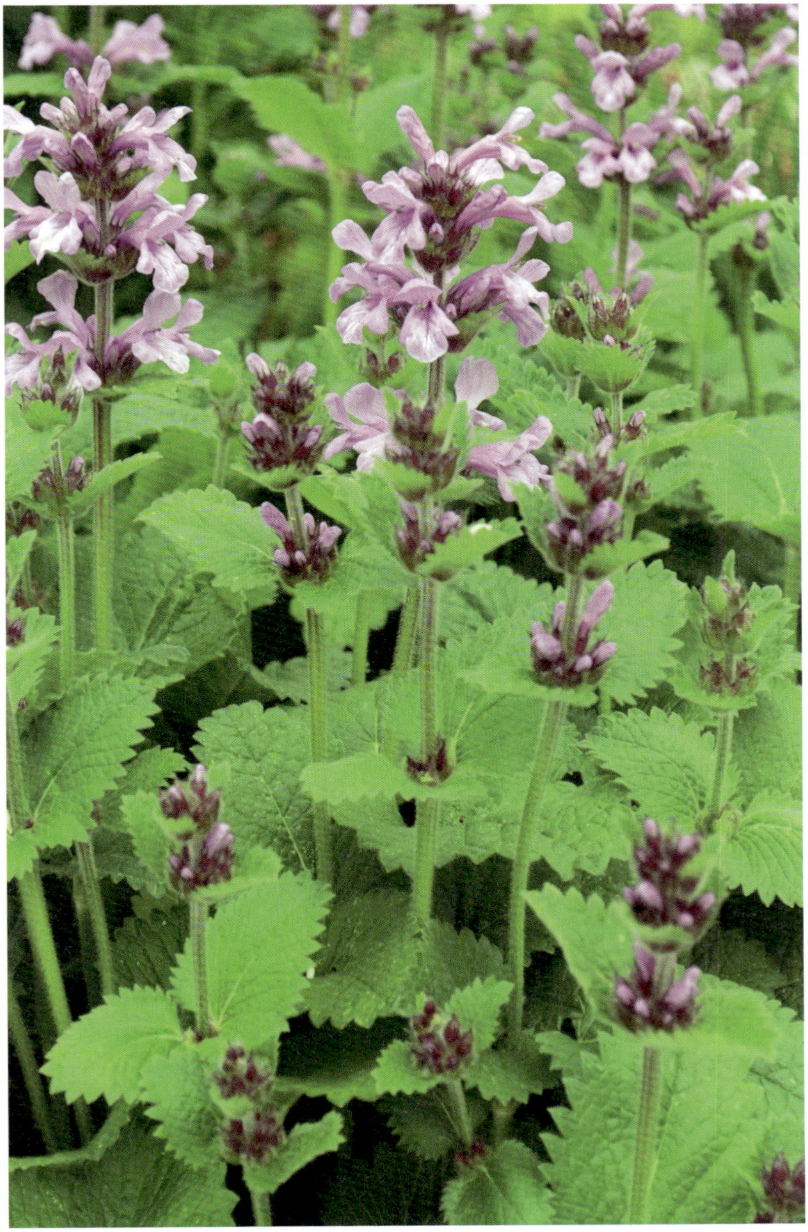

Heilpflanzenanwendung bei Hildegard (Kap. 1-128)

Der Betonie hat Hildegard ein großes Kapitel gewidmet. Dumme und Einfältige sollen Betoniensaft auf die Brust streichen, das Ganze mit einem Tuch umwickeln; häufig angewendet wird dieser wieder zu Verstand kommen, meinte die Äbtissin. Sie erkannte jedoch auch die schlaffördernde Wirkung des Betonienkrauts: *„Wer von falschen Träumen* (Albträumen) *geplagt zu werden pflegt, der habe Betonienkraut bei sich, wenn er abends schlafen geht und wenn er schläft, und er wird weniger falsche Träume sehen und spüren.“*[49]

Des Weiteren beschreibt sie eine Anwendung für Männer und Frauen gegen teuflischen Liebeszauber oder für jene, die durch magische Kunst getäuscht wurden. Hier fließen wohl Anwendungen aus dem Volksglauben ein. An anderer Stelle lobt sie Wurzel- und Blätteranwendungen bei starker oder unregelmäßiger Monatsblutung.

Andere historische Quellen

Im Mittelalter erlangte die Betonie, auch Ziest genannt, fast den Rang eines Allheilmittels. Unter anderem galt die Betonie als das Mittel bei leichten Schmerzen; mit Umschlägen aus dem Kraut wurden Augenentzündungen behandelt, und Frauen tranken den Sud bei starker Monatsblutung. Daneben gibt es noch zahllose weitere Indikationen; unter anderem wurde die Betonie bei Atem- und Verdauungsbeschwerden, zur Behandlung von Leber und Milz, bei Blasenleiden, Ohrenschmerzen oder zur schnelleren Wundheilung gebraucht.

Heilpflanzenanwendung heute

Kleine Pflanzenkunde

Die Betonie ist ein heimisches, mehrjähriges Wildkraut aus der Familie der Lippenblütengewächse. Auf sonnigen Wiesen, an Feldrainen und an den Säumen der lichten Gehölze ist sie zu Hause. Ihre Kennzeichen sind der aufrechte und vierkantige Stängel, die herz-eiförmigen Laubblätter

---

49 Hildegard von Bingen: Physica; übersetzt von Marie-Louise Portmann, Christiana-Verlag, Stein am Rhein, 2009, S. 135

mit gekerbten Blatträndern sowie die rosafarbenen bis purpurroten Lippenblüten, die dichtgedrängt in ährenartigen und aufrechten Blütenständen stehen. Blütezeit ist im Juli und August, die Pflanze wird etwa 30 bis 60 cm hoch.

Medizin

Die Pflanze enthält vor allem Betain, Gerbstoffe und Kaffeesäurederivate sowie etwas ätherisches Öl, Flavonoide und Alkaloide. Eine vollständige Untersuchung der chemischen Bestandteile liegt allerdings noch nicht vor. Sammelgut ist das blühende Kraut, das in kleinen Bündeln an einem luftigen und trockenen Ort so lange getrocknet wird, bis es raschelt, und anschließend zerkleinert in dunklen Gefäßen gelagert wird.

Aktuell wird die Betonie in der Heilkunde kaum verwendet. Neuere Untersuchungen haben jedoch ergeben, dass etliche Indikationen der mittelalterlichen Medizin aufgrund der Inhaltsstoffe nicht abwegig sind. Insgesamt stärkt die Pflanze das Gemüt bei andauernden Selbstzweifeln und bringt demnach Mut und Gelassenheit. Es reguliert die Hysterie, eine schnelle Erregbarkeit und Gereiztheit und fördert einen erholsamen Schlaf frei von Albträumen und Nachtschweiß. Die Betonie ist ein Frauenkraut. Sie harmonisiert, wenn Kopf-, Herz- und Bauchdenken aus dem Ruder gelangt sind, und bringt die verschiedenen Qualitäten wieder ins Lot.

Hinweise

Überdosierungen (vor allem Anwendungen mit dem Wurzelpulver) können Durchfall und Erbrechen bewirken. Sie sollten das Kraut nicht während der Schwangerschaft verwenden, denn in früheren Zeiten wurde die Betonie auch zur Geburtserleichterung verwendet, was auf eine uterusstimulierende Wirkung schließen lässt.

▷ Rezepte

Betonika-Schlafkissen: *für Erwachsene und Kinder für angenehme Träume*

Füllen Sie ein kleines Baumwoll- oder Seidenkissen mit der Größe von 30 x 30 cm mit 500 g getrocknetem Betonienkraut. Es duftet nur schwach, wird deshalb nicht als störend empfunden und kann nachts gut neben das Kopfkissen gelegt werden. Nach einigen Wochen die Füllung erneuern.

Heilziesttee: *für Nervöse*
Übergießen Sie 1 gehäuften TL Betonienkraut mit 250 ml siedendem Wasser. Decken Sie den Sud ab, ehe Sie ihn nach 15 Min. abseihen. Wer's mag, kann das Kraut auch in Vollmilch kochen, denn die leicht flüchtigen Stoffe binden sich gut mit dem Fett in der Milch.

Betonienwein: *fördert die Gelassenheit*
Geben Sie eine Handvoll des getrockneten Krauts (Blüten und Blätter) in einen Topf und übergießen Sie dies mit 1 Liter Rotwein. Bringen Sie das Gemisch zum Kochen, lassen Sie es 15 Minuten weiter köcheln und anschließend abkühlen. Nun die krautigen Bestandteile durch ein Tuch seihen, das Tuch nochmals gut ausdrücken und den so entstandenen Kräuterwein in eine Flasche abfüllen. 1 bis 2 Likörgläschen davon täglich ist hier die richtige Dosierung.

Hildegard-Präparate

Betonika-Schlafkissen, St. Hildegard-Posch
Betonikakraut, geschnitten, St. Hildegard-Posch
JURA Betonikakraut bio, geschnitten

Bockshornklee

Trigonella foenum-graecum

De Fenugraeco

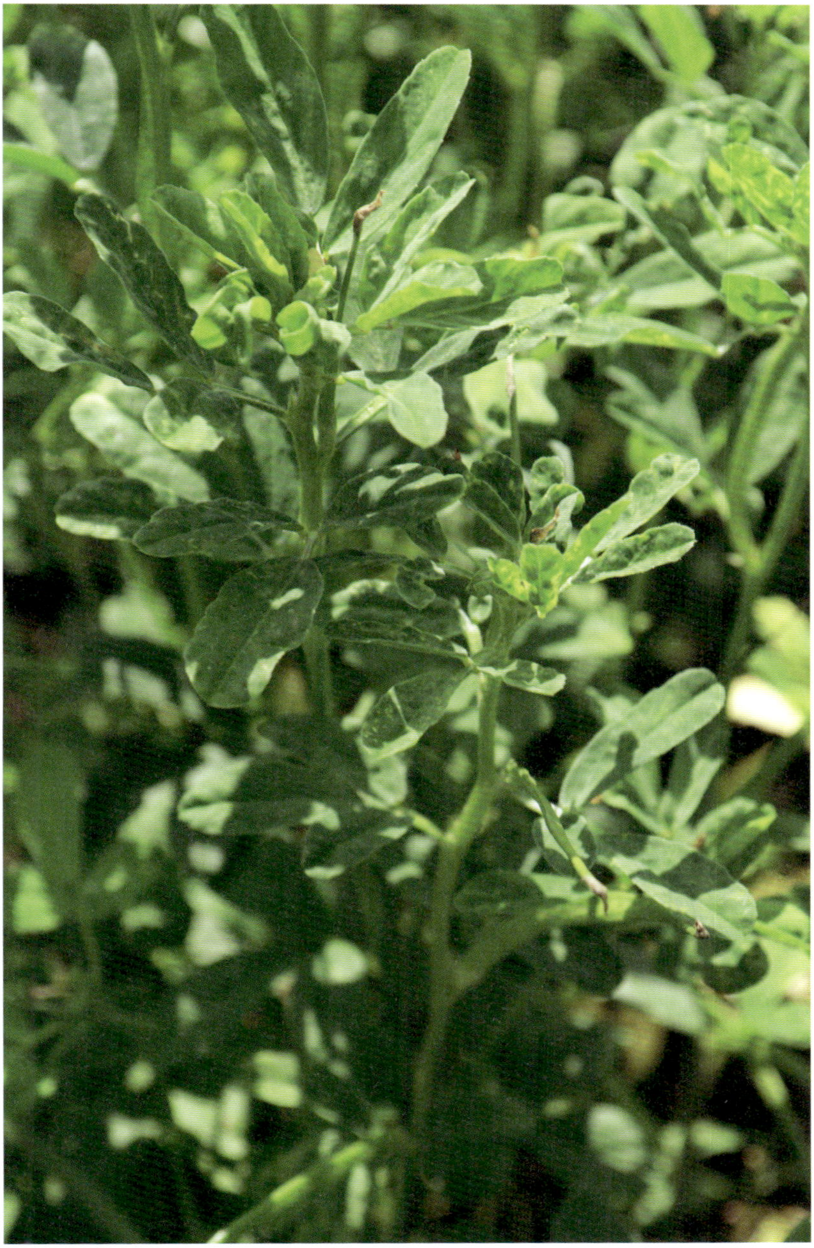

Heilpflanzenanwendung bei Hildegard (Kap. 1-36)

Bockshornklee wurde im frühen Mittelalter in unsere Breiten gebracht und seitdem als Heil- und Küchenkraut angebaut. Im Mittelalter galten die Samen schon nördlich der Alpen als heilkräftig; sowohl das „Capitulare de villis" Karls des Großen als auch die Schriften Hildegard von Bingens nennen die Pflanze. Hildegard stuft sie mehr kalt als warm ein und empfiehlt sie für Menschen mit Fieber und bei Appetitlosigkeit. *„Und ein Mensch, der tägliche Fieber hat, die ihm oft den Schweiß austreiben, und den das Essen anwidert, das heißt schädigt, der nehme das Kraut vom Bockshornklee im Sommer und erwärme seinen Samen in Wein und trinke dies oft warm in nüchternem Zustand, und es wird ihm besser gehen."*[50]

Andere historische Quellen

Bockshornklee, manchmal auch Griechisches Heu genannt, ist eine uralte Kulturpflanze antiker Völker. Die Herkunft ist ungewiss, möglicherweise stammt er aus dem Perserreich. Schon in den medizinischen Texten Ägyptens, beispielsweise dem Papyrus Ebers (um 1500 v. Chr.), wird die Pflanze als Heilmittel bei Brandwunden erwähnt. Die hippokratischen Schriften erwähnen sie ebenso wie Dioskurides, der um die erweichende Kraft des Samenmehls in Form von Umschlägen sowie seine Verwendung bei Frauenleiden und als verdauungsförderndes Mittel wusste. Wohl wegen der allgemein stärkenden Wirkung nahm man auch eine stimulierende Wirkung auf den Geschlechtstrieb an.

Heilpflanzenanwendung heute

Kleine Pflanzenkunde

Bockshornklee gehört in die Familie der Schmetterlingsblütengewächse, ist eine etwa 80 cm hohe und krautige Pflanze und mag sehr viel Sonne. Die Form seiner Blätter erinnert an Klee. Aussaat ist im April, Erntezeit der Samen im September. Bockshornklee braucht lehmig-sandige und nährstoffarme Böden und muss jedes Jahr neu gesät werden.

50 Hildegard von Bingen: Physica; übersetzt von Marie-Louise Portmann, Christiana-Verlag, Stein am Rhein, 2009, S. 57

Medizin

Von gesundheitlichem Nutzen sind die reifen Samen. Diese enthalten viel Schleim, Eiweiß und Fette sowie Saponine, Sterole, Flavonoide, Vitamine und Mineralstoffe. Die innere Anwendung eines Breis aus Bockshornkleesamen ist zum einen ein traditionelles Arzneimittel, um den Darm in der Funktion zu unterstützen, als auch in Zeiten der Rekonvaleszenz, um an Gewicht zuzunehmen. Der hohe Anteil an Eiweiß, Fett und Kohlehydraten rechtfertigt die althergebrachte Anwendung als Kräftigungsmittel. Als Suppe oder Brei wird Bockshornklee in einigen Ländern vor allem Kindern und betagten Menschen bei Essstörungen und Magersucht gereicht. Auch Hildegard hat diese Vorzüge bereits erkannt.

Der hohe Schleimgehalt der Früchte legt sich beruhigend und entzündungshemmend auf die Schleimhäute im Magen und Darm. Bockshornklee ist in der Volksmedizin ein bewährtes Heilmittel bei Sodbrennen (Gastritis), Magen- und Zwölffingerdarmgeschwüren, Reizdarm, Hämorrhoiden sowie zur Vorbeugung von Darmkrebs.

Für eine äußere Anwendung hat sich ein feuchtwarmer Breiumschlag bewährt. Durch den hohen Schleimanteil erweicht dieser die Haut, wirkt reizmildernd, saugt abgesonderte Sekrete auf und regt zudem die Bildung neuer Hautzellen an. Verhärtungen der Brust bei stillenden Müttern, Geschwüre, Entzündungen des Nagelbetts, Furunkel, Karbunkel und Schmerzen, wie sie bei Schleimbeutel- und Sehnenscheidenentzündungen und rheumatischen Beschwerden vorkommen, werden dadurch gelindert.

Hinweise

Es ist möglich, dass bei wiederholter äußerlicher Anwendung Hautreaktionen wie Brennen oder Juckreiz auftreten können. In seltenen Fällen wurde bei innerer Anwendung eine allergische Reaktion beobachtet. Hohe Dosierungen von mehr als 100 g täglich können leichte Magen-Darm-Beschwerden wie Durchfall und Blähungen erzeugen.

▷ Rezepte

Heilrezept: *bei Furunkeln und entzündeten Hautpartien*

Drei bis vier EL (etwa 50 g) gepulverter Bockshornkleesamen mit 200 ml heißem Wasser und einem TL Mandelöl etwa 5 Minuten zu einem dickflüssigen Brei verkochen. Diesen auf Körpertemperatur abkühlen lassen, fingerdick auf ein Baumwolltuch streichen und als feuchtwarmen Umschlag auf die entzündeten Hautpartien legen. Bei schmerzenden rheumatischen Gelenken und Drüsenschwellungen die Paste vor Gebrauch im Kühlschrank herunterkühlen. Den Verband 3-mal täglich erneuern.

Ein Brei aus gemahlenen Samen: *zur Steigerung der Darmfunktion oder als Kräftigungsmittel bei Appetitlosigkeit und Untergewicht*

2 TL gemahlene Bockshornkleesamen und je ein TL Butter und Honig zu einem dickflüssigen Brei verrühren und diesen mehrere Wochen dreimal täglich zwischen den Hauptmahlzeiten essen.

Brennnessel

Urtica

De Urtica

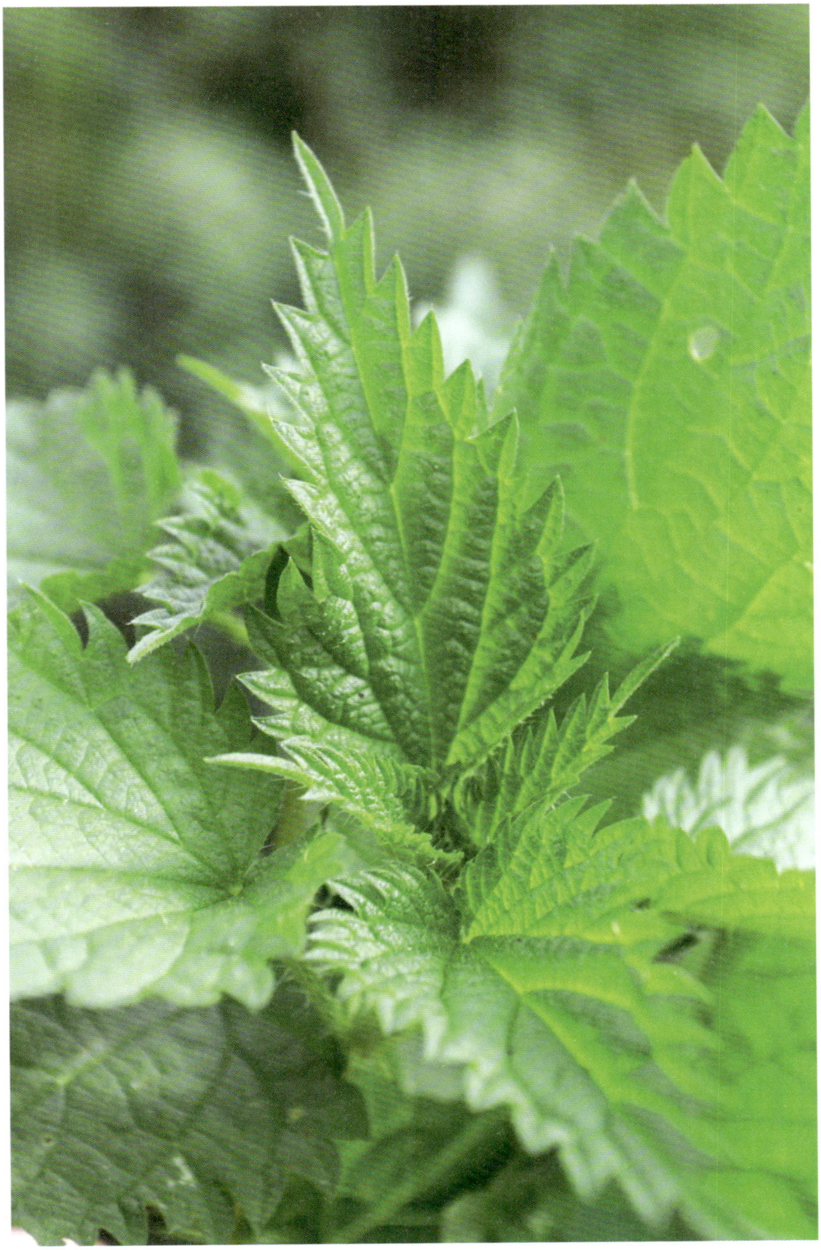

Heilpflanzenanwendung bei Hildegard (Kap. 1-100)

„Die Brennnessel ist in ihrer Art sehr warm. In keiner Weise nützt es, dass sie roh gegessen wird, wegen ihrer Rauheit. Aber wenn sie frisch aus der Erde sprießt, ist sie gekocht nützlich für die Speisen des Menschen, weil sie den Magen reinigt und den Schleim aus ihm wegnimmt. Und das macht jede Art der Brennnessel.“[51]

An anderer Stelle rät Hildegard, gehackte Brennnesselblätter mit Olivenöl zu mischen und damit Schläfen und Brust bei Schmerzen einzureiben.

Andere historische Quellen

Beim Blick in alte Kräuterbücher gibt es ganze Seiten gefüllt mit Heilanzeigen. Da die Brennnessel reinigende Eigenschaften hat, und sie quasi ein „Allheilmittel“ in der Volksmedizin war, wurde sie zur Wundreinigung, bei Fieber, Gicht, jeder Art von Wucherung und Drüsenschwellung und um den Magen zu reinigen gebraucht. Auch die Hexen schätzten einst das vitale Kraut für magische Zwecke, beispielsweise um Unheil wie Blitz und Donner vom Haus fernzuhalten oder um das Vieh zu schützen.

Heilpflanzenanwendung heute

Kleine Pflanzenkunde

Bei uns ist sowohl die Kleine als auch die große Brennnessel heimisch. Ihre bevorzugten Standorte sind Schutthalden und Ödland, Bachufer, Wegränder und die stickstoffreichen Böden rund um Haus und Hof. Kennzeichnend sind die gezackten Blätter und Brennhaare an Blätter und Stängel. Es gibt sowohl männliche als auch weibliche Pflanzen, daher der botanische Beiname *dioica*. Die Frucht bildet ein kleines einsamiges Nüsschen. Sammelgut ist das Kraut (Blätter und Stängel von April bis September), die Wurzel (Ernte im Herbst) wie auch die Früchte (Samen im Spätsommer abstreifen).

Medizin

Kraut und Wurzel punkten mit zahlreichen Inhaltsstoffen, darunter Mineralien (Eisen, Kalium, Kalzium, Silicium, Magnesium), Chlorophyll, Vitamin A und C, Flavonoide, Lektine, Phytosterole, Polysaccharide,

---

51 Hildegard von Bingen: Physica; übersetzt von Marie-Louise Portmann, Christiana-Verlag, Stein am Rhein, 2009, S. 107, 108

Phenolcarbonsäuren und Lignane. Die Brennhaare brechen bei kleinster Berührung und bereiten wegen Histamin, Ameisensäure und anderer Substanzen Quaddelbildung, Rötung und Juckreiz.

Brennnessel werden von vielen immer noch als Unkraut betrachtet. Dabei hat das piecksende Kraut ein enormes Heilpotenzial. Brennnesselkraut treibt den Harn und führt zu einer vermehrten Harnausscheidung. Dabei wird jedoch im Gegensatz zu den harntreibenden Medikamenten (Diuretika) der Mineralhaushalt nicht aus dem Gleichgewicht gebracht. Deshalb ist Brennnesselkraut auch für eine längere Anwendungsdauer geeignet. Zu den Indikationen gehören: leichter bis mittelhoher Bluthochdruck, Venenschwäche, Übergewicht, chronische Hauterkrankungen wie auch Blasenentzündungen, da durch die vermehrte Urinmenge mehr krankheitserregende Keime aus der Blase gespült werden. Die Brennnessel hat schmerzlindernde und entzündungshemmende Eigenschaften, weshalb die Blätter die Therapie von Arthrose und Arthritis unterstützen. Wurzel und Samen sind für den reifen Mann von Vorteil, wenn sich die Prostata zu vergrößern beginnt und die Potenz nachlässt. Durch den Eisengehalt hilft Brennnesselkraut bei Eisenmangelzuständen, wie sie häufiger bei Frauen im gebärfähigen Alter vorkommen. Die empfohlenen Anwendungen von Hildegard sind zwar heute in der Kräuterheilkunde nicht mehr üblich, jedoch plausibel. Das anregende Kraut ist vermutlich in der Lage, den schwachen Magen zu stärken und als Ölgemisch äußerlich angewendet die Durchblutung anzuregen.

Hinweise

Insgesamt sind Brennnesselzubereitungen sehr verträglich. Lediglich in seltenen Fällen kann es bei Histamin-empfindlichen Menschen zu allergischen Reaktionen kommen.

▷ Rezepte

Brennnessel-Öl: *unterstützt bei Gedächtnisstörungen und Vergesslichkeit*

30 g Brennnesselkraut (Blätter und Stängel)

30 ml Olivenöl

Frische Brennnesseln verlesen und klein schneiden. Wahlweise im Mörser so weit zerkleinern, bis Saft austritt, oder in die Saftpresse geben. Sie sollten etwa 15 ml Saft gewinnen. Nun den Saft und das Olivenöl vermengen und in dunkle Flaschen abfüllen.

5–10 Tropfen von dem Ölgemisch zwischen den Händen verreiben und am Abend an den Schläfen einreiben. Das Brennnesselöl ist bei kühler Lagerung mehrere Monate haltbar.

Brennnesselblätter-Tee

2 gehäufte TL fein geschnittene Blätter mit ¼ l heißem Wasser übergießen, 5 bis 10 Minuten ziehen lassen, anschließend durch ein Teesieb abseihen. 2–3 Tassen täglich trinken. Zusätzlich noch reichlich Wasser trinken, um die Harnwege zu spülen. Vorsicht gilt jedoch bei fortgeschrittener Herz- und Nierenschwäche oder Wassereinlagerungen im Gewebe.

Brennnesselwurzel-Tee: *bei leichter Prostatavergrößerung und Beschwerden beim Harnlassen*

1 gehäuften TL Brennnesselwurzel mit ¼ l kaltem Wasser ansetzen, kurz aufkochen lassen und dann 10 Minuten ziehen lassen, ehe Sie ihn abseihen. 2–3 Tassen täglich ist hier die richtige Dosierung.

Brennnesselsamen: *zur Luststeigerung für den Mann*

Die Brennnesselsamen entweder frisch oder getrocknet verwenden. Am besten bewahrt man sie in dunklen Gefäßen auf, um damit eine längere Haltbarkeit zu erzielen. Ihr nussiger Geschmack harmoniert gut im Müsli, Frischkäse oder Kräuterquark. 1 EL täglich über einen Zeitraum von mindestens 4 Wochen sollte es schon sein, um eine positive Wirkung zu erzielen.

Nesselsaft: *bei Eisenmangel, Müdigkeit und Erschöpfung*

Die im Mai geernteten Blätter haben den höchsten Eisengehalt. Frische Blätter mit dem Mixer pürieren. Dann durch ein Leinentuch ausdrücken. 2–3 EL täglich von diesem Saft mit etwas Zitronensaft vermischt, füllen zuverlässig die Eisenspeicher auf.

Hildegard-Fertigpräparate

Brennnessel-Öl JURA
Brennnessel-Hautöl, St. Hildegard, Posch
Brennnesselsaft pur, St. Hildegard Posch

Christrose

Helleborus niger

De Christiana

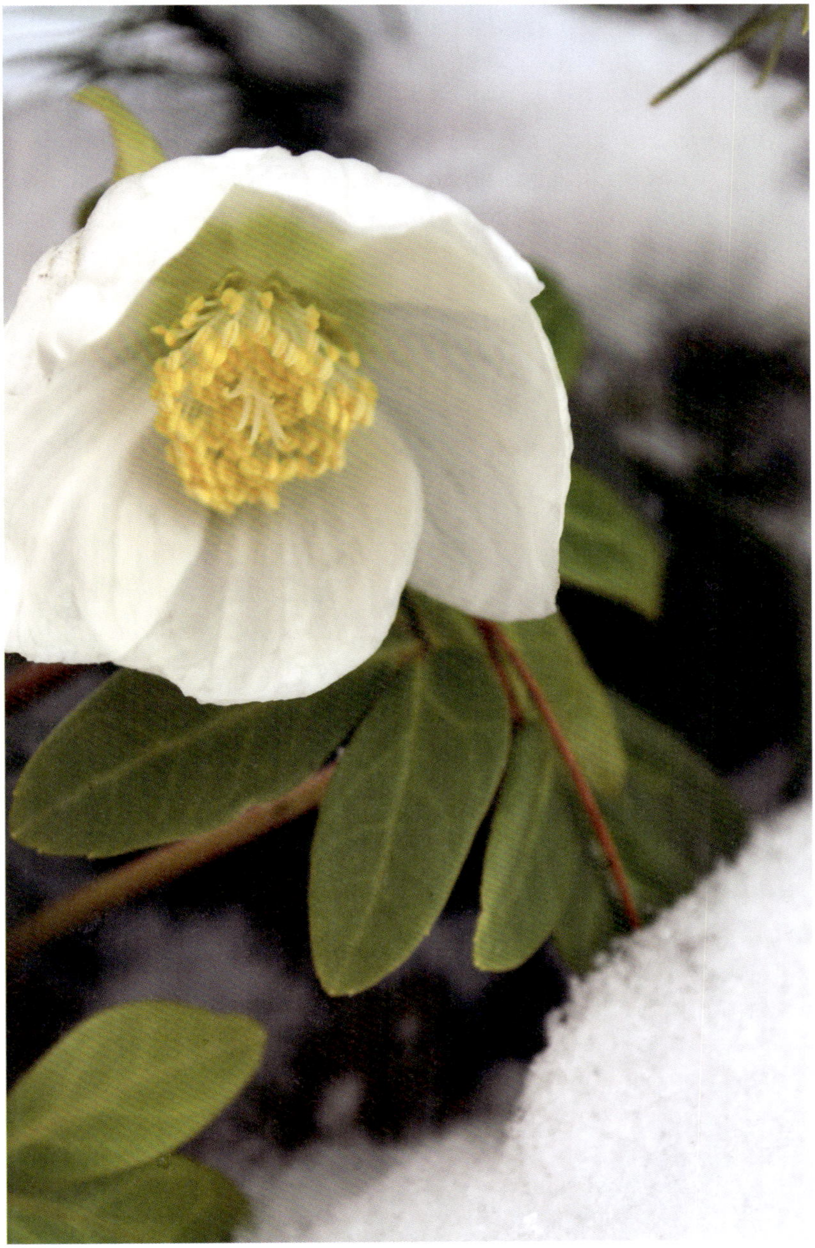

Heilpflanzenanwendung bei Hildegard (Kap. 1-28)

Die Schwarze Nieswurz, heute Christrose genannt, war auch Hildegard von Bingen bekannt. *„Die Christrose hat sowohl feurige Wärme als auch Kälte in sich. Und ein Mensch, in dem schlechteste und Tod bringende Säfte sich erheben, so dass sie in irgendeinem seiner Glieder hervorsprudeln, so dass man Ausschlag sagt, der esse immer Christrose, und es wird ihm besser gehen. Aber auch wer Viertagefieber hat, esse davon bei dessen Annähern, und es wird ihm besser gehen. Und wer von der Gicht sehr geplagt wird, esse während der Erkrankung ... Und wer hitzige Fieber hat im Magen, der scheide davon in Wein, ... und trinke ihn warm."*[52] Christrosenanwendungen sind heute jedoch wegen giftiger Stoffe völlig überholt.

Andere historische Quellen

Schon griechische Ärzte nutzten die Christrose als Brech-, Nies- und Abführmittel. Plinius, der römische Gelehrte, schrieb, dass die Christrose in kleinster Dosierung bei Lähmungen, Wassersucht, Fußgicht wie auch bei Geisteskrankheiten verordnet wurde. „Helleboro opus habet – Er hat Helleborus nötig", hieß es im alten Rom von Sonderlingen und Wahnsinnigen. Um die schwarze und giftige Wurzel zu ernten, gab es spezielle Rituale. Wie wir gleich sehen werden, haben die von den alten Heilkundigen und von Hildegard genannten Krankheitsbilder noch heute größtenteils Gültigkeit – allerdings nur in homöopathischer Dosierung!

Heilpflanzenanwendung heute

Kleine Pflanzenkunde

Die Christrose gehört zu den Hahnenfußgewächsen und hat botanisch nichts mit der lieblich duftenden Rose zu tun. Die natürlichen Vorkommen sind streng geschützt und in Deutschland auf das Berchtesgadener Land begrenzt, sie wird jedoch häufiger in den Gärten gezogen. Hauptblütezeit sind die Wintermonate. Dann zeigt sie ihre cremeweißen, nickenden

52 Hildegard von Bingen: Physica; übersetzt von Marie-Louise Portmann, Christiana-Verlag, Stein am Rhein, 2009, S. 52

Blüten. Unterirdisch wächst ein schwarzbrauner Wurzelstock (daher der Name Schwarze Nieswurz), der einen ranzigen Geruch verströmt.

Medizin

In der modernen Pflanzenheilkunde spielt die Christrose wegen der Giftigkeit heute keine Rolle mehr. Die Christrosenwurzel enthält Helleborin, Protoanemonin, Saponine, Aconitsäure und fettes Öl. Da jedoch bekanntlich „die Dosis das Gift ist", sind homöopathische Zubereitungen ab der D3-Potenz eine Therapieoption. Diese werden unter anderem auch bei Indikationen gebraucht, die auch schon Hildegard beschrieb: nämlich bei wiederkehrendem Fieber, Gichtzuständen, aber auch bei Gemütsleiden aller Art (Wahn, Demenz, Psychosen, betäubender Kopfschmerz bis hin zu Hirnblutungen bei kleinen Kindern). Für solch schwere Leiden sollten Sie allerdings den Rat eines erfahrenen Homöopathen einholen.

Hinweise

Die Pflanze ist in allen Teilen hochgiftig, weshalb eine Selbstmedikation heute nicht mehr in Betracht kommt. Die Vergiftungserscheinungen reichen von Schwindel, Übelkeit, Durchfall, Entzündungen der Schleimhäute des Verdauungstrakts, starkem Durst, Herzrhythmusstörungen mit Kreislaufzusammenbruch, Atemnot, Fehlgeburt, Krämpfen mit Pupillenerweiterung bis hin zum Tod durch Atemlähmung.

Dach-Hauswurz

Sempervivum tectorum

De Hauswurtz

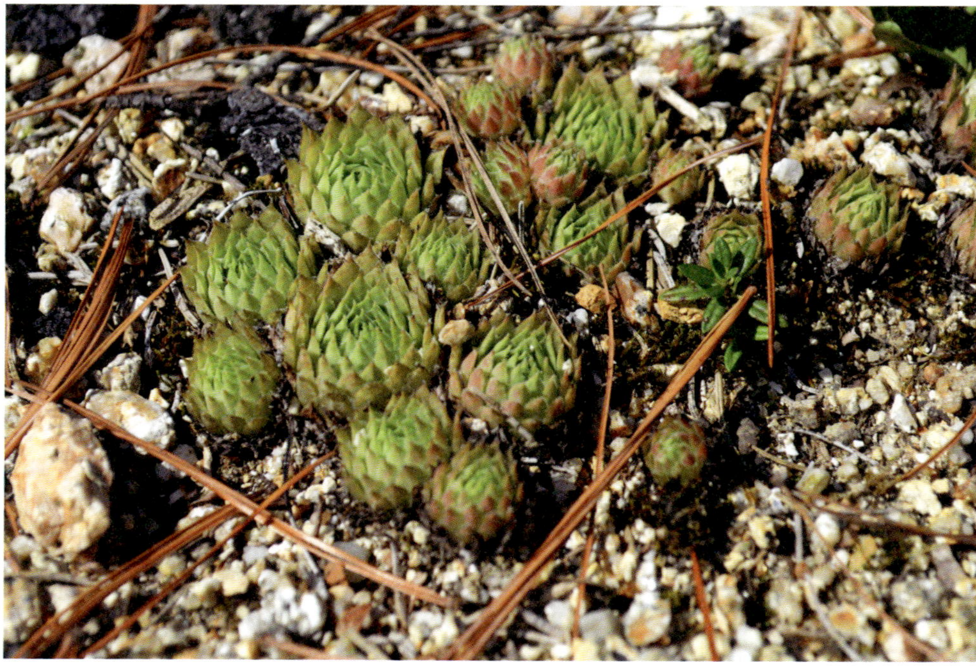

Heilpflanzenanwendung bei Hildegard (Kap. 1-42)

Sempervivum, welche bei Hildegard „Hauswurtz" genannt wird, ist der Äbtissin zufolge ein starkes Aphrodisiakum und Fruchtbarkeitsmittel, allerdings nur für ältere Männer und wenn es vorher in Ziegenmilch eingelegt wurde. Die dickfleischigen Blätter galten im Mittelalter als Helfer in der Not bei männlicher Impotenz. Die Fruchtbarkeit von Frauen werde jedoch durch Hauswurz-Anwendungen nicht erhöht, nur die Begierde. Hildegard kannte zweifellos einige zauber- und heilkräftige Potenzmittel. Hier fließt vermutlich einiges aus dem Volksglauben in die literarischen Werke der Äbtissin mit ein. Auch soll der Pflanzensaft, in die Ohren geträufelt, gegen Schwerhörigkeit helfen. Insgesamt stuft Hildegard die

Hauswurz als kalt ein und als unnützes Kraut zum Essen, weil es von fetter Natur ist.

Andere historische Quellen

Im Volksglauben hatten Hauswurzen schon immer einen festen Platz. Seit Jahrhunderten pflanzt man sie gleichsam als Wächter über das Haus in eine flache Tonschale und platziert sie auf dem Hausdach. Dämonen, Geister, Krankheiten und der Blitz sollen dadurch vom Haus ferngehalten werden. „Jovisbart, Du Blume des Herrn, wenn der Blitz kommt, halte ihn von unserem Hause fern!“, so lautete ein mittelalterlicher Abwehrspruch gegen Blitz und Feuer. Denn die rötlichen Blüten wurden oft mit dem Bart des Donars / Thor verglichen, der über Blitz und Donner herrschte. In Süddeutschland hing man gleich ganze Büschel in den Schlot, damit die bösen Hexen dort nicht hineinfahren konnten. Otto Brunfels (1488–1534), Stadtarzt von Bern und Autor eines bedeutenden Kräuterbuchs, spottete etwas über die im Volksglauben verhafteten magischen blitzabweisenden Kräfte des kleinen Krautes: „must freilich ein stumpffer und ein doller blytz sein / den solchiges klein kreutlin solt widerlegen.“

Heilpflanzenanwendung heute

Kleine Pflanzenkunde

Hauswurz-Arten ertragen Hitze und Trockenheit, benötigen wenig Wasser und eignen sich für den Steingarten wie auch für die Begrünung von Dachflächen. Eigentlich ist die Hauswurz eine Felsenpflanze der Pyrenäen und der Alpen. Wild wachsende Pflanzen stehen unter Naturschutz und dürfen deshalb nicht gepflückt werden. Doch bietet man ihr einen passenden Platz, lassen sich auf kleinstem Raum verschiedene Sorten der Hauswurz-Arten kultivieren.

Medizin

An heilwirksamen Inhaltsstoffen wurden kühlende Schleimstoffe, Flavonoide, Harz, Gerbstoffe, Fruchtsäuren, Vitamin C und Mineralien (Kalium) identifiziert.

Innere Anwendungen sind heute nicht mehr vertretbar, da es zu Erbrechen oder Durchfällen kommen kann. Jedoch eignen sich die fleischigen

Blätter zum Auftragen auf die Haut. Beispielsweise als Erste-Hilfe-Mittel. Wie Hildegard richtig erkannte, kühlt das Gel im Inneren der Blätter und hemmt Entzündungsprozesse bei juckenden Insektenstichen, bei Venenentzündungen, Verbrennungen, Sonnenbrand, bei von der Gicht schmerzenden Gelenken und erweicht Hühneraugen, Warzen und Furunkel. Deshalb wird die Hauswurz manchmal als Aloe vera des Nordens bezeichnet. Meist erfolgt die Anwendung in Form von Ölauszügen oder Salben.

Hinweise

Die Hauswurz wird heute nur noch in der Volksheilkunde und dann auch nur noch äußerlich angewendet. Bei innerer Einnahme können Überdosierungen zu Durchfall und Erbrechen führen.

▷ Rezepte

Ölauszug: *für die äußere Anwendung bei trockener und entzündeter Haut (Neurodermitis und Schuppenflechte)*

Eine Handvoll zerkleinerte und angequetschte Hauswurzblätter in 100 ml kalt gepresstem Oliven- oder Mandelöl im Schraubglas ansetzten. 14 Tage an der Fensterbank durchziehen lassen. Den Ölauszug auf die Hautstellen entweder bei Bedarf oder auf die noch feuchte Haut nach dem Duschen oder Baden leicht einmassieren.

Kühlende Hautsalbe

15–20 Hauswurzblätter
150 ml Olivenöl
20 g Bienenwachs

Die Hauswurzblätter säubern und klein schneiden. Nun das Öl erhitzen und die Blätter darin eine halbe Stunde ausziehen lassen. Die ausgelaugten Pflanzenteile absieben und in das noch warme Ölgemisch Bienenwachs hinzugeben. Gut umrühren und gleich in Döschen abfüllen. Damit die Salbe lange hält, am besten im Kühlschrank aufbewahren. Sie kühlt und hilft bei leichten Verbrennungen, Insektenstichen und lindert Schwellungen.

Dinkel

Triticum spelta

De Spelta

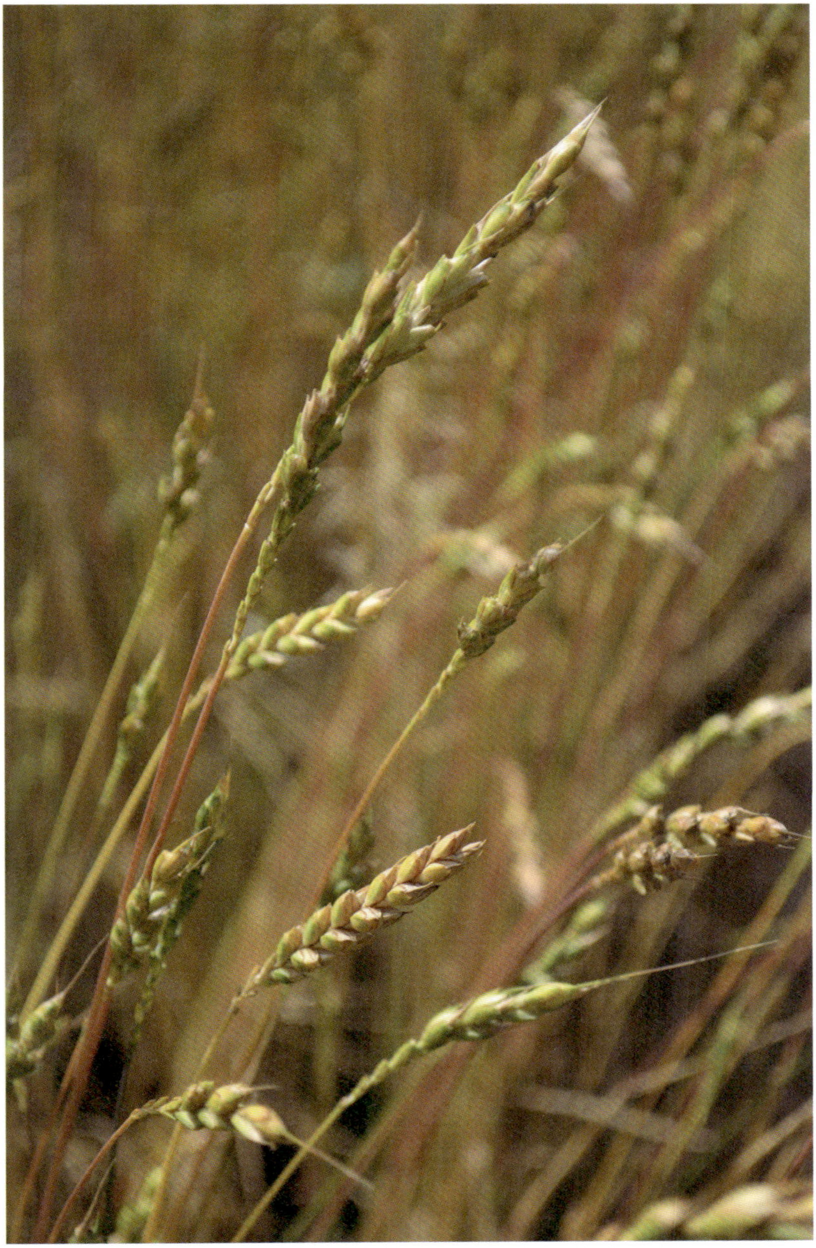

Heilpflanzenanwendung bei Hildegard (Kap. 1-5)

Hildegard und Dinkel. Diese beiden Begriffe sind unzertrennlich miteinander verbunden. Beim Blättern von Kochbüchern, beim Blick in die Müsliecke von Reformhäusern oder in die einschlägige Literatur könnte der Eindruck entstehen, Hildegard habe sich ganz und gar dem gesunden Getreide gewidmet. Doch weder im Band „Causae et curae“ noch in der „Physica“ wird der Dinkel ausführlich beschrieben, und es ist nur ein einziges Rezept mit Dinkel von ihr überliefert. Die unzähligen Dinkelrezepte stammen allesamt aus der Neuzeit, vornehmlich von Dr. Hertzka. Ganze zehn Zeilen umfasst das Dinkelkapitel in der „Physica“ und ist damit im Vergleich zu anderen Pflanzenbeschreibungen wie etwa Rainfarn, Odermenning oder Veilchen recht kurz gehalten. Da es im Mittelalter große Dinkelfelder im Moselgebiet gab, wird Hildegard ihn dort kennengelernt haben.

„Der Dinkel ist das beste Getreide und er ist warm und fett und kräftig und er ist milder als andere Getreidearten und er bereitet dem, der ihn isst, rechtes Fleisch und rechtes Blut und er macht frohen Sinn und Freude im Gemüt des Menschen. Und wie auch immer (die Menschen) ihn essen, sei es in Brot, sei es als andere Speise, ist er gut und mild. Und wenn einer so krank ist, dass er vor Krankheit nicht essen kann, dann nimm die ganzen Körner des Dinkels und koche sie in Wasser unter Beigabe von Fett oder Eidotter, so dass man ihn wegen des besseren Geschmacks gern essen kann, und gib das dem Kranken zu essen und es heilt ihn innerlich wie eine gute und gesunde Salbe.“[53]

Andere historische Quellen

Auch im Volksglauben ist Dinkel fest verankert. So soll Dinkelbrot eine besondere Kraft besitzen und zugleich gegen den bösen Blick der Hexen schützen. Bereits im frühen Mittelalter wurde Dinkel in Anbaugebieten an Neckar, Rhein und Mosel kultiviert. Ortsnamen wie Dinkelsbühl oder Dinkelacker oder auch die Bezeichnung „Korn der Alemannen“ weisen auf die Bedeutung des Getreides hin.

53 Hildegard von Bingen: Physica; übersetzt von Marie-Louise Portmann, Christiana-Verlag, Stein am Rhein, 2009, S. 34

Heilpflanzenanwendung heute

Kleine Pflanzenkunde

Dinkel ist eine Urweizenart und gehört in die Familie der Süßgräser. Die Halme wachsen zwischen 1 und 1,5 m hoch. An den dünnen Ähren bilden sich goldgelbe bis rötliche Körner, die von einer dicken Spelzschicht umgeben sind. Im Volksmund auch Dreikorn, Spelz, Korn oder Schwabenkorn genannt, wird Dinkel in mehreren Handelssorten angebaut. Zu den alten Dinkelsorten zählen das Oberkulmer Rotkorn (viel Klebereiweiß), das Schwabenkorn, Franckenkorn (wenig Klebereiweiß) und der Bauländer Spelz, der vorzugsweise zur Grünkerngewinnung verwendet wird. Dinkel stellt geringe Ansprüche an Boden und Klima. Er ist robuster als Weizen, widerstandsfähig gegen Pilzerkrankungen, verträgt starken Frost und benötigt keinen oder wenig Dünger. Trotz dieser Vorzüge wurde er über Jahrzehnte vom Markt verdrängt, denn im Gegensatz zum Weizen lässt sich der Ertrag des Dinkels nicht durch landwirtschaftliche Intensivdüngung steigern. Zudem verursacht das aufwendige Entspelzen des Dinkelkorns zusätzliche Kosten.

Medizin

Das volle Korn liefert viele Kohlenhydrate, Eiweiß, etwas Fett und Ballaststoffe. Sein Mineralstoff- und Vitaminanteil wie auch die Zusammensetzung der Aminosäuren übertrifft die des Weizens. Vor allem bei Kalium, Magnesium, Eisen, Selen, Zink und der Gruppe der B-Vitamine hat Dinkel einen höheren Anteil als Weizen. Der Glutengehalt ist jedoch niedriger als bei Weizen.

Bisherige Forschungen und Erfahrungsberichte werfen ein sehr positives Licht auf das Urgetreide. Eine Ernährung mit Dinkel als Hauptgetreide ist sowohl für junge als auch ältere Menschen ratsam. Bei den zunehmenden Nahrungsmittel-Unverträglichkeiten – hier ist vor allem die Glutenunverträglichkeit zu nennen – und verschiedensten Krankheiten (vor allem bei Autoimmunprozessen) wird vor allem Weizen oft nicht vertragen. In diesen Fällen zeigen Erfahrungsberichte, dass ungekreuzter Dinkel hingegen oftmals besser toleriert wird. Dinkel besitzt eine besonders verträgliche Verteilung von Nährstoffen.

Dinkel als volles Korn und gut ausgemahlen eignet sich als Hauptgetreide für Kranke und Gesunde, bei Verdauungsstörungen wie etwa Verstopfung, bei chronisch-entzündlichen Prozessen wie Arthritis, bei Erkrankungen des Nervensystems und als Getreide bei Fasten- und Aufbaukuren. Nur im vollen Korn sind noch alle Inhaltsstoffe – insbesondere die B-Vitamine – enthalten und nur so kann es die Zellen mit Nährstoffen versorgen. Sportler, Diabetiker, körperlich und geistig arbeitende Menschen profitieren alle gleichsam davon. Hildegard sprach davon, dass Dinkel einen „frohen Sinn und Freude im Gemüt des Menschen" macht. Und tatsächlich wirkt der Eiweißbaustein Tryptophan leicht stimmungsaufhellend und beruhigend. Bei der Zubereitung in der Küche sind kaum Grenzen gesetzt. Der Dinkel sollte allerdings artenrein sein und am besten in Bioqualität gekauft werden. Das Oberkulmer Rotkorn zählt zu den qualitativ hochwertigen Dinkelsorten. So können Sie Dinkel zur Brotherstellung und für Backwaren aller Art verwenden oder ihn als Müsli, Reis, Grieß, Schrot, Nudeln oder für Suppen- und Eintopfgerichte verwenden.

Hinweise

Weichweizen und Dinkel unterscheiden sich genetisch nur gering und sind frei miteinander kreuzbar. Weizengene im Dinkel stellen allerdings erfahrungsgemäß ein erhöhtes Unverträglichkeits- bzw. Allergiepotenzial des Dinkels dar. Zudem gibt es derzeit keine wissenschaftlich haltbare Methode, die die genetische Reinheit des Dinkels bestimmen kann. Somit muss nicht nur die Verträglichkeit im Einzelfall, sondern auch die Verträglichkeit einzelner Dinkelsorten geprüft werden. Für Zöliakiepatienten ist Dinkel jedoch nicht geeignet. Bei einer Glutenunverträglichkeit allerdings werden Dinkelprodukte in kleinen Mengen oft gut vertragen.

▷ Rezepte

Dinkel-Cremesuppe

Zutaten für 4 Portionen

1 l Gemüsebrühe
4 EL Dinkelmehl
2 Möhren
2 Zwiebeln
50 g Butter

125 ml Sahne
Salz, Pfeffer, Muskatnuss
Petersilie

Zubereitung: Das Gemüse in feine Würfel schneiden, in der Brühe weich kochen und vom Herd nehmen. Die Butter in einer Pfanne schmelzen und unter Rühren das Dinkelmehl zugeben; dann die Mehlschwitze in die Brühe einrühren. 10 Minuten köcheln lassen, die Sahne hinzufügen und mit den Gewürzen abschmecken. Im Mixer pürieren und vor dem Servieren mit Petersilie dekorieren.

Dinkel-Ganzkörnerkur: *hilft bei verstopftem Darm*
70 g ganze Dinkelkörner butterweich kochen, mit einem EL Butter und einem Eigelb lasieren und mit etwas Salz abschmecken.

Dinkelbrot: *für mehr Lebensenergie*
Zutaten
1 Kg Dinkelmehl (Vollkorn, ausgemahlen)
2 gehäufte TL Salz
1 gehäufter TL Brotgewürz, gemahlen (Anis, Fenchel, Kümmel, Koriander)
750 ml Wasser
40 g Hefe

Dinkelmehl in einer großen Schüssel mit Salz und Gewürzen vermengen. Die in lauwarmer Milch aufgelöste Hefe dazugeben und alles zu einem Teig verrühren. Nach und nach das Wasser dazu gießen und gut durchkneten. Den Teig mit etwas Mehl von der Schüssel lösen und unter einem feuchten Handtuch etwa 90 Minuten an einem warmen Ort gehen lassen. Den Teig noch einmal durchkneten, zu einem Brot formen oder in eine Brotform geben. Noch einmal eine halbe Stunde zugedeckt an einem warmen Ort gehen lassen. Die Oberfläche mit einem Messer mehrfach einritzen und mit Milch bestreichen. Im vorgeheizten Backofen (200 bis 220 °C, Ober-/Unterhitze) rund 50 Minuten backen.

Hildegard-Präparate

Dinkel-Habermus, Hildegards Laden
Dinkel-Gewürzkekse, Hildegards Laden
JURA Dinkelkaffee
Hildegard Hof Habermus bio, St. Hildegard Posch
Hildegards Dinkel Müsli, Allos
Frühstücksbrei Hildegard Bio, Rapunzel
Dinkelkaffee gemahlen, Sonnentor
Dinkelreis / Dinkel Kernotto, Stadtmühle Geisingen

Diptam

Dictamnus albus

De Dictamno

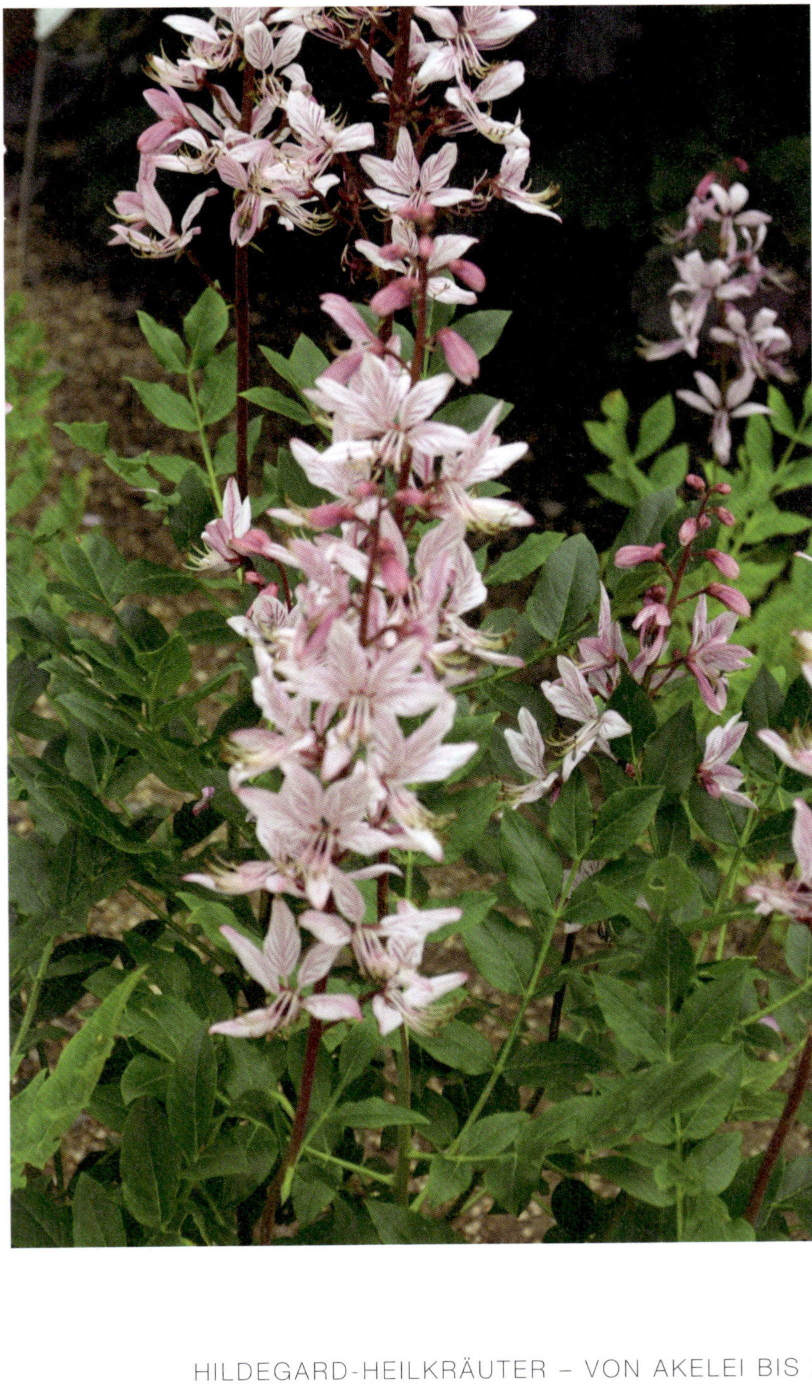

Heilpflanzenanwendung bei Hildegard (Kap. 1-115)

Diptam war eine wichtige Arzneipflanze im gesamten Mittelalter. Die ersten sicheren Nachweise über die Verwendung des Diptams in unseren Breiten als Heilpflanze finden sich bei Hildegard von Bingen. Sie schätzte seine wärmenden und trocknenden Kräfte, die sogar den „steyn" (Gallen- und Nierensteine) brechen könne, der vor allem bei Menschen mit Übergewicht auftritt. Auch lindert Diptam die Schmerzen am Herzen, die durch verengte Blutgefäße entstanden sind. *„Der Diptam ist warm und trocken und er hat die Kräfte des Feuers und die Kräfte des Steins in sich, weil er wie der Stein hart ist in seinen Kräften."*[54]

Noch heute wird das Diptam-Wurzelpulver bei den Anhängern der Hildegard-Heilkunde zur begleitenden Therapie bei Arteriosklerose, Gallen- und Nierensteinen empfohlen.

Andere historische Quellen

Schon im Alten Testament könnte vom Diptam die Rede gewesen sein. Das zweite Buch Mose berichtet, dass sich Gott Mose im „Brennenden Dornenbusch" offenbarte. An heißen Tagen erzeugt die anmutige Pflanze so viel ätherisches Öl, dass sie sich selbst entzündet, ohne dabei großen Schaden zu nehmen. Das Schauspiel kann man vor allem bei Dämmerung beobachten, wenn bei Windstille kleine bläuliche Flammen aufleuchten. Wundersame Kräfte sagte man dem Diptam im Altertum zu. Vermutlich ist vor allem durch die Erzählungen der christlichen Mythologie der Diptam in alten Zeiten hochstilisiert worden. So berichten die alten Kräuterbücher von der destillierten Diptamwurzel morgens und abends auf drei Lot (1 Lot = 16 2/3 g) getrunken als wirksames Mittel gegen die Pest. Wegen seiner Heilkräfte soll Diptam bereits im Mittelalter in unseren Breiten fast ausgerottet gewesen sein. In den antiken medizinischen Schriften der Hippokratiker wurde Diptam in richtiger Dosierung vor allem bei Frauenleiden, wie ausbleibende Menstruation, in der Geburtshilfe und zur Förderung der Nachgeburt aufgeführt.

54 Hildegard von Bingen: Physica; übersetzt von Marie-Louise Portmann, Christiana-Verlag, Stein am Rhein, 2009, S. 124

Heilpflanzenanwendung heute

Kleine Pflanzenkunde

Die ausdauernde Staude gehört in die Pflanzenfamilie der Rautengewächse, sie wird bis zu 80 cm hoch und duftet stark nach Zitrone. Ein fester rauer Stängel, mit Öldrüsen punktierte Blätter und rosafarbene Blüten mit dunkler Aderung kennzeichnen die Pflanze. Die natürlichen Vorkommen sind das südliche Europa bis nach Asien, sporadisch auch Süddeutschland, vorzugsweise auf trockenen Plätzen. Wild wachsende Diptampflanzen sind streng geschützt. Sowohl Wurzel als auch Kraut werden zum Teil in der Volksheilkunde verwendet.

Medizin

An wertgebenden Inhaltsstoffen wurden in der Wurzel Furochinolin-Alkaloide (Dictamnin und Fagarin), ätherisches Öl, Bitterstoffe, Saponine – in den Blättern Flavonoide, Alkaloide, ätherisches Öl und Furanocumarine gefunden. Meist werden in der Heilkunde die getrocknete Wurzel/Wurzelrinde, seltener die getrockneten Diptamblätter verwendet.

Diptam gehört zu den vergessenen Heilkräutern. Der würzig-aromatische Geschmack und die Bitterstoffe der Wurzel fördern vor allem die Sekretion der Verdauungssäfte von Leber und Galle. Dadurch ist Diptam ein verdauungsförderndes und gleichzeitig appetitanregendes Würzmittel. Wie Hildegard bemerkte, hat Diptam krampflösende Eigenschaften, vermutlich durch die Saponine und das ätherische Öl bedingt. Dadurch erklären sich auch die Heilanzeigen bei Krämpfen von Magen, Galle, Nieren und Blase ebenso wie die Anwendung bei krampfartiger Migräne und nervösen Störungen. Allerdings werden heute wegen der unten aufgeführten Nebenwirkungen von Wissenschaftlern Diptam-Zubereitungen nur noch in homöopathischer Dosierung empfohlen. Hier gehen die Meinungen zur Anwendung zwischen Volksmedizin und zwischen Erfahrungsheilkunde einerseites und und Phytotherapeuten andererseits auseinander. Aus diesem Grund wurde bei diesem Kapitel auch kein Rezept angegeben.

Hinweise

Diptam enthält Furochinolin-Alkaloide mit phototoxischen Eigenschaften. Diese können bei empfindlichen Menschen unter Einwirkung von Sonnenlicht zu Hautveränderungen mit starker Entzündung und

Blasenbildung führen. Aus diesem Grund sollten Sie beim Umgang mit Diptam Handschuhe tragen. Wegen der stark stimulierenden Wirkung auf die Gebärmutter Diptam nicht während der Schwangerschaft anwenden.

Eberraute / Stabwurz

Artemisia abrotanum

De Stagwurt

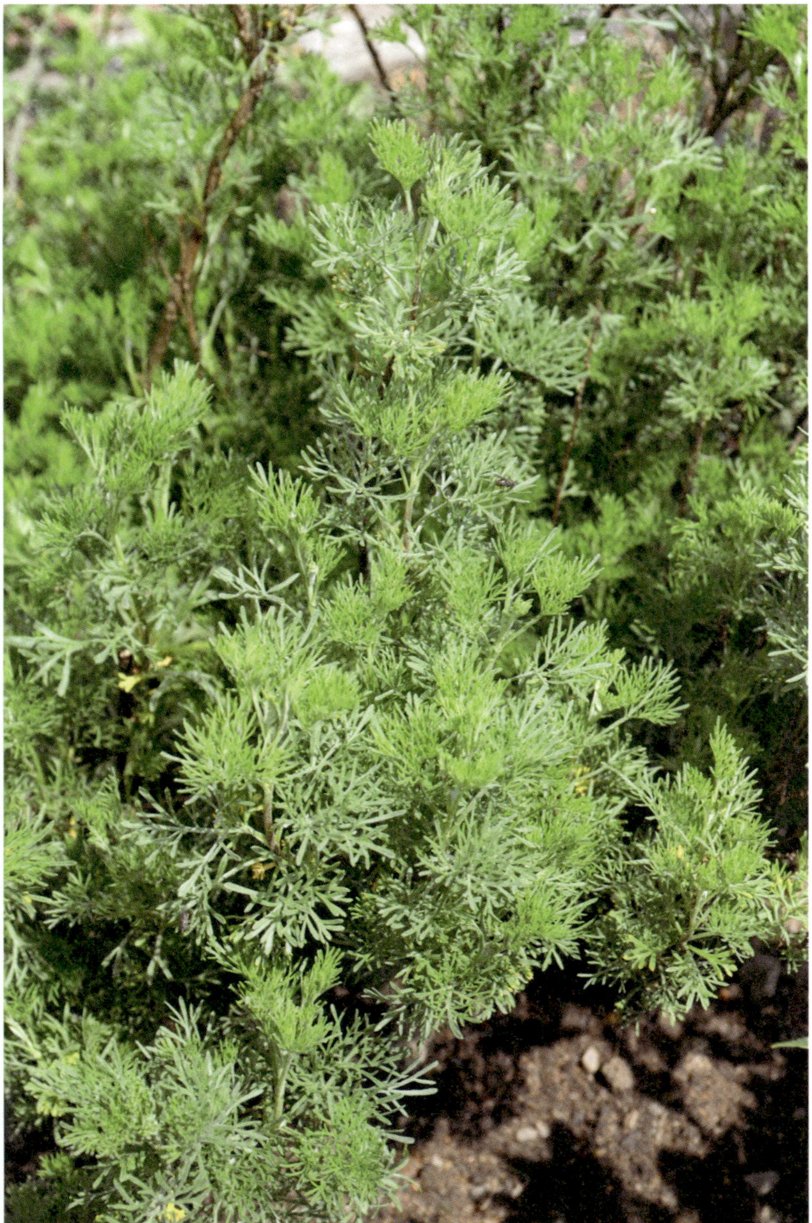

Heilpflanzenanwendung bei Hildegard (Kap. 1-106)

Hildegard sah in der Eberraute ein potentes Heilmittel, das vor allem bei Gliederschmerzen hilfreich ist. Sie ordnete es den warmen und trockenen Kräutern zu. Bei Gicht- und Rheumaknoten empfiehlt sie äußere Anwendungen mit der Eberraute. „... *wo eines der Glieder im Menschen zusammengezogen wird, dort werde Eberraute zerstoßen und werde so an der Stelle aufgelegt und auch mit ihrem Saft werde die Stelle gesalbt. ... Und wenn jemand von Gicht ... geplagt ist, nehme er hinreichend Eberraute und genug altes Fett und etwas Baumöl und dies dünste er gleichzeitig in einer Pfanne und dann lege er das so warm auf das Glied ... .*“[55]

Hildegard sah in der Eberraute ein potentes Heilmittel vor allem bei Gliederschmerzen.

Andere historische Quellen

In den alten Medizinschriften kommt eine Pflanze mit dem Namen Abrotanum (bei der es sich um Eberraute handeln könnte) vor, die bei stagnierenden Geburten, bei ausbleibender Monatsblutung, zum Austreiben von Würmern im Darm, bei Ischiasbeschwerden und zur Wundbehandlung verwendet wurde. Dazu wurde die Pflanze gepulvert und mit Milch oder Honig eingenommen oder mit Honig vermischt auf die schmerzenden Hautstellen aufgetragen.

Die Eberraute war der Geburtsgöttin Artemis geweiht und deshalb auch ein bedeutendes Frauenkraut. Da sie beim Zerreiben einen zitronenartigen Duft verströmt, war sie lange Zeit auch ein schutzmagisches Kraut und spielte im Aberglauben eine gewisse Rolle.

Heilpflanzenanwendung heute

Kleine Pflanzenkunde

Ursprünglich aus den Steppen Asiens stammend, wird die Eberraute schon seit dem Mittelalter bei uns in den Kloster- und Bauerngärten gezogen. Es sind mehrjährige, nach Zitrone duftende und dichtästige Halbsträucher,

55 Hildegard von Bingen: Physica; übersetzt von Marie-Louise Portmann, Christiana-Verlag, Stein am Rhein, 2009, S. 113

die bis 1,50 m in die Höhe wachsen. Kennzeichnend sind die blaugrauen und gefiederten Blätter, die beim Zerreiben einen wunderbaren zitronenartigen Geruch verströmen, und die kleinen Blüten, die die Familienzugehörigkeit zu den Korbblütengewächsen verraten.

Medizin

Das Kraut enthält ätherisches Öl, Cumarine, verschiedene Flavonoide wie Rutin und Quercetrin sowie Bitterstoffe. Heute hat die Eberraute in der Medizin nur noch wenig Bedeutung. Weil sie aromatisch und bitter ist, können Sie es als Würzkraut verwenden und fetten Braten wie Gans, Ente oder Schweinefleisch beigeben. Die Bitterstoffe fördern die Sekretion der Verdauungsenzyme; somit kommen Magen- und Gallensäfte in Fluss und Fettes kann leichter verdaut werden. Eberrauten-Tee eignet sich als therapiebegleitendes Mittel in der Phase der Rekonvaleszenz, denn durch die Aktivierung der Leber finden vermehrt Entgiftungsprozesse statt und damit werden die Selbstheilungskräfte aktiviert. Auch im Rahmen einer Allergietherapie kann eine Teekur unterstützen. Wenngleich heute auch nicht in den Medizinbüchern beschrieben, so können die wärmenden und durchblutungsfördernden Eigenschaften der Eberraute durchaus lindernde Effekte haben und wie bei Hildegard beschrieben, bei geschwollenen oder schmerzenden Gelenken und Gliedern wohltuend wirken.

Hinweise

Das bitter schmeckende Kraut kann die Lebertätigkeit erhöhen, damit auch Gallensteine in Bewegung bringen und auch Koliken auslösen. Befragen Sie bei Gallensteinleiden deshalb vor Anwendung den Arzt. Vorsicht gilt auch bei Anwendungen bei starker Menstruation sowie während der Schwangerschaft und Stillzeit.

▷ Rezept

Eberrauten-Tee: *verdauungsanregend und leicht entgiftend*

Ein Teelöffel Eberrautenkraut mit einer Tasse siedendem Wasser übergießen; fünf bis acht Minuten bedeckt ziehen lassen, abseihen. Davon eine bis drei Tassen täglich trinken.

Hildegard-Präparat

Eberrauten-Creme, St. Hildegard Posch

Efeu

Hedera helix

De Ebich

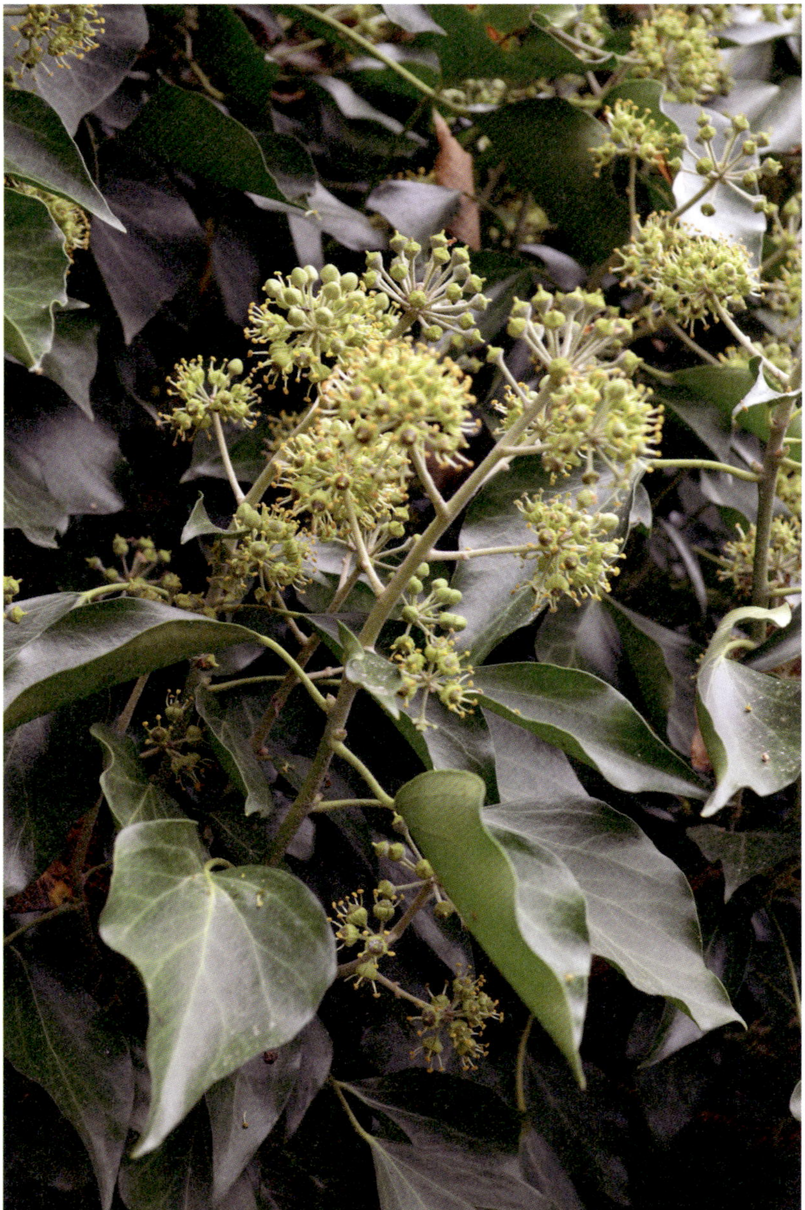

Heilpflanzenanwendung bei Hildegard (Kap. 1-140)

Im Mittelalter wurde Efeu vornehmlich für äußere Anwendungen verwendet. Hildegard von Bingen schätzte die kühlende Wirkung und empfahl Efeurezepturen (gedünsteten Efeu vermischt mit Hirschtalg oder altem Fett) als Umschlag gegen die Gelbsucht. Hildegard kennt offensichtlich die aus der Antike stammende Warnung vor dem inneren Gebrauch des Efeus, sie hält den Verzehr des Efeus für unnütz und bezeichnet ihn als „unkrut". Nach Hildegards Angaben soll der Heilungseffekt bei äußeren Anwendungen so groß sein, dass selbst bei Eingeweidebrüchen ein Therapieerfolg eintreten kann – vorausgesetzt, man gibt nochmals Brunnenkresse hinzu. Der heute genutzte spezifische therapeutische Effekt bei Erkrankungen der Atemwege wird indes von Hildegard nicht erwähnt.

Andere historische Quellen

In der Antike galt Efeu als heilige Pflanze. Mit Efeu wurden die Weingötter Dionysos und Bacchus bekränzt. Auch die Kelten verehrten die immergrüne Pflanze und weihten ihm den Gott des Winters. Heilkundliche Anwendungen für Efeu findet man auch in den alten Werken. So empfahl Dioskurides äußere Anwendungen bei Kopf-, Ohren- und Zahnschmerzen oder Menstruationsbeschwerden. Wie Hildegard warnte er vor inneren Anwendungen, da er eine negative Wirkung auf den Geist vermutete. Seinen Stellenwert als Hustenlöser bekam Efeu erst im 19. Jahrhundert.

Heilpflanzenanwendung heute

Kleine Pflanzenkunde

Efeu ist eine heimische Kletterpflanze und in ganz Europa beheimatet. Wild wachsende Pflanzen findet man in feuchten Au- und Mischwäldern. Efeu nutzt Wirtsbäume, um sich bis in die Baumkronen empor zu schlingen. Das immergrüne Araliengewächs ist robust und anspruchslos, bildet dunkelgrüne drei- oder fünfeckige Blätter und blüht erst im Herbst. Danach bilden sich schwarze Beeren, die jedoch stark giftig sind.

Medizin

Für Heilzwecke werden ausschließlich die Blätter verwendet. Sie enthalten efeuspezifische Saponine, Flavonoide, Mineralien und Spurenelemente (Jod, Kupfer, Mangan) und geringe Mengen an ätherischem Öl.

In der modernen Pflanzenheilkunde ist Efeu ein bewährtes Mittel, um Erkrankungen der Atemwege zu linden. Efeuzubereitungen fördern die Produktion von dünnflüssigem Schleim und haben zudem eine krampflösende Wirkung auf die Bronchialmuskulatur, weshalb ihre Domäne chronisch-entzündliche Bronchialerkrankungen und andere schleimbildende Erkrankungen im Bereich der Atemwege sind, die mit Husten einhergehen, wie etwa Keuchhusten oder Asthma. Die Zahl der Hustenanfälle reduziert sich und es mindern sich Krämpfe. Für die Selbstmedikation sind Efeublätter wegen des hohen Saponingehalts weniger geeignet, denn diese können Reizungen im Magen und Darm verursachen. Es sind einige Fertigarzneimittel auf dem Markt. Die Extraktpräparate lassen sich teils auch für Inhalationen verwenden und einige sind auch für die Anwendung bei Kindern geeignet.

Hinweise

Efeu gehört zu den Giftpflanzen und kann deshalb nicht sorglos verwendet werden. Durch den Verzehr der Beeren kann es besonders bei Kindern zu Vergiftungen kommen, die sich als Übelkeit, Durchfall und Erbrechen zeigen können. Frische Efeublätter haben ein Allergiepotenzial, und auch der Saft der Blätter kann allergische Kontaktekzeme verursachen. Deshalb sollten Sie vorzugsweise standardisierte Fertigarzneimittel verwenden.

Eisenkraut

Verbena officinalis

De Ysena

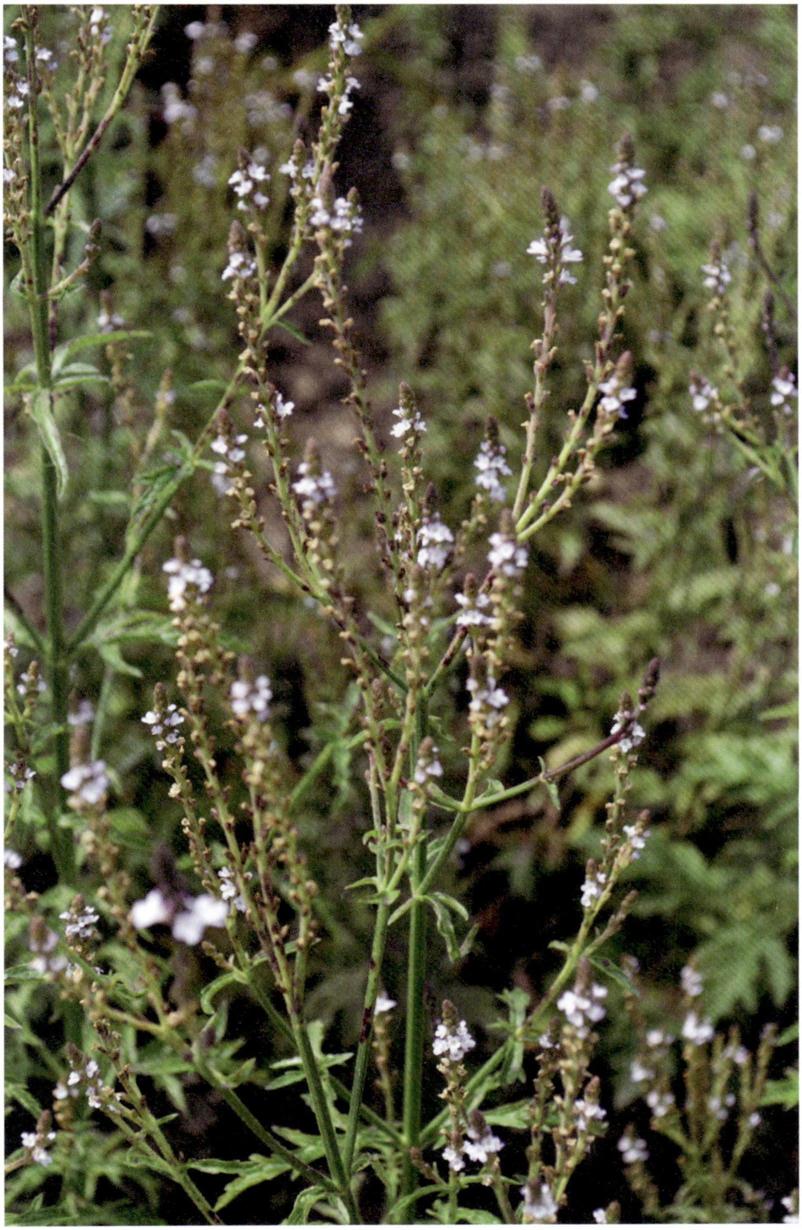

Heilpflanzenanwendung bei Hildegard (Kap. 1-154)

Das Eisenkraut heißt bei Hildegard von Bingen „isene“ oder „ysena“ und wird bei Wunden, Geschwüren und durch Parasiten oder Würmer entstandenem fauligem Fleisch als Aufguss empfohlen. Wem die Kehle zuschwillt, der soll Eisenkraut mit Wasser vermischen, ein Tuch damit tränken und es über die Kehle legen, bis die Schwellung verschwindet.

Andere historische Quellen

Das unscheinbare Pflänzchen war einst eine mächtige Heil- und Zauberpflanze. Ihr botanischer Name *Verbena* bedeutet „heiliger Zweig“ mit der Bedeutung von „Stab“ oder „Zauberstab“. Mit Eisenkraut wurden Häuser gereinigt, Liebestränke zubereitet und die Gallier sollen es zum Wahrsagen und Prophezeihen benutzt haben. Vor allem war Eisenkraut jedoch ein universelles Allheilmittel. Wie auch Hildegard bemerkte, wurden Wunden geheilt, indem man Eisenkraut als Pflaster aufgelegt hat, und Eisenkraut war ein allseits beliebtes Frauenkraut, wenn beispielsweise die Gebärmutter „verstopft“ war und etwa zu wenig oder kein monatlicher Blutfluss zustande kam oder der Kindersegen ausblieb.

Heilpflanzenanwendung heute

Kleine Pflanzenkunde

Die wenig bekannte Ruderalpflanze mit dem blasslila Blütenstand gehört zu den Verbenen. Sie ist eine heimische Pflanze, wird bis zu 70 cm hoch und siedelt sich gerne auf Unkrautfluren, Schuttplätzen und Ödland in sonniger Lage an. Sammelgut sind die Blüten und Blätter, die in schattigen Plätzen getrocknet und in dunklen Gefäßen aufbewahrt werden.

Medizin

An Wirkstoffen wurden Gerb- und Bitterstoffe, Flavonoide, etwas ätherisches Öl, Iroidglykoside (Verbenalin), Kieselsäure und Beta-Sitosterol – also hormonähnliche Substanzen – identifiziert, was die frühere Anwendung als Frauenkraut auch plausibel macht. Doch auch in der Kosmetik ist man auf die Pflanze aufmerksam geworden und nutzt die sie zur Straffung und Belebung der Haut.

In der modernen Phytotherapie spielt das Eisenkraut keine große Rolle mehr. In der traditionellen europäischen Medizin wird sie noch bei nervöser Anspannung wie etwa Prüfungsangst genutzt. Das unscheinbare Gewächs stärkt den Appetit und die Verdauung, stoppt leichte Formen von Durchfall, kann den nervösen Magen beruhigen und auch bei Leber- und Galleerkrankungen unterstützen. Auch als Frauenkraut hat sie noch eine gewisse Bedeutung, denn sie kann den Zyklus der Frauen regulieren. Hildegard erkannte das Potenzial von Eisenkraut zur Wundbehandlung.

Hinweise

Nebenwirkungen sind nicht bekannt. Wegen wehenanregenden Eigenschaften ist bei Schwangerschaft jedoch Vorsicht geboten.

▷ Rezepte

Eisenkrauttee

1 gehäuften TL Blüten und Blätter mit 250 ml heißem Wasser übergießen, 5–10 Minuten ziehen lassen, dann abseihen. In kleinen Schlucken trinken. Der Tee hat sich vor allem bei Magen-Darm-Beschwerden wie Appetitlosigkeit, Verdauungsstörungen und leichtem Durchfall bewährt.

Eisenkraut als Gurgellösung oder Wundheilmittel

Einen starken Tee wie oben beschrieben zubereiten. Dazu 2 TL Kraut mit 250 ml heißem Wasser übergießen. Nach 10 Min. ist die Gurgellösung fertig und kann abgeseiht werden. Mehrmals täglich damit die Mundhöhle spülen beziehungsweise damit Wunden reinigen. Um eine Keimbelastung zu vermeiden, den Tee täglich neu ansetzen.

Eisenkrauttinktur: *bei Frauenleiden wie unregelmäßigem Zyklus*

Eine Handvoll blühendes Eisenkraut in ein verschließbares Glas geben und mit hochprozentigem Alkohol übergießen. Die Flüssigkeit sollte an einem kühlen, dunklen Ort mindestens zwei Wochen ziehen. Danach den Auszug durch ein Leinentuch abfiltern, den Rückstand kräftig auspressen und in Braunglasflaschen mit Tropfpipette umfüllen. Zwei- bis dreimal täglich bis zu 10 Tropfen der Tinktur in lauwarmem Wasser gelöst einnehmen.

Erdbeere

Fragaria × ananassa und *Fragaria vesca*

De Erperis

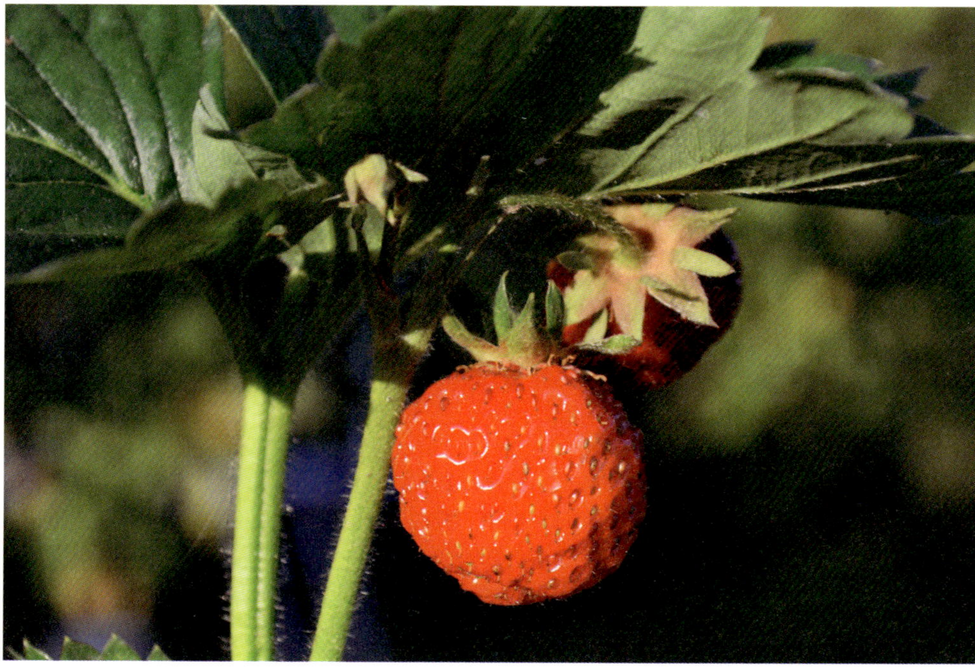

Heilpflanzenanwendung bei Hildegard (Kap. 1-170)

„Das Kraut, an dem Erdbeeren entstehen, ist mehr warm als kalt. Es bereitet Schleim im Menschen, der es isst, und für Heilmittel taugt es nicht. Auch die Früchte, nämlich die Erdbeeren, verursachen gleichsam einen Schleim im Menschen, der sie isst, und sie taugen weder dem gesunden noch dem kranken Menschen zum Essen, weil sie nahe an der Erde wachsen und weil sie sogar in fauliger Luft wachsen."[56]

56 Hildegard von Bingen: Physica; übersetzt von Marie-Louise Portmann, Christiana-Verlag, Stein am Rhein, 2009, S. 161

Ein niederschmetterndes Urteil hat die Äbtissin den heute so beliebten Früchten erteilt. Für Hildegard waren Erdbeeren gleichsam Küchengifte. Ich vermute, dass sie mit „fauliger Luft“ die Eigenschaft von Erdbeeren beschreibt, schon kurz nach der Ernte Schimmel anzusetzen. Deshalb sollten Erdbeeren nach der Ernte zeitnah innerhalb von Stunden verarbeitet oder gegessen werden.

Andere historische Quellen

Doch schon im 15. Jahrhundert wandelte sich der Stellenwert von Erdbeeren wieder. Bei Dichtern galten sie als Sinnbild der erotischen Liebe, bei Moralisten als Symbol unzüchtiger Gedanken. Im 16. Jahrhundert erkannten namhafte Ärzte und Botaniker das gesundheitsfördernde Potenzial der Erdbeeren. Sie empfahlen Erdbeeranwendungen unter anderem bei Milz- und Leberleiden.

Heilpflanzenanwendung heute

Kleine Pflanzenkunde

Gartenerdbeeren waren Hildegard noch nicht bekannt, doch wuchsen damals wie heute im Wald ihre kleinen schmackhaften Früchte. Sie punkten noch mehr mit gesundheitsfördernden Inhaltsstoffen als die Zuchtsorten im Garten. Beispielsweise mit Vitamin C, aber auch mit Flavonoiden (Anthocyane), Pektin, Mineralstoffen und Spurenelementen.

Medizin

Das gesunde Wildobst hat tatsächlich ein gewisses Heilpotenzial. Im Gegensatz zu Hildegard stufe ich es eher kalt als warm ein, damit sind sie ein idealer Snack in der warmen Jahreszeit und zudem leicht verdaulich. Das macht sie auch zu einem beliebten Obst bei fiebernden Patienten. Ihre appetitlich rote Farbe und der angenehme Erdbeerduft sind bei kleinen und großen Patienten beliebt und deshalb werden Erdbeeren gerne genommen, wenn die Patienten sonst andere Speisen ablehnen. Erdbeeren kräftigen wegen der hohen Dichte an Vitalstoffen das Immunsystem und befreien den Körper von überschüssigen Wassereinlagerungen.

Hinweise

Eine echte Erdbeerallergie kommt recht selten vor, häufiger sind sogenannte pseudy-allergische Reaktionen, bei denen es zur Freisetzung von Histamin kommt.

▷ Rezept

Vitalstoffreiche Erdbeerkur

Acht Tage lang dreimal täglich 125 g frische Erdbeeren essen, nach Belieben mit etwas eingeweichten Haferflocken andicken.

Esskastanie / Edelkastanie

Castanea sativa

De Kestenbaum

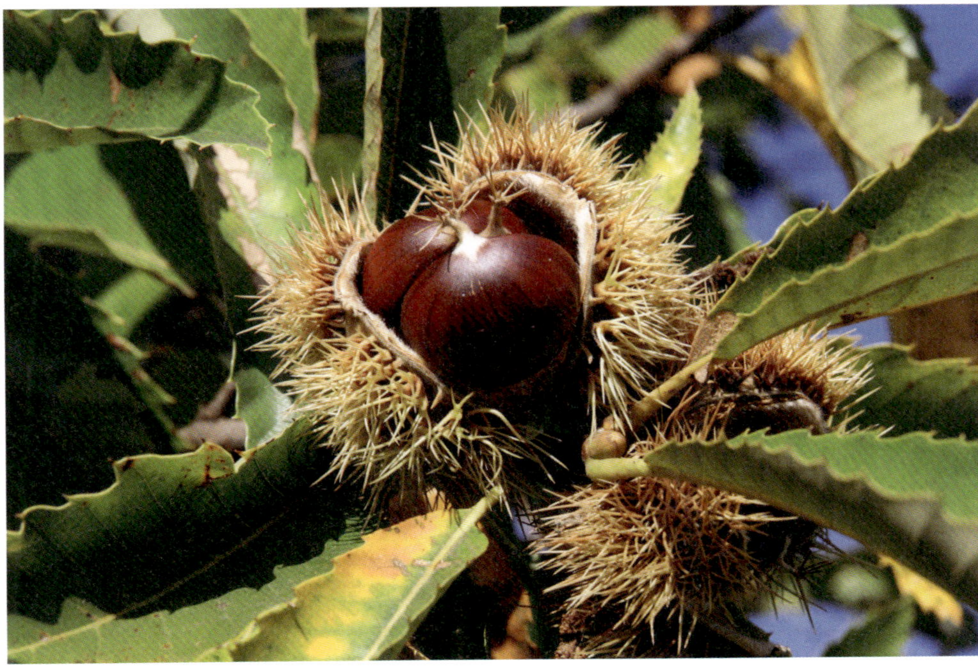

Heilpflanzenanwendung bei Hildegard (Kap. 3-12)

Ab dem 10. Jahrhundert forsteten viele Klöster die Berghänge in den wärmeren Regionen mit Edelkastanien auf. Kein Wunder also, dass Hildegard Maronen kannte und schätzte. Zu dieser Zeit waren sie überall Nahrungsmittel. Frisch, getrocknet, roh, gekocht, geröstet oder als Mehl verspeist waren sie vor allem in Berggebieten im Winter eine wichtige Nahrungsquelle. Hildegard sah in der Edelkastanie eine nützliche Frucht und verwendete sie fast schon als Allheilmittel gegen zahlreiche Beschwerden wie etwa Schwäche, Schmerzen im Herzen, Melancholie, Leberschmerz oder Schmerzen in der Milz. Dazu kochte sie die Kerne mit Honig oder briet sie am offenen Feuer. *„Und wer im Herz Schmerzen hat ... und wenn er so traurig wird, dann esse er oft diese rohen Kerne ... und er wird an Stärke zunehmen und seinen Frohsinn wieder finden. Aber auch wer an der Leber Schmerzen hat, zerquetsche oft diese Kerne und lege sie so in Honig und esse so oft mit diesem Honig ... Wer aber Schmerzen in der Milz leidet, brate diese Kerne etwas am Feuer und dann esse er sie oft etwas warm, und die Milz wird warm und strebt nach völliger Gesundheit."*[57]

Andere historische Quellen

Ein süßer Kern und darum eine bewehrte Schale – dies beflügelte unsere Vorfahren wie auch die Christen zu eigentümlichen Vorstellungen. So wurde die Kastanie im Christentum zum Symbol für Keuschheit und unbefleckte Empfängnis. Doch schon in vorchristlicher, vermutlich schon in prähistorischer Zeit kannte man Esskastanien im kaukasisch-armenischen Gebiet. Von hier aus verbreitete sich der Anbau rasch nach Kleinasien, Griechenland und auf den Balkan. Griechen, Phönizier und Juden handelten die Früchte im ganzen Mittelmeerraum und die Römer sorgten schließlich für die Verbreitung bis nach Britannien. Holz, Honig, Rinde, Blätter und Blüten wurden in den Küchen wie auch für medizinische Zwecke gebraucht. Im frühen Mittelalter war die Edelkastanie eine wichtige Nahrungspflanze. Karl der Große führte sie in seiner Liste der geschützten Bäume auf.

Heilpflanzenanwendung heute

Kleine Pflanzenkunde

Die Europäische Kastanie stammt aus dem Schwarzmeergebiet in Kleinasien. In Deutschland wachsen Kastanien häufiger am Bodensee, im Rhein-Main-Neckar-Gebiet und in geschützten Lagen Norddeutschlands. Edelkastanien sind sommergrüne Bäume, die stärkereiche Nussfrüchte bilden. Botanisch werden sie den Buchengewächsen zugeordnet, sie erreichen eine stattliche Höhe von bis zu 25, maximal 35 m bei einem Stammdurchmesser von bis zu 2 m. Häufig erreichen sie ein stattliches Alter von bis zu 600 Jahren, in Einzelfällen bis zu 1000 Jahren. Die Borke ist reich

---

57 Hildegard von Bingen: Physica; übersetzt von Marie-Louise Portmann, Christiana-Verlag, Stein am Rhein, 2009, S. 230, 231

an Gerbstoffen, die Blüten produzieren reichlich Pollen und ihre Früchte sind glänzende dunkelbraune Nüsse. Erntezeit der Maronen ist im Herbst, vorzugsweise im September und Oktober.

Medizin

Maronen haben einen hohen Gehalt an Kohlenhydraten (Stärke, Saccharose), auch ist der Gehalt an Aminosäuren recht hoch, der Fettgehalt relativ gering. An Vitalstoffen finden sich beispielsweise Kalium, reichlich B-Vitamine und sekundäre Pflanzenstoffe wie Flavonoide. Der hohe Wassergehalt frischer Nüsse macht sie leicht verderblich, weshalb sie häufiger getrocknet werden.

Maronen sind glutenfrei. Das Mehl kann daher von Zöliakie-Patienten als Getreideersatz verwendet werden. In frühen Zeiten haben Brote aus dem Mehl die ärmere Bevölkerung schon vor Hungersnöten bewahrt. Es ist sättigend, vollwertig und Baustein einer gesunden Ernährung. Durch den Basengehalt kann Maronenmehl auch Beschwerden wie Blähungen, Sodbrennen, Völlegefühl oder eine Reizung der Magenschleimhaut lindern, die als Anzeichen eines überlasteten Verdauungssystems gesehen werden dürfen. Bei körperlicher Schwäche kann der regelmäßige Verzehr von Maronenmehl-haltigen Speisen aufbauend wirken.

Hildegards Empfehlung, die Maroni zur Herzstärkung zu verwenden, ist gar nicht so abwegig. Die basische Wirkung sorgt für eine vermehrte Natrium-Ausscheidung über die Nieren, womit das Herz entlastet wird. Blutdruck wie auch Herzschlag können sich so regulieren. Als Medikament können Maronen zwar nicht bezeichnet werden, aber sie unterstützen die Funktion der Nerven und können präventiv das Risiko einiger Herz-Kreislauf-Erkrankungen reduzieren.

Gekochte oder geröstete Kastanien sind eine beliebte Beilage zu Fleisch (Huhn, Schwein, Gans, Hase). Weit verbreitet sind geröstete Kastanien, die auch außerhalb der Anbaugebiete im Winter auf Märkten verkauft werden.

Kastanienhonig ist bernsteinfarben, dunkel und aromatisch und quasi ein Nebenprodukt. Edelkastanienhonig schmeckt wie jeder andere Honig auch auf dem Butterbrot. Er ist etwas herber und bitterer im Geschmack als andere Blütenhonigsorten. Bei Erschöpfung und Appetitlosigkeit kann 1 TL über mehrere Monate eingenommen Bestandteil einer Aufbaukur sein.

Hinweise

Eine Allergie auf Esskastanien ist relativ selten. Sie zeigt sich dann häufig als Juckreiz an Lippen, Zunge, Gaumen bis hin zu Rötungen und Bläschenbildung auf der Haut.

Rezepte

Edelkastanien-Suppe

200 g Edelkastanien / Maronen, vorgekocht
200 g Edelkastanienmehl
1 EL Dinkelmehl
1 EL Butter
1 Zwiebel, klein gehackt
1 l Wasser
150 ml Rotwein, trocken
1 EL Sahne, geschlagen
Salz, 2 Lorbeerblätter, 1 Gewürznelke, je 1 Msp. Galgant und Bertram

Zubereitung:

Klein gewürfelte Zwiebel in einer Pfanne in Butter anschwitzen. Edelkastanien- und Dinkelmehl hinzugeben und unter Rühren goldgelb anschwitzen. Die Mehlschwitze nach und nach mit dem Rotwein ablöschen, anschließend mit Wasser aufgießen. Mit Salz, Nelke, Lorbeerblätter, Bertram und Galgant würzen und die vorgekochten Maronen so lange mitkochen, bis diese weich werden. Anschließend Lorbeerblätter und Gewürznelken entfernen und die Suppe mit dem Stabmixer cremig rühren. Mit Sahne verfeinern und mit Dinkelbrot servieren.

Edelkastanien als Beilage

Kastanien mit dem Messer einritzen, in einer Backpfanne mit etwas Wasser bei etwa 180–200°C weich backen, bis sie aufplatzen. Wasser abgießen und Maronen auf ein mit Backpapier ausgelegtes Blech geben. Für weitere 15 Minuten im Ofen rösten. Sie sind eine deftige und schmackhafte Beilage beispielsweise zu Wildbret.

Edelkastanien-Honig: *unterstützt bei Erschöpfung, Schwäche und Lebererkrankungen*
250 g Bienenhonig
25–30 g Edelkastanienmehl

Mischen Sie in einer Schüssel das Edelkastanienmehl mit dem Honig und füllen Sie das Gemisch in ein sauberes Schraubglas. Bis zu 3-mal täglich 1 TL von dem Honig zwischen den Mahlzeiten essen. Diabetiker beachten bitte den Zuckergehalt. Vor Sonne und Wärme geschützt, ist der Honig etwa ein halbes Jahr haltbar.

Hildegard-Präparate

Hildegard Edelkastanien-Honig bio-, St. Hildegard Posch
Edelkastanien-Flocken bio Maroniflocken, St. Hildegard Posch

Fenchel

Foeniculum vulgaris

De Feniculo

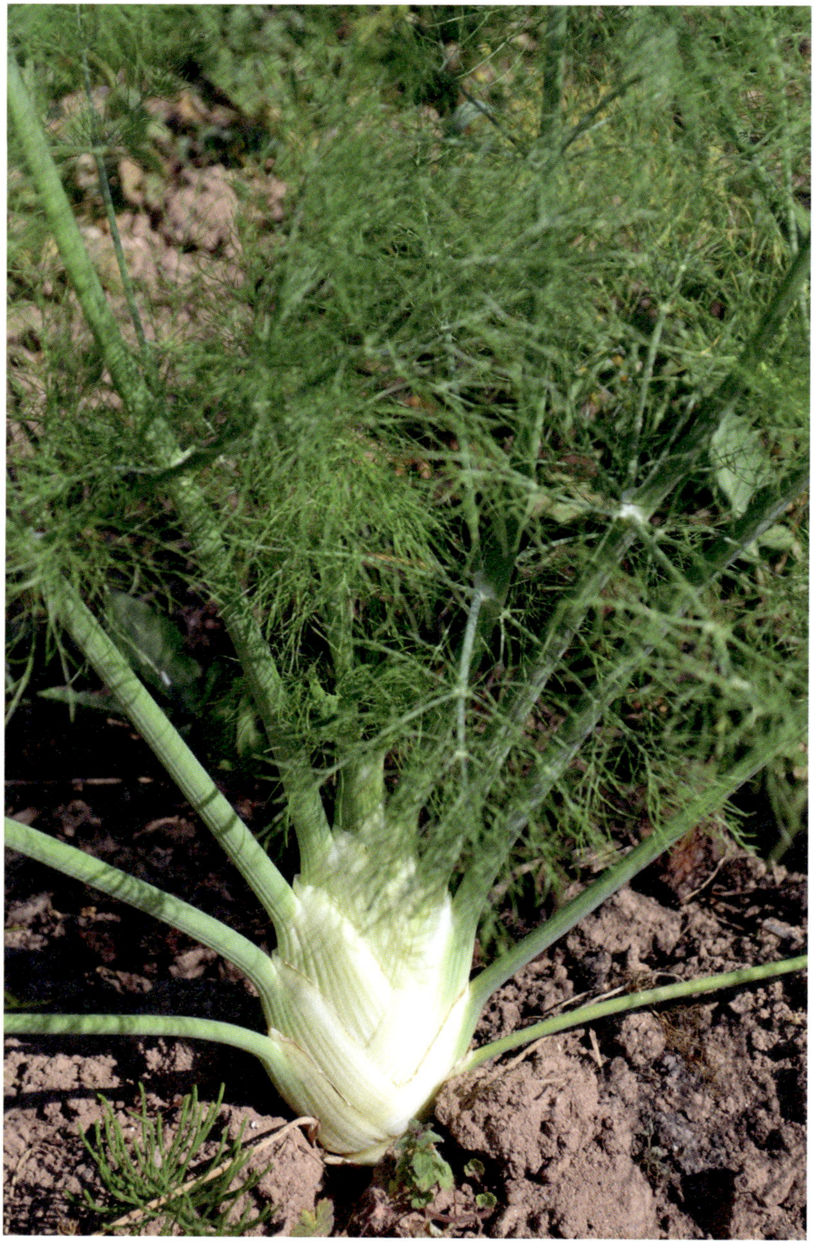

Heilpflanzenanwendung bei Hildegard (Kap. 1-66)

„(Fenchel), wie auch immer er gegessen wird, macht den Menschen fröhlich und vermittelt ihm angenehme Wärme (gute Durchblutung) und guten Schweiß und er verursacht gute Verdauung ... Denn wer Fenchel oder seinen Samen täglich nüchtern isst, der vermindert den üblen Schleim oder die Fäulnisse in ihm und er unterdrückt den üblen Geruch seines Atems und der bringt seine Augen zu klarem Sehen ... .“[58]

Die Wirkung auf die Verdauungsorgane und die allgemeine Stärkung steht bei Hildegard im Vordergrund, während die Wirkung auf die Atemorgane (Husten) ganz fehlt. Mit Brennnesseln und Liebstöckel gemischt ist Fenchel nach ihrer Meinung für den kranken Magen gut, der viel Schleim bildet. Vom Fenchel wird bei Hildegard sowohl Knolle, Kraut als auch Samen verwendet.

Andere historische Quellen

Fenchel gehört zu den Klassikern der Klostermedizin, er wurde jedoch bereits etwa 3000 v. Chr. von den Babyloniern, später auch von den Griechen und Römern als Gemüse, Gewürz- und Heilpflanze angebaut. Der mittelalterliche Abt von Reichenau, Walahfrid Strabo, fasste die Wirkung des Fenchels in Versen zusammen: „Nützen soll er den Augen, wenn sie Schatten trügend befallen, und sein Same, mit Milch einer Ziege getrunken, lockere, so sagt man, die Blähung des Magens und fördere lösend alsbald den zaudernden Gang der lange verstopften Verdauung. Ferner vertreibt die Wurzel des Fenchels, vermischt mit dem Weine getrunken, den keuchenden Husten.“ Das sind schon mal die wichtigsten Anwendungen, die auch noch gelten.

Heilpflanzenanwendung heute

Kleine Pflanzenkunde

Fenchel gelangte erst im Mittelalter in unsere Breiten. Als Wildform gelten Pfeffer- oder Eselsfenchel, aus dem schon vor Jahrhunderten mehrere

58 Hildegard von Bingen: Physica; übersetzt von Marie-Louise Portmann, Christiana-Verlag, Stein am Rhein, 2009, S. 83

Varietäten gezüchtet wurden, wie der Gemüse- oder Knollenfenchel, Süß- oder Gewürzfenchel oder Bitterfenchel. Die Gemüsepflanze gehört in die große Pflanzenfamilie der Doldenblütengewächse und bildet je nach Sorte eine Gemüseknolle mit mehreren Blattscheiden. Alle Sorten haben jedoch kleine gelbe Blüten, aus denen sich länglich gerillte Früchte mit anisartigem Duft bilden. Die Blätter ähneln denen des Dills, an den Boden stellt Fenchel wenige Ansprüche.

Medizin

Während die Knolle mit vielen Vitaminen und Mineralstoffen sowie etwas ätherischem Öl punktet, haben die Früchte (Samen) einen viel höheren Anteil ätherisches Öl (darunter Anethol, Fenchon), etwas fettes Öl, Cumarine und Flavonoide. Bitte mörsern Sie Fenchelfrüchte erst kurz vor dem Gebrauch, da ihr ätherisches Öl flüchtig ist.

Hildegard hat schon richtig erkannt, dass Fenchel für eine gute Durchblutung und eine angenehme Wärme sorgt. Das Fenchelgemüse ist reich an Ballaststoffen, es entwässert, entkrampft, bindet Giftstoffe im Darm, senkt den Cholesterinspiegel etwas und hat zudem wenig Kalorien. Dadurch befreit er von Schleim und Giftstoffen im Darm, was zur Folge hat, dass der Schweiß angenehmer riecht. Setzen Sie Fenchelgemüse (roh oder gekocht) oft auf Ihren Speiseplan.

Die Fenchelfrüchte sind offizielles Heilmittel der modernen Pflanzenheilkunde. Sie werden für krampfartige Magen-Darm- Beschwerden, bei Völlegefühl und Blähungen empfohlen, da durch die Früchte die Magen- und Darmbewegung angeregt wird und sich Krämpfe lindern. In diesem Punkt unterscheidet sich die moderne Medizin nicht von den Empfehlungen Hildegards.

Jedoch werden Fenchelfrüchte heute auch bei Erkrankungen der Atemwege, etwa bei Reizhusten oder Bronchitis empfohlen, da dadurch überflüssiger Schleim besser abgehustet wird, denn die Fenchelsamen beschleunigen den Schlag der Flimmerhärchen in den Atemwegen. Fragen Sie in der Apotheke auch nach Fenchelhonig, der für Kinder ab dem 1. Lebensjahr geeignet ist.

Bei stillenden Müttern kurbeln Fenchelsamen die Milchproduktion an und Fencheltee hat wegen seiner krampflösenden Eigenschaften schon viele kleine Babys wieder zum Lachen gebracht. Einige aus der Volksheilkunde kennen auch noch die Anwendung von Fencheltee als Augenwasser bei Sehstörungen oder bei Ermüdung der Augen.

Hinweise

Nur selten kommt es nach einer Fenchelanwendung zu allergischen Reaktionen; eher dann, wenn Sie gleichzeitig auf Beifuß, Sellerie oder Petersilie reagieren. Ohne Rücksprache mit dem Arzt sollten Fenchelzubereitungen nicht mehr als mehrere Wochen pro Jahr angewendet werden.

▷ Rezepte

Fenchelsamen: *als Verdauungshilfe und gegen Mundgeruch*

Einige Fenchelsamen gut durchkauen oder Fencheltabletten (siehe Präparate) vor dem Essen einnehmen.

Fenchel-Mischpulver: *zur Verbesserung der Verdauungsfunktion*

30 g Fenchelsamen und 15 g Galgantpulver, (Hinweis: Das Originalrezept beinhaltet noch Diptampulver und Habichtskrautpulver) in einem Glas mischen. Zur Verbesserung der Verdauung erst vor Anwendung die Fenchelsamen im Mörser brechen und 1 TL von dem Mischpulver in warmen Rotwein einrühren. Davon nach dem Essen trinken, denn es verbessert die Stoffwechsellage.

Fencheltee: *bei Erkrankungen der oberen Atemwege, bei Blähungen und Völlegefühl*

2–5 g Fenchelsamen anquetschen, mit ca. 150 ml kochendem Wasser übergießen, 10–15 Min. bedeckt ziehen lassen, abseihen. Zwei- bis dreimal täglich eine Tasse frisch bereiteten Aufguss warm trinken. Bei Säuglingen und Kleinkindern kann der Aufguss auch zum Verdünnen der Milch- oder Breinahrung verwendet werden. Die Tagesdosis beträgt bei Erwachsenen 5–7 g der Fenchelfrüchte, bei Kindern von 4 bis 10 Jahren 4–6 g, im Alter von 1 bis 4 Jahren 3–5 g und bei Säuglingen unter einem Jahr 2–4 g.

Fencheltinktur für Erwachsene

Ein Teil angequetschte Fenchelfrüchte mit fünf Teilen 45%igem Alkohol mischen, zwei bis drei Wochen stehen lassen, die Früchte abseihen und die Tinktur in eine dunkle Flasche füllen.

Innere Anwendung bei Verdauungsstörungen: Dreimal täglich 2,5 ml einnehmen.

Bei Augenleiden

Den Tee oder eine 10%ige Lösung der Tinktur äußerlich zur unterstützenden Behandlung bei Bindehautentzündung in Form von Augenkompressen verwenden.

Hildegard-Präparate

Balsam-Fenchel-Tropfen, Hildegards Laden
Fenchel-Kapseln, Hildegards Laden
Fenchel ganz Hildegard, Sonnentor
Fenchel-Brennnessel-Mischpulver, St. Hildegard Posch
Fenchel-Tabs Pilofen, St. Hildegard Posch
Fenchelkautabletten JURA
Bio-Fencheltee, JURA
Bio-Fenchelpulver, JURA
Bio-Fenchelkraut, geschnitten, JURA

Galgant

Alpina officinarium

De Galan

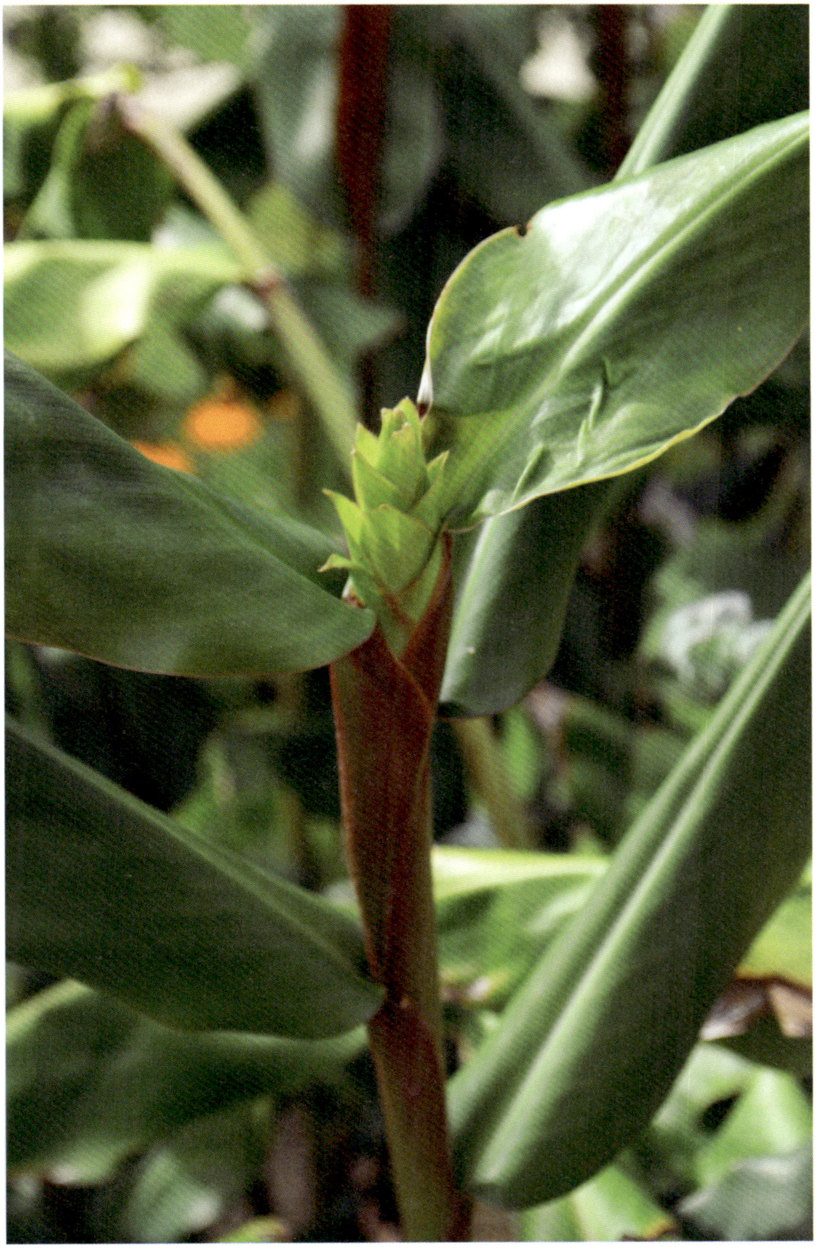

Heilpflanzenanwendung nach Hildegard (Kap. 1-13)

Galgant gehört ohne Zweifel zu den sogenannten „Hildegard-Kräutern", ist aber keine Entdeckung von Hildegard selbst. Hildegard von Bingen stuft den Galgant als „warm und heilkräftig" ein. Hildegard schreibt: *„Ein Mensch, der ein hitziges Fieber in sich hat, pulverisiere Galgant und trinke dieses Pulver in Quellwasser, und er wird das hitzige Fieber löschen. Wer im Rücken oder in der Seite wegen üblen Säften Schmerzen hat, der siede Galgant in Wein und trinke ihn oft warm und der Schmerz wird aufhören. Und wer Herzweh hat und wer im Herz schwach ist, der esse bald genügend Galgant, und es wird ihm besser gehen."*[59]

In anderen Quellen bezeichnet die Klosterfrau den Galgant als „Gewürz des Lebens", das direkt von Gott gesandt worden sei.

Andere historische Quellen

Galgant kommt aus den Steppen Südchinas. Im frühen Mittelalter brachten arabische Kaufleute und Ärzte das aromatische Rhizom nach Europa. Heilkundige und Gewürzhändler handelten die Pflanze zu extrem hohen Preisen. Als kostbares Geschenk wurde es beispielsweise an Geistliche und weltliche Würdenträger überreicht.

Unter dem Titel „Macer floridus" erschien im 11. Jahrhundert ein botanisches Lehrgedicht, das große Volkstümlichkeit erlangte und im Mittelalter das meistverbreitete Kräuterhandbuch war. Der Mönch Odo Magdunensis aus dem Loiretal rezitierte über den Galgant: *„Eine Magenentzündung oder ein Magengeschwür löst Galgant, wenn man ihn einnimmt; und wenn der Magen voll von kaltem Weißschleim ist, so stärkt er ihn; auch eine in den Därmen eingeschlossene Windblähung verjagt er ... zuletzt, vermehrt er, wenn man ihn genießt, die Liebeskraft und macht die Lenden warm."*

Galgant ist bekannt für sein scharfes und aromatisches Fleisch. Allein schon wegen der Schärfe war die Galgantwurzel lange Zeit ein beliebtes Aphrodisiakum. „Was scharf ist, macht scharf", lautete die Devise – und an dieser These ist durchaus etwas dran.

---

59 Hildegard von Bingen: Physica; übersetzt von Marie-Louise Portmann, Christiana-Verlag, Stein am Rhein, 2009, S. 39

Heilpflanzenanwendung heute

Kleine Pflanzenkunde

Galgant erinnert nicht nur im Aussehen an die Ingwerpflanze, sondern gehört auch zur gleichen Pflanzenfamilie. Die ausdauernde Staude entwickelt ein langes, kriechendes, außen rötlich-braunes Rhizom (Wurzel) mit dunklen Querringen; im Inneren ist es elfenbeinfarben. Es dient der Pflanze als Nährstoffspeicher. Beeindruckend sind die weißen, orchideenartigen Blüten. Das Rhizom schmeckt bitter und scharf zugleich. Ätherische Öle, scharf-bitter schmeckende Harze, Stärke, Gerbstoffe, Vitamine und Mineralstoffe sind wertgebende Bestandteile.

Medizin

Für Heilzwecke wird das Rhizom zu Pulver gemahlen. Nach der Lehre der Hildegard von Bingen sind Galgantzubereitungen ein ausgezeichnetes Schmerzmittel, speziell bei Rücken- und Bandscheibenschmerzen, häufigem Seitenstechen und Ischialgie. Forscher der Neuzeit bestätigen, dass Galgant entzündungshemmende und schmerzstillende Pflanzenstoffe besitzt, was die begleitende Therapie bei Arthritis, rheumatischen Beschwerden und Arthrose unterstützt.

Galgant gehört zur Gruppe der Bittermittel, die gleichzeitig Scharfstoffe enthalten. In der Phytotherapie sind solche Pflanzen geschätzt. Sie verbessern die Kreislauffunktion, wirken auf die Säfte der Verdauungsdrüsen, fördern den Appetit und lindern Krämpfe. Die rasch einsetzende krampflösende Wirkung macht die Verwendung bei krampfartigen Oberbauchschmerzen, die mit Blähungen verbunden sind, bei Gastritis bedingt durch einen verminderten Säuregehalt im Magen, bei Reiseübelkeit oder leichten Gallenkoliken sinnvoll.

Das fleischige Rhizom entfaltet durch seine Schärfe auch einen durchblutungsfördernden und damit wärmenden Einfluss auf die Fortpflanzungsorgane. Wie wir bereits eingangs gelesen haben, wird Galgant seit jeher als Aphrodisiakum geschätzt. Noch heute werden Galgantzubereitungen in allen großen asiatischen Heillehren bei Sexualstörungen verwendet.

Der wärmende Kraftgeber aktiviert nach ganzheitlichem Denken nicht nur bei körperlichen Beschwerden, wie Durchblutungsstörungen von Herz und Gehirn, sondern regt auch den Energiefluss auf psychischer Ebene an, indem er uns Konzentration schenkt, das Zellgedächtnis belebt und dabei hilft, geistige Blockaden in Fluss zu bringen. Die heilige Hildegard erkannte das Potenzial, die Funktion des Herzens mit Galgant zu stärken. Bitte beachten Sie jedoch, dass Herzerkrankungen immer durch eine ärztliche Therapie begleitet werden sollen.

Hinweise

Wenngleich keine Gegenanzeigen bekannt sind, sollten wegen der durchblutungsfördernden Eigenschaften Schwangere und Frauen mit verstärkter Menstruation Galgant nicht einnehmen. Die scharfen Stoffe können bei Überdosierung den Magen oder die empfindlichen Nieren reizen. Bei Sodbrennen, Hitzewallungen, starkem Bluthochdruck oder Fieber Galgant nur sehr gering dosieren.

▷ Rezepte

Galgant-Honig: *bei Herzschwäche, Magen-Darm-Krämpfen, Durchblutungsstörungen und Erschöpfungszuständen*

250 g Imkerhonig und 25 g Galgantwurzelpulver in einer Schüssel gut vermischen und auf zwei Schraubgläser verteilen. Bis zu dreimal täglich davon 1 TL einnehmen. Diabetiker beachten bitte den Zuckergehalt.

Bei Appetitlosigkeit, mangelnder Verdauungskraft und chronischen Schmerzen

½–1 TL Galgantpulver mit 150 ml heißem Wasser überbrühen, den Ansatz bedeckt 5–10 Minuten ausziehen lassen, danach abgießen. Den Tee schluckweise warm und ungesüßt dreimal täglich etwa 30 Minuten vor den Mahlzeiten trinken.

Galgantwein: *bei chronischen Schmerzen des Bewegungsapparates und bei Durchblutungsstörungen*

1 TL frische und geschnittene Galgantwurzel (alternativ 1 EL Galgantpulver) in ¼ Liter Weißwein 10 Minuten lang auskochen, danach die

Pflanzenteile abseihen. Abkühlen lassen und den Wein schluckweise über den Tag verteilt trinken.

Galgant-Tabletten mit und ohne Fenchel: *bei kolikartigen Beschwerden im Bauch*
Tabletten gibt es in Apotheken oder Häusern, die die Hildegard-Medizin vertreiben. Bei kolikartigen Beschwerden 1–2 Tabletten im Mund zergehen lassen.

Hildegard-Präparate

Galgant-Tropfen, Hildegards Laden
Galgant-Kapseln, Hildegards Laden
Galgant-Tabs, St. Hildegard Posch
Galgant-Fenchel-Tabs, St. Hildegard Posch
Galgant-Honig, St. Hildegard Posch
Pilogal Galgant-Kräutertropfen, St. Hildegard Posch
JURA Galgant-Wurzelpulver
Galganttabletten, JURA

Gewürznelke

Syzygium aromaticum

De Gariofiles

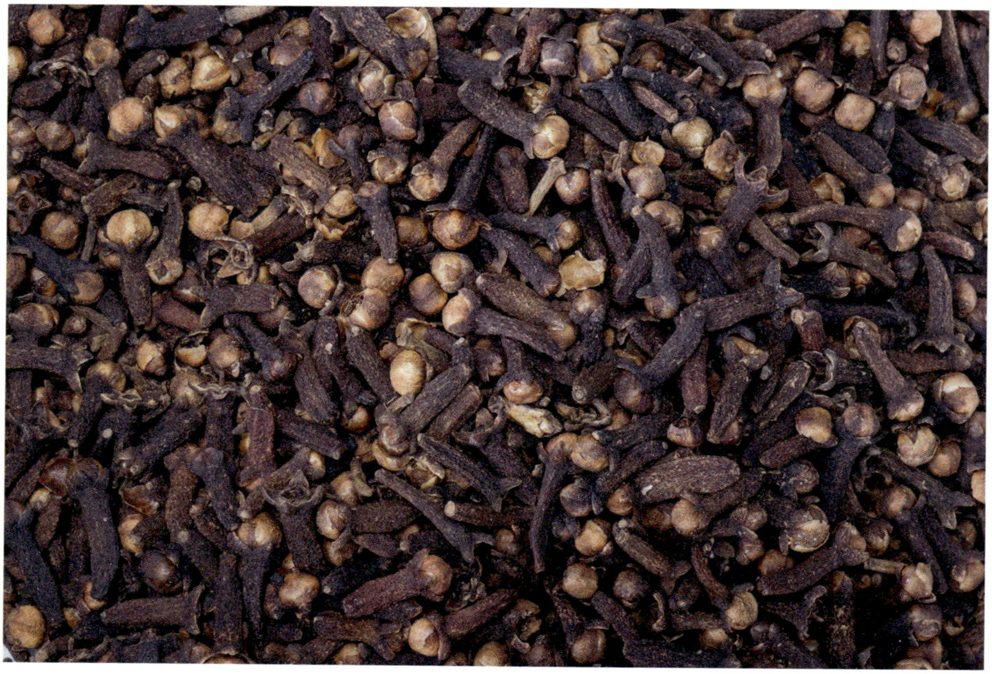

Heilpflanzenanwendung bei Hildegard (Kap. 1-27)

Gewürznelken waren zu Hildegards Zeiten eine absolute Rarität. Die Anwendungen waren ausschließlich für Reiche und Mächtige verfügbar. Und doch kannte und schätzte sie Gewürznelken-Anwendungen. Sie erkannte, dass Nelken den Körper durchwärmen und verordnete sie bei einigen Beschwerden wie etwa Kopfschmerzen, Wassereinlagerungen im Bauch sowie bei Fußgicht: *„Die Gewürznelke ist sehr warm ... Und wenn jemand Kopfschmerzen hat, so dass ihm der Kopf brummt, wie wenn er taub wäre, esse er oft Nelken, und das mindert das Brummen, das in seinem Kopf ist. Und wenn kranke Eingeweide zuweilen im Menschen anschwellen ... esse jeder oft Nelken, und sie unterdrücken die Krankheit, weil ihre Kraft ihre Geschwulst* *mindert und die Wassersucht so in Flucht schlägt und sie nicht weiter zunehmen lässt.“*[60]

In summa lautet der Rat von Hildegard: Wenn jemand Kopfschmerzen hat, wenn die Wassersucht zunimmt und wenn die Fußgicht zunimmt, dann hilft die Gewürznelke auf die Sprünge. Die heilkundige Äbtissin bereitete mit Nelken, Muskatnuss und Zimt auch ein wohlschmeckendes Gebäck zu, welches die Sinnesorgane stärken und deren Alterung verhindern sollte.

Andere historische Quellen

Lange vor unserer Zeitrechnung waren Gewürznelken nur in Indien und China bekannt. Dort wurden die Nelken weniger als Gewürz, sondern mehr als Dämonen-abwehrendes Räucherwerk, als Medizin oder zur Parfumherstellung gebraucht. Ab dem 9. Jahrhundert waren Gewürznelken auch nördlich der Alpen bekannt und wie andere exotische Spezereien sehr begehrt, weshalb nur Fürsten- und Adelshäuser solch gewürzte Speisen auftischen konnten. Später, als die Pest in Europa wütete, wurden die desinfizierenden und antimikrobiellen Eigenschaften der Nelke als vorbeugendes und heilsames Mittel gegen die Seuche empfohlen. So füllten die Ärzte zum Schutz gegen Ansteckung Nelken in die Pestmasken oder räucherten mit Nelken die Krankenlager aus. Als feurig-scharfes Gewürz war die Nelke auch Bestandteil berauschender Elixiere und wurde als Aphrodisiakum gebraucht.

Heilpflanzenanwendung heute

Kleine Pflanzenkunde

Während ursprünglich Gewürznelkenbäume nur auf den Nordmolukken beheimatet waren, werden sie heute auch in Ostafrika, auf Mauritius, den Philippinen und in Indien kultiviert. Die immergrünen Laubbäume brauchen tropisches Klima; sie bilden eine eigene Pflanzenart innerhalb der Myrtengewächse. Erntegut sind die Blütenknospen, die erst durch

---

60 Hildegard von Bingen: Physica; übersetzt von Marie-Louise Portmann, Christiana-Verlag, Stein am Rhein, 2009, S. 51

Trocknung ihre braune Farbe erhalten. Qualitativ hochwertige Nelken geben auf Druck gegen den Stiel etwas fettiges Öl ab.

Medizin

Gewürznelken enthalten ätherisches Öl mit spezifischen Bestandteilen wie Eugenol, das das Nelkenaroma bestimmt. Dazu kommen Gerbstoffe, Flavonoide, Sterole und sekundäre Pflanzenstoffe wie etwa Phenolcarbonsäuren.

Nelken sind nicht nur ein aromatisches Gewürz, das vor allem in der Weihnachtszeit vermehrt auf den Tisch kommt. Glühwein, Lebkuchen, Chai-Tee und Rotkohl sind ohne Nelken kaum vorstellbar. Mit Nelken gespickte Orangen verströmen nicht nur den charakteristischen Weihnachtsduft, sondern reinigen auch die Räume.

Die Knospen wirken auch auf verschiedene Organe. Wie Hildegard erkannte, wärmen sie den Körper, sie aktivieren aber auch Lebensgeister und können deshalb die Behandlung von Gedächtnisschwäche unterstützen. Insgesamt unterstützen die scharf-aromatisch schmeckenden Nelken die Sekretion der Verdauungsdrüsen, sodass Fettes leichter verdaut wird und damit Blähungen und Verdauungsproblemen vorgebeugt wird. Gewürznelken sind deshalb auch Bestandteil von Verdauungslikören oder Magen-Darm-Tees.

Am meisten bekannt ist die Nelke heute jedoch wegen ihrer desinfizierenden und lokal anästhetischen Wirkung. Diese nutzt man vor allem in der Zahnheilkunde, wenn der Zahnnerv gereizt ist. Ein bis zwei Tropfen ätherisches Nelkenöl auf das schmerzende Zahnfleisch oder den Zahn gegeben, kann den Schmerz einige Stunden unterdrücken, beseitigt jedoch nicht die Ursache. So bessern sich auch Mundgeruch, da geruchsbildende Fäulnisbakterien in Schach gehalten werden. Die schmerzstillenden und krampflösenden Stoffe im ätherischen Nelkenöl bewirken auch eine Schmerzlinderung etwa bei Rücken- oder rheumatischen Schmerzen. Hildegard gab Kopfschmerzen und die Fußgicht – eine Form des rheumatischen Formenkreises – an, für die sie schmerzstillende Nelkenzubereitungen lobt, und hat damit die Wirkung der Nelke ganz gut erfasst. Sicher ist damit noch nicht das ganze Wirkspektrum erfasst. So gibt es Studien, die auf eine antiasthmatische Wirkung hindeuten wie auch auf eine antimikrobielle Wirkung, beispielsweise gegen Candia, Aspergillus oder den Helicobacter-Magenkeim.

Hinweise

Bitte wenden Sie ätherisches Nelkenöl nur stark verdünnt (3–5 Tropfen vermischt mit 100 Tropfen fettem Öl) an, jedoch generell nicht während der Schwangerschaft, Stillzeit und bei ganz kleinen Kindern. Auch sind allergische Reaktionen möglich.

▷ Rezepte

Heilrezept: *zur Linderung von Zahnschmerzen*

Eine Gewürznelke möglichst nah am schmerzenden Zahn zerbeißen, damit das schmerzlindernde ätherische Öl freigesetzt wird. Hinweis: Bei wiederkehrenden oder starken Zahnschmerzen den Zahnarzt aufsuchen und die Ursache behandeln lassen.

Gewürznelkentee: *bei Verdauungsstörungen*

Zwei Gewürznelken anmörsern und mit einer Tasse siedendem Wasser überbrühen. Nach 5 Minuten abseihen. Davon dreimal täglich eine Tasse trinken. Einen starken Aufguss können Sie auch als Mundspülung bei Zahnfleischentzündungen verwenden.

Schmerzlindernde Nelkenöl-Einreibung: *bei Krämpfen, Blähungen, Muskel- und Gliederschmerzen, wie etwa Gicht*

Zwei bis vier Tropfen Nelkenöl mit 3 EL fettem Basisöl mischen und mit angewärmten Händen auf die schmerzenden Stellen einreiben.

Hildegard-Präparate

Nelkenpulver, JURA
Nelkentabs, St. Hildegard Posch

Hafer

Avena sativa

De Avena

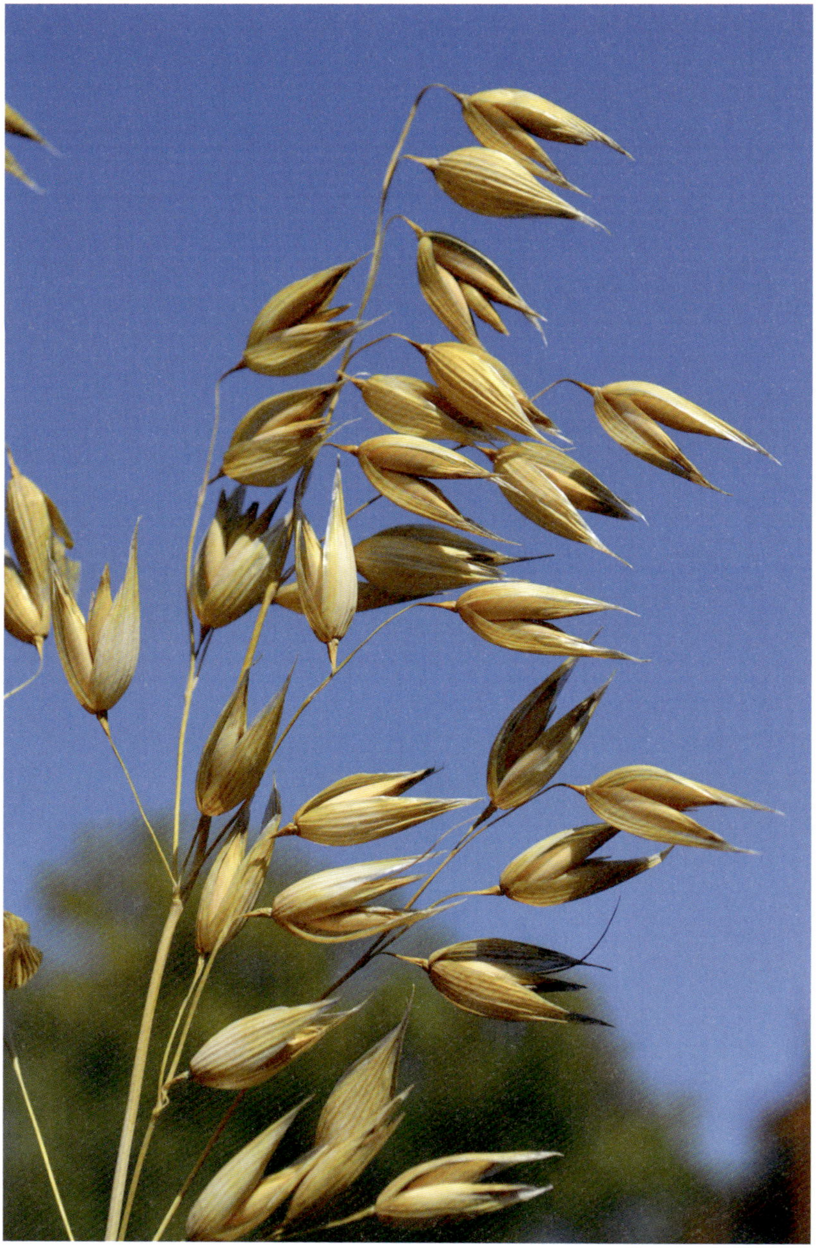

Heilpflanzenanwendung bei Hildegard (Kap. 1-3)

Hildegard war voll des Lobes über das schmackhafte Getreide. *„Der Hafer ist warm, und er ist eine beglückende und gesunde Speise für gesunde Menschen und er bereitet ihnen einen frohen Sinn und einen reinen und klaren Verstand und er macht ihnen eine gute Farbe und gesundes Fleisch. Auch für jene, die etwas und mäßig kränkeln, ist er gut zu essen, sowohl als Brot als auch als Mehl. Für jene aber, die sehr krank und kalt sind, ist er zum Essen nicht bekömmlich, weil der Hafer immer Wärme sucht.“*[61]

Hildegard hat also eine nervenstärkende Wirkung beobachtet. Noch heute wird Haferbrei bei flatternden Nerven und zur gleichmäßigen Energieversorgung empfohlen. Die Anwendung von Hafer als Dampfbad finden Sie auf Seite 36.

Andere historische Quellen

Hafer ist eine alte Getreidesorte, die schon um etwa 5000 v. Chr. an der Weichsel wuchs. In Kultur wurde er jedoch erst viel später angebaut. „Haberbrei“ war lange Zeit Grundnahrungsmittel der Germanen und des einfachen Volks, bis er dann nach dem 16. Jahrhundert von anderen Grundnahrungsmitteln wie etwa der Kartoffel ersetzt wurde. Zur Zeit der Klostermedizin wurden bei Geschwüren und Fisteln gerne erweichende Auflagen und Umschläge mit Hafer verwendet, und das ballaststoffreiche Getreide sorgte auch zuverlässig für einen geregelten Stuhl. Mit Haferstroh wurden Matratzen gefüllt, die sich besonders bei Schlafstörungen und zur Unterstützung der Behandlung von schmerzenden Gelenken bewährt haben.

Heilpflanzenanwendung heute

Kleine Pflanzenkunde

Hafer ist eine Getreidesorte und gehört wie Weizen, Roggen oder Gerste zu den Süßgräsern. Im Gegensatz zu seinen Verwandten bildet er seine Körner in verzweigten Rispen. Diese sind von Spelzen umschlossen, die

61 Hildegard von Bingen: Physica; übersetzt von Marie-Louise Portmann, Christiana-Verlag, Stein am Rhein, 2009, S. 32

durch einen besonderen Mahlgang entfernt werden. Jedoch ist die Haferpflanze relativ anspruchslos und gedeiht auch auf kargen und mageren Böden oder in Regionen mit höheren Niederschlägen und kühlen Lagen. Bezüglich Geschmack und Nährwert kann er gut mit anderen Getreidearten konkurrieren, Haferkörner schmecken süßlich-mehlig.

Medizin

Die Besonderheit von Hafer ist, dass er gleich drei Möglichkeiten zur Verwertung und Anwendung bietet: einmal Haferstroh, welches mit Pektinen, Polysacchariden, Calcium und Kieselsäure punktet, dann Haferkraut mit Flavonoiden, Saponinen, Mineralien und Spurenelementen und schließlich das Haferkorn, welches im Handel oft als Flocken angeboten wird. Neben Ballaststoffen und ß-Glucanen hat es einen hohen Mineralstoffanteil.

Die Anwendungen mit Hafer reichen heute deshalb von der Behandlung der Haut über Magen-Darm-Erkrankungen bis hin zur Vorbeugung etwa von Arteriosklerose und Diabetes mellitus Typ 2. Haferkorn ist nahrhaft, hat leicht verdauliche Kohlenhydrate, stärkt bei Erschöpfung und in der Zeit der Rekonvaleszenz, steigert die Aufmerksamkeit und Konzentration und hilft beim Muskelaufbau, weshalb Sportler gerne Haferporridge essen. Etwas nervenstärkend sind Haferzubereitungen tatsächlich, da sie Vitamine aus der Gruppe der B-Vitamine und auch reichlich Magnesium haben, welche strapazierte und angegriffene Nerven stärken können. Haferschleim wird auch von all jenen vertragen, die mit chronischen Durchfällen, Sodbrennen oder mangelhafter Verdauung zu kämpfen haben. Hafertage waren ein gängiges stoffwechsel-regulierendes Mittel, als es noch keine Medikamente zur Behandlung von Diabetes mellitus gab.

Noch heute werden Bäder mit Haferstroh bei rheumatischen Beschwerden wie etwa der Gicht und anderer Gelenkbeschwerden empfohlen. Hildegard erkannte bereits die wohltuende Wirkung von Hafer auf die Gelenke, wobei sie jedoch den Dampf von in Wasser gekochtem Hafer für Heilzwecke nutzte.

Hinweise

Hafer ist ein glutenfreies Getreide. Jedoch kommt es in den Abfüllmaschinen häufiger zu einer Vermischung kleinster Mengen mit glutenhaltigen

Getreiden, weshalb Sie bei Zöliakie auf Haferprodukte zurückgreifen sollten, die als glutenfrei angeboten werden.

▷ Rezepte

Haferschleimsuppe: *als Diätnahrung bei Durchfall*
Ein Liter kalte Gemüse- oder Fleischbrühe mit 16 Esslöffeln Haferflocken ansetzen. So lange kochen, bis eine schleimige Konsistenz entsteht. In der akuten Phase des Durchfalls die Tagesration von 1 bis 1,5 l auf 6 bis 8 Portionen verteilt essen.

Hafertag: *unterstützt die Behandlung von Diabetes, stärkt die Nerven und sorgt für eine geregelte Verdauung*
Etwa 250 g frisch gequetschte Haferflocken morgens 15 Minuten in Wasser kochen. Auf drei Portionen aufteilen. Den Frühstücksbrei mit ungesüßtem Apfelmus, Zimt und Mandeln verfeinern. Die Mittags- und Abendportion kann auch statt in Wasser mit Gemüse- oder Fleischbrühe gekocht und mit Schnittlauch abgeschmeckt werden.

Haferstrohbad: *zur Unterstützung von rheumatischen Erkrankungen und zur Beruhigung der Nerven*
100 g klein gehäckseltes Haferstroh in 2–3 l Wasser kochen und zugedeckt circa 15–20 Minuten ziehen lassen. Abseihen und ins Badewasser geben. Badedauer: etwa 15–20 Minuten zweimal wöchentlich.

Heidelbeeren

Vaccinium myrtillus

De Walt Beris

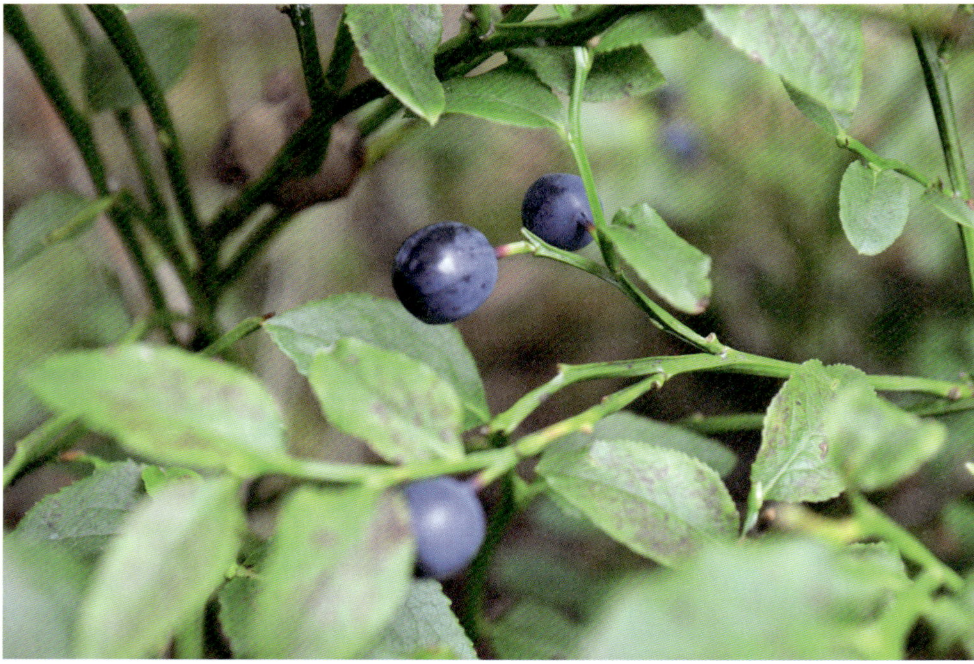

Heilpflanzenanwendung bei Hildegard (Kap. 1-171)

„Das Kraut, an dem Waldbeeren entstehen, die auch Schwarzbeeren genannt werden, weil sie nämlich schwarz sind, hat größte Kälte in sich, dann nämlich, wenn die Kälte schon etwas der Wärme weicht, so dass schon aus der Erde und den Steinen der kalte Saft mehr schadet als er nützt. Für Heilmittel taugt er nicht, die Frucht aber schadet dem, der sie isst, so dass sie Gicht in ihm hervorruft."[62]

62 Hildegard von Bingen: Physica; übersetzt von Marie-Louise Portmann, Christiana-Verlag, Stein am Rhein, 2009, S. 162

Andere historische Quellen

Da Heidelbeeren nur nördlich der Alpen heimisch sind, findet man auch keine Beschreibung der griechischen, römischen oder arabischen Ärzte. Die früheste Aufzeichnung im deutschsprachigen Raum stammt wohl von der Ordensfrau Hildegard von Bingen. Warum sie die Frucht als schädlich bezeichnet, die obendrein noch Gicht verursachen kann, lässt sich heute nicht mehr nachvollziehen.

Heilpflanzenanwendung heute

Kleine Pflanzenkunde

Zur Pflanzenfamilie der Heidekrautgewächse zählt auch die Heidelbeere. Sie ist fast auf der ganzen nördlichen Halbkugel heimisch. Die stark verzweigten Halbsträucher werden nur maximal 40 Zentimeter groß und bilden in den Wäldern Mittel- und Nordeuropas oft dichte Bestände. Für Heilzwecke werden heute die schwarzblauen Beeren genutzt. Sie punkten mit zahlreichen Mineralstoffen, Spurenelementen, organischen Säuren, Gerbstoffen, Flavonoiden (Anthocyane) und Pektin.

Medizin

Im Gegensatz zu der Einschätzung Hildegards betrachte ich Heidelbeeren als ein wertvolles Hausmittel. Als Auslöser der Gicht kann ich sie auch nicht einstufen. Während frische Heidelbeeren einfach köstlich schmecken und den Körper mit einer Vielzahl an Vitaminen, Spurenelementen und sekundären Pflanzenstoffen versorgen, haben getrocknete Heidelbeeren die Haupteigenschaft, alle Arten von Durchfällen, Gärungs- und Fäulniszuständen in Magen und Darm zu heilen, und können zudem die Behandlung chronisch entzündlicher Darmerkrankungen unterstützen. Dazu gehören auch Schädigungen der Darmschleimhaut, wie sie bei Krebspatienten durch Strahlen- oder Chemotherapie vorkommen. Kinder und Erwachsene können die getrockneten Beeren kauen, für die Anwendung bei Kleinkindern wird ein Tee aus den getrockneten Beeren empfohlen.

Heidelbeersaft ist auch als äußere Anwendung hilfreich. Er festigt entzündete und wunde Gewebeoberflächen und wird bei Entzündungen des Mund- und Rachenbereichs und bei Zahnfleischentzündungen gegurgelt oder getrunken und äußerlich zur beschleunigten Wundheilung, vor allem bei nässenden und juckenden Ekzemen, und bei Akne aufgetupft.

▷ Rezept

Getrocknete Heidelbeeren: *bei allen Arten von Durchfällen*

Die reifen Früchte sammeln und zum Vortrocknen auf einem feinen Gitterrost ausbreiten. Nach dem Anwelken entweder die Restwärme eines Kachelofens nutzen, im Küchenherd bei 50° C oder im Dörrautomaten fertig trocknen. Bei Durchfall mehrmals täglich einige Beeren gut kauen und auf schwer verdauliche Nahrung wie auch Milchprodukte verzichten.

Huflattich, Kleiner

Tussilago farfara

De Huflata minori

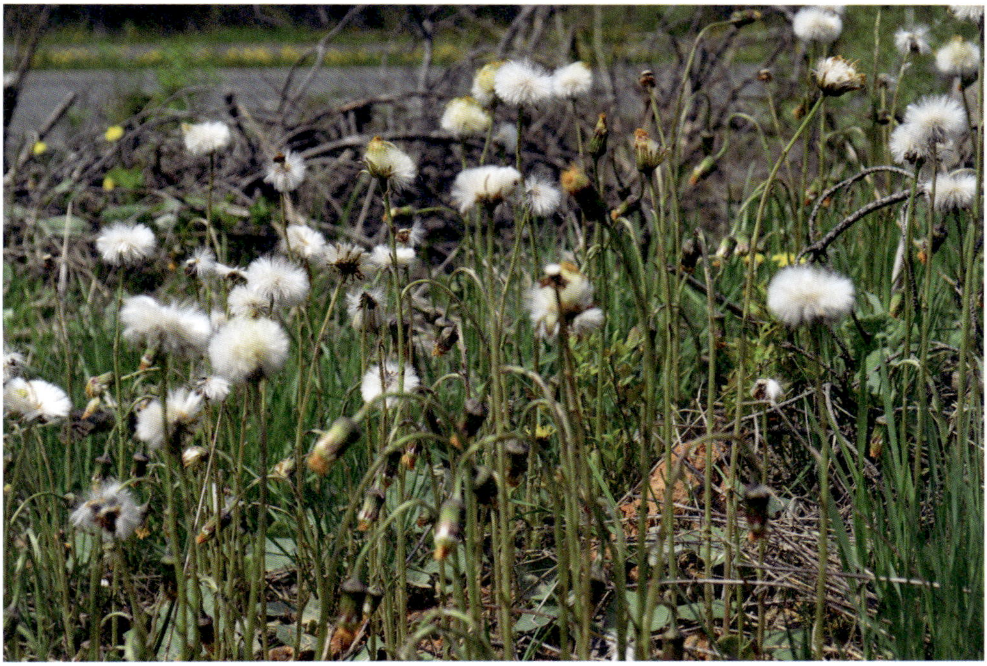

Heilpflanzenanwendung bei Hildegard (Kap. 1-211)

Hildegard von Bingen unterscheidet gleich zwei Arten von Huflattich, nämlich „Huflata minori“ und „Huflata major“. Sehr wahrscheinlich benennt sie mit „Huflata minori“ den bis heute so bezeichneten Huflattich und mit „Huflata major“ die Pestwurz. Im Kapitel 1-211 beschreibt sie Huflattich als warmes Kräutlein und empfiehlt es bei geschwächter Leber. *„Und wenn ein Mensch von vielerlei Speise unmäßig gegessen hat, wird seine Leber geschädigt und verhärtet sich. Dieser Mensch schneide dieses Kraut in* *kleine Stücke und (nehme) zweimal soviel Wegerichwurzel und vom Mus, das um die Birnbaum-Mistel ist, ebensoviel wie vom kleinen Huflattich.“*[63]

Dann wird die Mischung noch in Wein eingelegt.

Andere historische Quellen

Schon Kelten und Germanen kannten Huflattich und ernteten das Kraut zu genau festgelegten Zeiten: nämlich bei abnehmendem Mond und zurückgehender Flut an einem Donnerstag. Der Altvater der Botanik, Leonhart Fuchs (1501–1566), lobte die „Roßhub“ (eine der vielen volkstümlichen Bezeichnungen für Huflattich), bei „keichen oder enge des athembs“. Und bereits die ältesten Naturärzte bis hin zu den heilkundigen Hexen wussten, dass Huflattich dem Husten was hustet.

Heilpflanzenanwendung heute

Kleine Pflanzenkunde

Huflattich ist eine heimische Pflanze, die mit strahlend gelben Korbblüten schon im zeitigen Frühjahr leuchtet. An den Boden stellt er kaum Ansprüche und wächst nahezu überall – egal ob im Kiesbett oder am Straßenrand. Die Blütenköpfe erinnern ein wenig an die des Löwenzahns. Doch stehen die Huflattichblüten an schuppigen Stängeln. Die Blätter werden im Sommer geerntet.

Medizin

Die Pflanze enthält neben Schleimstoffen auch Inulin, Alkaloide vom Pyrrolizidintyp, Gerbstoffe, wenig Bitterstoffe, Phytosterole, Pflanzensäuren, Vitamin C und Mineralien wie Zink.

In der aktuellen Kräuterheilkunde werden die Blätter der Pflanze bei Halsschmerzen und trockenem Husten verbunden mit Heiserkeit eingesetzt. Die Schleimstoffe der Blätter bilden einen schützenden Film bei gereizten Schleimhäuten und verflüssigen Sekrete. Außerdem finden sich keimhemmende Gerbstoffe, weshalb äußere Anwendungen auch zur

63 Hildegard von Bingen: Physica; übersetzt von Marie-Louise Portmann, Christiana-Verlag, Stein am Rhein, 2009, S. 190

Kühlung von leichten Brandwunden, Insektenstichen und bei geschwollenen Augenlidern und Gliedern hilfreich sind.

Die von Hildegard empfohlene Anwendung bei Lebererkrankungen spielt heute keine Rolle mehr. Huflattich enthält sogenannte Pyrrolizidinalkaloide, die bei längerer Einnahme die Leber schädigen können; deshalb geriet er eine Zeit lang in Verruf. Inzwischen gibt es aber auch speziell gezüchtete Pflanzensorten wie etwa Tussilago farfara „Wien“, die frei von diesen Stoffen sind. In der freien Natur gesammelte Pflanzen sollten jedoch nicht längere Zeit innerlich verwendet werden.

Hinweise
Huflattichzubereitungen sollten nicht länger als zwei bis drei Wochen durchgehend eingenommen werden und maximal 4–6 Wochen im Jahr. Pyrrolizidinalkaloide gelten bei Langzeiteinnahme als lebertoxisch. Während der Schwangerschaft und Stillzeit bestehen Gegenanzeigen.

▷ Rezepte

Innere Anwendung: *bei Erkrankungen der Atemwege*

Einen Teelöffel Huflattichblätter mit einer Tasse heißem Wasser übergießen, 5–10 Minuten ziehen lassen, dann abseihen. Zum Süßen mit Honig auf Körpertemperatur abkühlen lassen und erst dann einen Teelöffel Honig hinzufügen. Zwei- bis dreimal täglich eine Tasse trinken.
Alternativ: Aus den im Schatten getrockneten Blättern mit dem Mörser ein Pulver herstellen. Zwei- bis dreimal täglich davon eine Messerspitze in heißem Wasser lösen und trinken.

Mund- und Gurgelspülung

Den Tee zur äußeren Anwendung zum Gurgeln oder zum Mundspülen bei Entzündungen im Mund- und Rachenraum verwenden.

Umschläge: *zur Kühlung bei Brandwunden, Insektenstichen, geschwollenen Augenlidern und Gliedern*

Frische Blätter mit dem Nudelholz platt walzen und etwa 10 Minuten auflegen.

Altes Rezept für einen Hustensirup

Blüten von Huflattich, Schlüsselblumen und Veilchen sammeln. Diese Mischung schichtweise in ein Glas füllen und mit Honig bedecken. Die letzte Schicht bildet der Honig. Das Glas an eine sonnige Fensterbank stellen. Nach zwei Wochen ist die wohlschmeckende Hustenmedizin fertig. Jetzt die Honigmischung leicht anwärmen und durchsieben. Den so entstandenen Sirup in dunklen Gläsern aufbewahren. Davon 1 TL täglich einnehmen.

Hustensalbe aus Huflattichblüten

Eine Handvoll Blüten säubern und in 125 g geschmolzener Butter etwa eine halbe Stunde ausziehen lassen, ehe Sie die Blüten abseihen. Die noch flüssige Buttermischung in Döschen abfüllen. Im Kühlschrank hält sie sich einige Wochen. Bei Bedarf aus dem Kühlschrank nehmen. Die Salbe bei Schleimrasseln von Kindern und Erwachsenen auf die Brust einreiben. Wer unter Reizhusten leidet, kann auch eine Messerspitze der Salbe im Mund zergehen lassen.

Ingwer

Zingiber officinale

De Ingeber

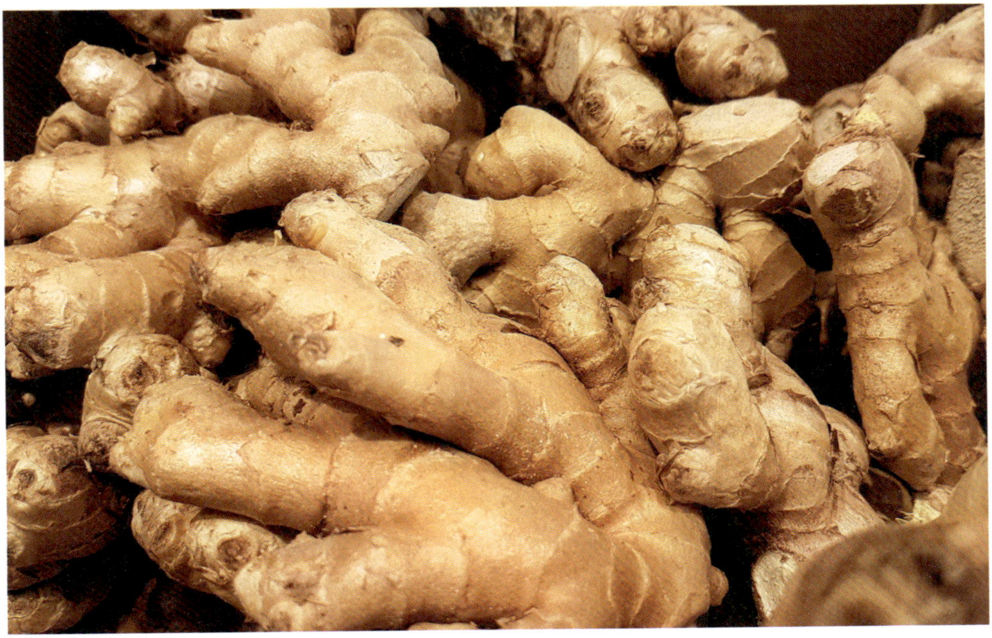

Heilpflanzenanwendung bei Hildegard (Kap. 1-15)

Erstaunlich ist, dass Hildegard asiatische Gewürzpflanzen kannte. Sie schätzte die wärmende Wirkung des Ingwers. Sein Genuss schade jedoch einem gesunden und fetten Menschen, weil ... er ihn zügellos macht. Die Äbtissin mahnte vor dem sorglosen Umgang mit der Spezerei. Ihr war die Wirkung als sexuelles Stimulans nicht entgangen. Bei Augenleiden und nachlassender Sehschärfe empfahl sie pulverisierten Ingwer in Wein gelöst, damit ein Tuch getränkt und um die Augen gelegt. Wer unter Verstopfung im Magen und Bauch leidet, soll pulverisierten Ingwer mit verschiedenen Speisen mischen, denn *„es mindert den Unrat des Magens und stärkt den Menschen"*.

Andere historische Quellen

Arabische Gewürzhändler brachten Ingwer schon vor dem 7. Jahrhundert über die Alpen. Er war in der europäischen Volksmedizin des Mittelalters eine wichtige, aber enorm teure Arznei, um Verstopfung, Blähungen, Magen- und Leberleiden zu behandeln, und selbst als Pestmittel wurde er verwendet. Seine antibakteriellen Eigenschaften könnten durchaus nützlich vor der Ansteckung der gefürchteten Seuche gewesen sein. „Imber ist bei allen Menschen gut, so innerlich erkaltet seyn“, wusste schon der Renaissancebotaniker Adam Lonitzer (1528–1586), und tatsächlich ist Ingwer heute eines der beliebtesten Hausmittel bei Erkrankungen, ausgelöst durch Kälte.

Heilpflanzenanwendung heute

Kleine Pflanzenkunde

Ingwer ist die bekannteste Arznei- und Gewürzpflanze aus der Familie der Ingwergewächse. Wenngleich er ursprünglich aus dem tropischen Südchina kommt, wird die ausdauernde Staude heute weltweit fast in allen tropischen Gebieten kultiviert. Die typischen Scharf- und Aromastoffe finden wir im Rhizom, einer verzweigten und verdickten Sprossachse, die unterirdisch Nährstoffe speichert und somit das Überleben der Pflanze in kargen Zeiten gewährleistet. Das Innere des Rhizoms ist gelb, sein Geruch aromatisch bis zitronenartig. Ingwer gibt es frisch in Stücken oder getrocknet zu Pulver vermahlen zu kaufen.

Medizin

Für medizinische Zwecke wird das Rhizom verwendet, das aus etwa 160 verschiedenen Stoffen besteht. Ätherische Öle und Scharfstoffe zählen ebenso dazu wie Spurenelemente und Vitamin C. Dieses Substanzgemisch wirkt unter anderem brechreizlindernd, wärmend, verdauungsfördernd, kreislaufanregend und stimulierend.

In der kalten Jahreszeit und bei allen Kältezuständen des Körpers ist Ingwer die perfekte Heilpflanze. Wie auch Hildegard feststellte, erzeugt er eine sanfte und langanhaltend wohlige Wärme. Er steigert vor allem die Durchblutung der Bauchorgane und weitet die Gefäße. Diese Eigenschaften helfen, wenn sich die nächste Erkältung ankündigt oder es generell an Körperwärme fehlt. Wegen der durchblutungsfördernden Eigenschaften liegt es nahe, dass die von Hildegard beobachtete aphrodisierende Wirkung tatsächlich Berechtigung hat. Zudem wird das Blut etwas verdünnt, es kann weniger verklumpen und so Herzinfarkten oder Schlaganfällen vorbeugen sowie das LDL-Cholesterin (das „schlechte" Cholesterin) senken und gleichzeitig den Wert des HDL-Cholesterins (des „guten" Cholesterins) etwas anheben.

Ingwer regt die körpereigene Immunabwehr an, wirkt gegen eine Vielzahl von Viren und Bakterien und verflüssigt zähflüssige Sekrete wie sie bei Erkrankungen der Atemwege vorkommen. Durch die durchblutungsfördernde Wirkung bessert sich eine Kreislaufschwäche, niedriger Blutdruck oder Durchblutungsstörungen, die sich oft mit ständig kalten Händen und Füßen zeigen. Der scharfe Geschmack bringt den trägen Darm in Schwung, lässt die Galle und Verdauungsenzyme fließen. So reduzieren sich Völlegefühl und Reizdarmsymptome. Diese Eigenschaft beschrieb auch die Äbtissin. Auf Reisen kommen wir häufig mit Keimen in Verbindung, sei es durch kontaminiertes Essen oder durch Trinkwasser. Auch hier schützt Ingwer durch seine ätherischen Öle den Darm vor Angreifern. Er wirkt gegen eine ganze Reihe von Bakterien, Parasiten, Eingeweidewürmern und Pilzen und hilft zudem gegen die Reise- und Seekrankheit, die sich mit Schwindel, Übelkeit und Erbrechen zeigt.

Hinweise

Überdosierungen können jedoch Magenreizungen verursachen. Ingwer ist generell nicht oder nur in kleinen Mengen geeignet für Menschen, die an Sodbrennen, Hitzewallungen, starkem Bluthochdruck oder Fieber leiden. Falls bei Ihnen Gallensteine oder eine Blutungsneigung diagnostiziert wurden, sollten Sie vor der regelmäßigen Einnahme von Ingwer den Arzt oder Heilpraktiker befragen. Dies gilt auch dann, wenn Sie Ingwer bei Schwangerschaftsübelkeit verwenden möchten, denn die durchblutungsfördernde Wirkung kann zu Kontraktionen der Gebärmutter führen.

▷ Rezepte

Ingwerbrühe: *bei ständigem Frösteln oder beginnender Erkältung*
Zu einem halben Liter kräftiger Fleisch-, Geflügel- oder Gemüsebrühe entweder eine Messerspitze gemahlenen oder ½ TL frisch geriebenen Ingwer hinzufügen und das Gewürz etwa fünf Minuten durchziehen lassen. Die Brühe möglichst warm trinken und alsbald werden Sie eine angenehme Wärme im ganzen Körper fühlen.

Ingwer-Magenpulver: *verbessert die Verdauung und hilft bei Reizmagen*
20 g Ingwerwurzel getrocknet und gemahlen sowie 40 g Galgantpulver (Anm.: das Originalrezept beinhaltet noch Zitwerwurzel, die aber bei uns selten gehandelt wird und nicht gut untersucht ist) vermischen und in ein Schraubglas füllen. Davon zum Essen 1–2 Msp. hinzufügen.

Wärmender Ingwertee: *regt den Kreislauf und die Verdauung an, schützt vor Übelkeit und Erkältungskrankheiten*
Vier Scheiben Ingwer mit einem halben bis dreiviertel Liter Wasser etwa 15 Minuten köcheln lassen. Den Tee in eine Thermoskanne füllen und möglichst warm über den Tag verteilt trinken. Zur Geschmacksverbesserung und Anregung der Verdauung etwas Zitronensaft hinzugeben.

Ingwertinktur als Alternative zum Tee
Ein etwa fünf Zentimeter langes Ingwerstück mit der Muskatreibe klein reiben. Den Brei in ein ausgekochtes Schraubglas füllen und mit etwa der fünffachen Menge an 40%igem Alkohol übergießen. Das Glas an einem warmen Ort drei Wochen durchziehen lassen, danach den Ansatz abseihen und in Braunglasflaschen umfüllen. Davon 10 bis 30 Tropfen zwei- bis dreimal täglich in etwas Wasser verdünnt einnehmen oder die verdünnte Tinktur zum Gurgeln bei Halsschmerzen und Angina verwenden.

Hildegard-Präparate

Ingwer gepulvert, JURA

Kubebenpfeffer

Piper cubeba

De Cubebo

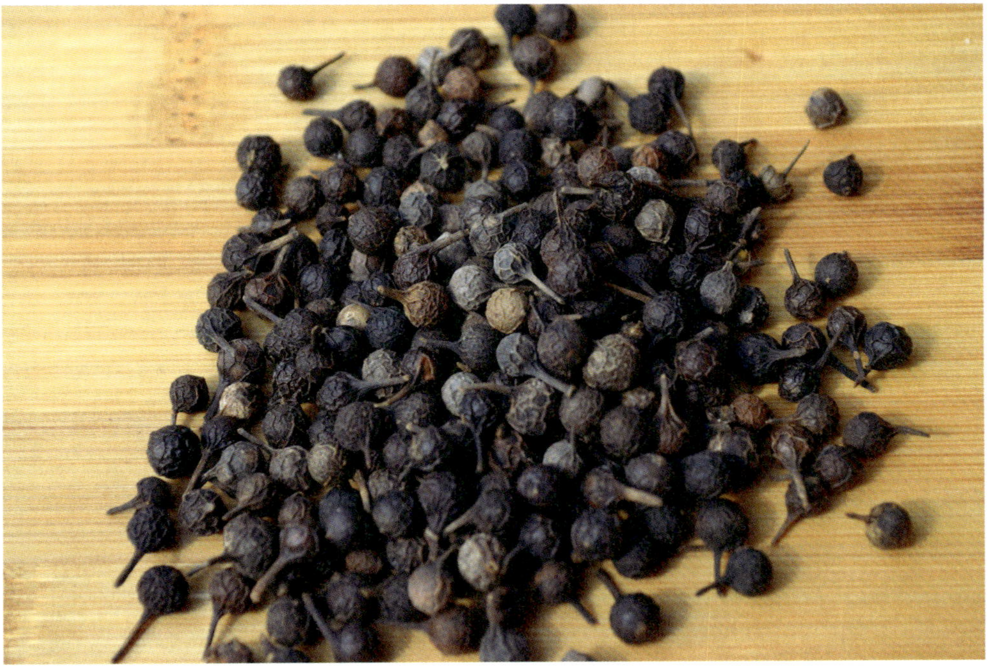

Heilpflanzenanwendung bei Hildegard (Kap. 1-26)

Die Geistliche, Heilerin und Visionärin Hildegard von Bingen führte die Kubebe in ihrem populärsten Werk, der „Physica“, auf. Sie beschrieb wohltuende Effekte auf die Psyche und den Geist. *„Die Kubebe ist warm und jene Wärme hat die richtige Mischung in sich und sie ist auch trocken. Und wenn jemand Kubebe isst, dem wird jene ungeziemende Begierde, die in ihm ist, gemäßigt. Aber sie macht seinen Geist fröhlich und macht seinen Verstand und sein Wissen rein, weil die nützliche und gemäßigte Wärme der Kubebe die ungeziemenden Gluten der Begierde, in denen stinkende und schlammige Flüssigkeiten* *verborgen sind, auslöscht, und den Geist des Menschen und seinen Verstand macht sie erhellend klar.“*[64]

Andere historische Quellen

Über Jahrtausende wurden die scharfen Kubeben als Küchengewürz und Heilmittel verwendet. Vermutlich brachten arabische Händler und Ärzte die Kubebe in die europäische Heilkunde und auf diesem Weg auch in das Kloster Rupertsberg. Alle Heilkundigen kannten ihre harntreibende Wirkung. Im 16. und 17. Jahrhundert waren die Beeren ein beliebter Ersatz für den teuren Pfeffer. Adam Lonitzer, Arzt und Botaniker in Frankfurt, erwähnte in seinem Kräuterbuch Kubebenpfeffer als Standardsortiment damaliger Kloster- und Ratsapotheken: „Seynd dieser Zeit in allen Apotecken gebräuchlich.“ Er verordnete ihn bei Verstopfung, um den Harn zu treiben und bei Nierensteinleiden. Die Kubebe war auch als Aphrodisiakum bekannt.

Heilpflanzenanwendung heute

Kleine Pflanzenkunde

Indonesien und insbesondere die Hauptinsel Java ist die Heimat einer Schlingpflanze, die gestielte Beeren hervorbringt, die uns an Pfefferkörner erinnern. Tatsächlich gehört der bis zu 10 Meter hohe Kletterstrauch *Piper cubeba* zu den Pfeffergewächsen. Geerntet werden nur grüne Ähren, deren unreife Früchte an der Sonne fermentieren und zu kugeligen und schrumpelig dunkelgrauen bis schwarzbraunen Beeren trocknen und schwarzen Pfefferkörnern ähneln. Erst durch diesen Prozess gewinnen die aromatischen Wirkstoffe an Geschmacksintensität. Ein besonderes Merkmal ist der kleine Stiel an jedem Pfefferkorn. Kubebenpfeffer hat einen ausgeprägten Eigengeschmack, dessen anhaltende herb-bittere Schärfe durch Minz- und Zitrusaromen unterstrichen wird. Sein Geruch ist aromatisch, teils terpentinartig.

---

64 Hildegard von Bingen: Physica; übersetzt von Marie-Louise Portmann, Christiana-Verlag, Stein am Rhein, 2009, S. 50, 51

Medizin

An Inhaltsstoffen punktet die Kubebe mit ätherischen Ölen, Scharf- und Bitterstoffen, Harz und fetten Ölen. Die getrockneten Früchte des Kubeben-Pfeffers werden ganz oder pulverisiert als Gewürz in der Küche verwendet, in der Heilkunde die noch nicht ganz ausgereiften, getrockneten Früchte. Durch den Kochvorgang wird der bitter-scharfe Geschmack milder und bekommt einen Anklang von Nelkenpfeffer (Piment).

Das aromatische Bittermittel ist ein Würz- und Heilmittel der Volksheilkunde, um die Sekretion der Verdauungsdrüsen zu fördern, den Magen zu stärken, Blähungen zu treiben und die Bauchorgane zu wärmen. Auf die wärmende Wirkung zählte auch Hildegard. Kubeben wirken ein wenig harntreibend und aufgrund der enthaltenen Terpene antiseptisch, weshalb die traditionelle Verwendung bei entzündlichen und bakteriellen Erkrankungen der Harnwege durchaus plausibel ist. Die Harze unterstreichen das Wirkspektrum, da sie Wundflächen abdichten.

Wie uns die alten Heilkundigen berichten, bessern sich auch Kopfschmerz sowie Gedächtnisschwäche; die Kubeben machen Lust zum Geschlechtsverkehr, was wohl durch die durchblutungsfördernden Scharfstoffe und die damit verbundene wärmende Wirkung bedingt ist. Hildegard von Bingen setzte eher auf die entgiftende Wirkung, da die Kubebe nicht nur den Körper reinigt, sondern auch einen fröhlichen Geist und einen klaren Verstand macht.

Noch ein Tipp für einen frischen Atem: Kauen Sie ein, zwei Körnchen, denn die wirken ähnlich wie Erfrischungsbonbons mit Pfefferminzaroma. Die Kubebe passt gut zum Würzen von Brühen, Saucen, Reis- und Gemüsegerichten. Kühl, trocken und lichtgeschützt gelagert, bewahrt das hochwertige und seltene Gewürz lange sein Aroma. Die Beeren lassen sich sowohl im Mörser gut zerstoßen, als auch in der Gewürzmühle mahlen.

Hinweise

Überdosierungen können zu Reizungen der Harnwege, zu Nieren- und Blasenbeschwerden, beschleunigtem Puls, Aufstoßen, Erbrechen oder Durchfall führen. Allergische Reaktionen mit Hautausschlägen sind möglich.

Rezept

Hildegards Empfehlung für einen fröhlichen Geist und zur Stärkung der mentalen Kraft
Mehrmals täglich drei Früchte im Mund zerkauen. Ausreichend Bewegung, eine abwechslungsreiche Ernährung, ein geregelter Schlaf-Wachrhythmus und soziale Kontakte sind noch weitere hilfreiche Maßnahmen, zu denen ich zusätzlich rate.

Hildegard-Präparate

Kubebenfrüchte ganz, Hildegards Laden

Lungenkraut, Geflecktes

Pulmonaria officinalis

De Lunckwurcz

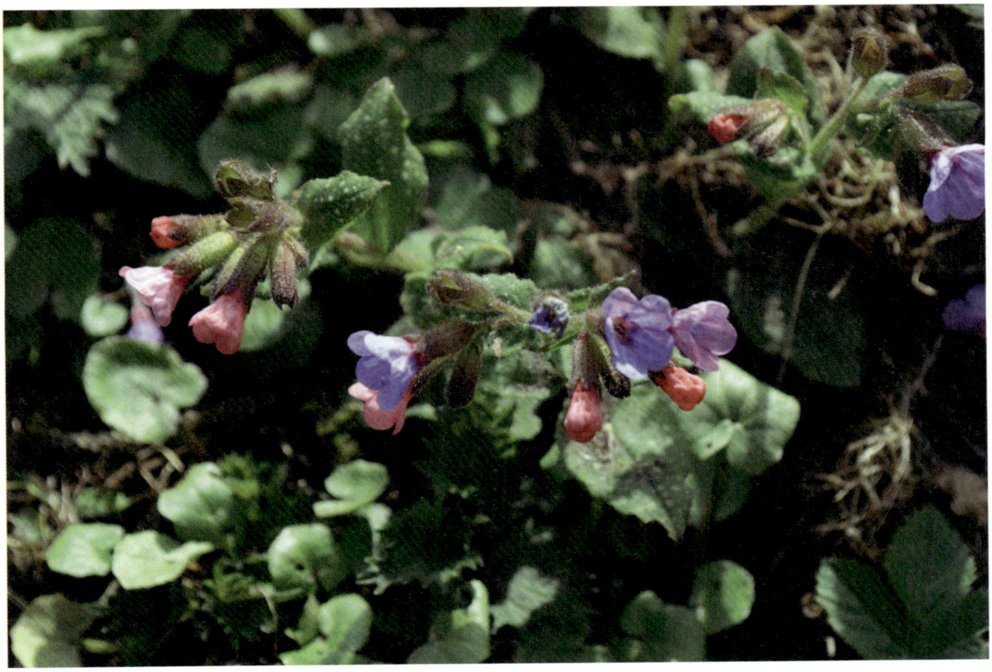

Heilpflanzenanwendung bei Hildegard (Kap. 1-29)

Hildegard ordnete das Lungenkraut den kalten und trocknenden Pflanzen zu. Viel Nutzen schrieb sie ihm nicht zu, außer bei Menschen, *„dessen Lunge aufgeblasen ist, so dass er hustet und nur mit Mühe einatmet, der koche Lungenkraut in Wein und trinke es oft nüchtern, und er wird geheilt werden.“*[65]

Das Kraut hat beinahe das gleiche Aussehen wie die Lunge. Hier kommt offensichtlich die Signaturenlehre zum Tragen. Ein Kraut, das der Lunge

65 Hildegard von Bingen: Physica; übersetzt von Marie-Louise Portmann, Christiana-Verlag, Stein am Rhein, 2009, S. 52

ähnlich sieht, wurde in alten Zeiten gerne für Lungenerkrankungen hergenommen.

Andere historische Quellen

Namensgebend für die Bezeichnung „Geflecktes Lungenkraut" sind nicht die Blüten, sondern die weiß gefleckten Blätter der Pflanze. Diese entstehen durch Lufteinschlüsse, an denen sich das Sonnenlicht bricht. Früher hat man die hellen Stellen an den Blättern mit der Struktur der Lunge verglichen. Auf Basis der Signaturenlehre, derzufolge man einer Pflanze „ansieht", welchem Organ sie zugeordnet ist, schrieb man dieser Pflanze eine Heilwirkung bei Lungenkrankheiten zu. Auch die Botaniker haben sich dieser Zuordnung angeschlossen und gaben ihr den Namen *Pulmonaria*, abgeleitet von lateinisch „pulmo" = Lunge. Lange Zeit wurde Lungenkraut in den Apotheken gehandelt, weshalb es den Beinamen *officinalis* (= im Officin gehandelt) erhielt.

Heilpflanzenanwendung heute

Kleine Pflanzenkunde

Das kleine Lungenkraut wird nur 10–30 cm hoch und gehört zu den Raublattgewächsen, was man an den borstig behaarten Blättern und Stängeln auch schön erkennen kann. Es ist ein heimisches Kraut, das an krautreichen Laub- und Buchenmischwäldern und zwischen Gebüschen in ganz Europa wächst. Blütezeit ist im Frühjahr, vereinzelt bereits im März, spätestens dann im April. Die Halbrosettenpflanze hat grundständige, weißgefleckte Blätter, aus denen in der Mitte ein Stängel wächst, sie blüht mit rötlichen und blauvioletten Blüten.

Medizin

An heilwirksamen Inhaltsstoffen wurden bisher Kieselsäure, Schleimstoffe, Flavonoide, Allantoin, Gerbstoff, Gerbsäure und Saponine identifiziert. Im Gegensatz zu anderen Raublattgewächsen wurden bisher keine Pyrrolizidinalkaloide gefunden. Sammeln Sie das ganze Kraut, also Blätter und Blüten, im Frühjahr, vorzugsweise im April. Lassen Sie es im Schatten trocknen, bis es raschelt, und bewahren Sie es dann in lichtgeschützten Gläsern oder Dosen auf.

Heutzutage wird Lungenkraut nur volksheilkundlich genutzt. Die Anwendung bei Husten, wie schon bei Hildegard beschrieben, gilt bis in unsere Tage. Vor allem wegen der Schleim- und Gerbstoffe sowie der Kieselsäure werden Lungenkraut-Zubereitungen als reizlinderndes und auswurfförderndes Hustenmittel verwendet, aber auch bei leichten Durchfallerkrankungen. Bronchitis, Erkältungskrankheiten, Reizhusten, Heiserkeit und Halsschmerzen gehören zu den beliebten Indikationen für Lungenkraut-Anwendungen.

Hinweise

Derzeit sind keine Risiken zur Anwendung von Lungenkraut bekannt. Jedoch ist es auch nicht gut untersucht und wird deshalb von Zulassungskommissionen für pflanzliche Arzneimittel nicht zur therapeutischen Anwendung befürwortet. Verwenden Sie Lungenkraut deshalb nur für wenige Wochen pro Jahr.

▷ Rezepte

Lungenkraut-Absud: *bei Bronchialerkrankungen und Verschleimung der Lunge*

1 TL (1,5 g) fein zerschnittenes Lungenkraut mit kaltem Wasser ansetzen, kurz aufkochen lassen und nach 5–10 Min. durch ein Teesieb geben. Davon mehrmals täglich 1 Tasse gesüßt mit Honig trinken.

Lungenkrautwein: *bei Husten*

Kochen Sie 3 Esslöffel Lungenkraut in 1 Liter Wein (wahlweise Rot- oder Weißwein) etwa 3 Minuten lang. Dann das Kraut durch ein Baumwolltuch filtern und den Kräuterwein in einer Schüssel auffangen. Dann eine saubere Flasche mit Schraubverschluss füllen. Trinken Sie davon täglich ein Likörglas vor dem Essen. Kühl gelagert hält sich der fertige Wein einige Monate.

Hildegard-Präparate

Lungenkraut-Trank bio, Posch
Lungenkraut Trank, St. Hildegards Laden

Madonnenlilie, Weiße Lilie

Lilium candidum

De Lilium candidum

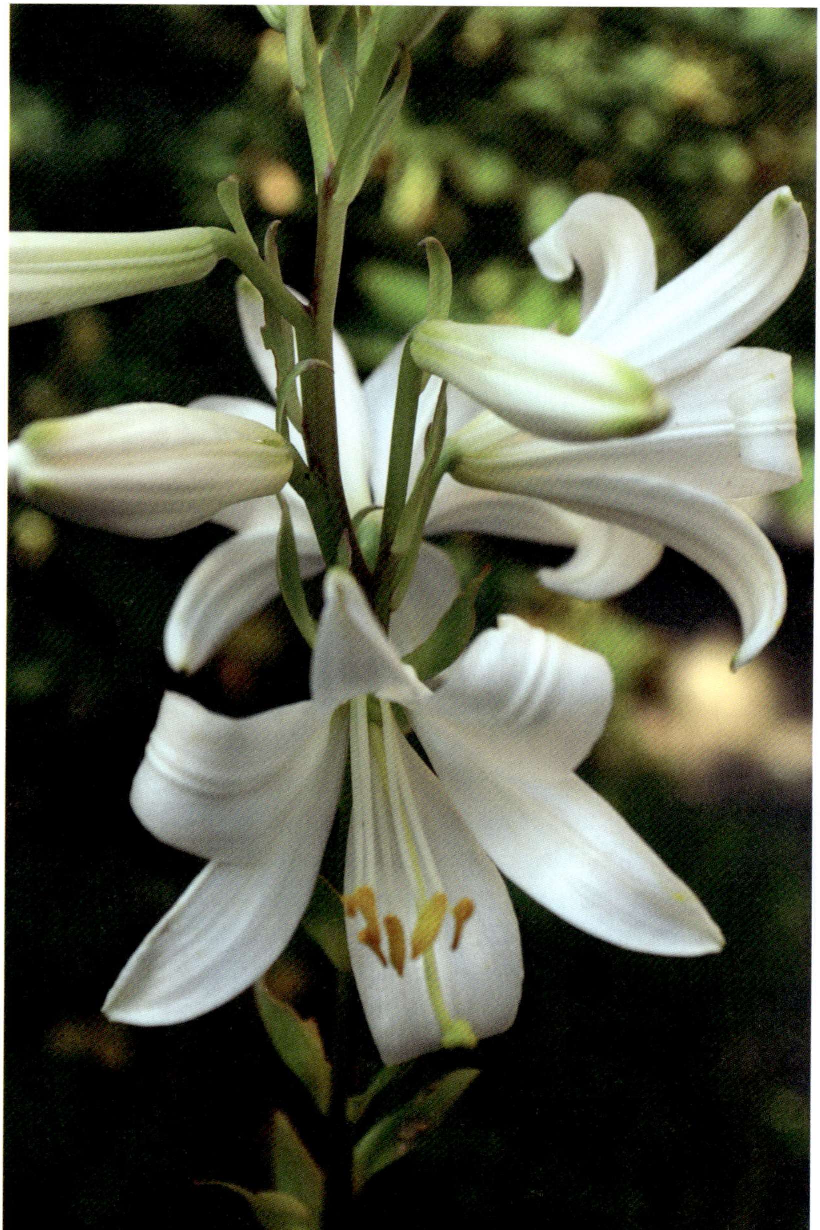

Heilpflanzenanwendung bei Hildegard (Kap. 1-23)

Hildegard verwendete die Weiße Lilie gegen Nesselsucht und andere Hautausschläge: Bei Nesselsucht empfiehlt sie, die Zwiebel, ansonsten den Saft der Blätter, mit Fett zu einer Hautsalbe zu verarbeiten. Bei allen Formen von Ausschlägen soll die Weiße Lilie mit Ziegenmilch getrunken werden. Daneben schreibt die Äbtissin dem Duft der frischen Blüten auch eine Wirkung auf die Psyche zu: Der Duft stimme das Herz des Menschen fröhlich.

Andere historische Quellen

In vorchristlicher Zeit schmückte die Lilie die Säulen des Salomonischen Tempels und die Altäre der Juden. Bei den Römern waren Lilien beliebte Gartenpflanzen. Sie weihten sie der Frauengöttin Juno und betitelten sie deshalb als „Rose der Juno". Lilien krönten die Zepter der Herrscher in den Hochkulturen des Orients, wie die der Assyrer, Perser, Meder und Ägypter. Eine der ältesten Darstellungen findet sich auf Kreta in den Königspalästen von Knossos. Sie stammt aus der Zeit um 1600 v. Chr. und zeigt den Prinzen mit den Lilien. Vermutlich nutzten die Minoer die Blüten zur Gewinnung von Parfum, da sie eine sehr edle und würzige Duftkomponente hat. Besonders in den Abendstunden verströmt sie ihren lieblichen Duft, wie auch Hildegard bemerkte.

Heilpflanzenanwendung heute

Kleine Pflanzenkunde

Sie ist die Schönheit unter den Lilien und beeindruckt mit ihren traumhaften Blüten und ihrem schweren Blütenduft. Die Madonnenlilie ist eigentlich in den östlichen Mittelmeerländern und den Halbwüsten zwischen der Türkei und Afghanistan beheimatet. Bereits in der Mitte des zweiten Jahrtausends v. Chr. wurde sie in Kleinasien in Kultur gepflanzt. Vermutlich haben sie die Römer über die Alpen gebracht und so verbreitete sie sich in ganz Mitteleuropa. Sie zierte die Klostergärten wie auch Bauerngärten und wurde eben auch für Heilzwecke verwendet. Ätherische Öle, Flavonoide, Schleimstoffe, Saponine, Steroidalkaloide, Spurenelemente wie Bor sind wertbestimmende Inhaltsstoffe.

Medizin

In der aktuellen Phytotherapie wird die Weiße Lilie nicht mehr genutzt, jedoch hatte die weiße Schönheit über Jahrhunderte als Frauenkraut Bedeutung. Durch Einweichen der Blüten in fettes Öl entsteht „Lilienblütenöl". Äußerlich angewendet ist es ein Hausmittel bei Hautleiden, wie auch Hildegard bemerkte. Gegen leichte Brandwunden, Schürfwunden, Hautschrunden, zur Behandlung von Blutergüssen, Krampfadern, Quetschungen, trockene Schleimhäute im Vaginalbereich und bei schmerzhaften Drüsen wurde das Öl als Hautmedizin verwendet. Bei regelmäßig äußerer Anwendung glätten sich auch leichte Hautfältchen, es hält die Haut frisch und beseitigt anlagebedingte Gefäßerweiterungen im Gesicht (Couperose). Ihr Wirkspektrum kann als antiseptisch, erweichend, narbenglättend und wundheilend zusammengefasst werden.

▷ Rezept

Lilien-Ölauszug aus den Blüten

Zwei bis drei frisch geöffnete Blüten in ¼ Liter gutes Olivenöl, Mandelöl oder Jojobaöl einlegen. Nach zwei bis vier Wochen abfiltern und in dunklen Glasflaschen aufbewahren. Damit zweimal täglich die betroffenen Haustellen bei leichten Verbrennungen, Verhornungen, Ekzemen, Quetschungen oder bei Trockenheit der äußeren weiblichen Geschlechtsteile einreiben.

Maiglöckchen

Convallaria majalis

De Meygilana

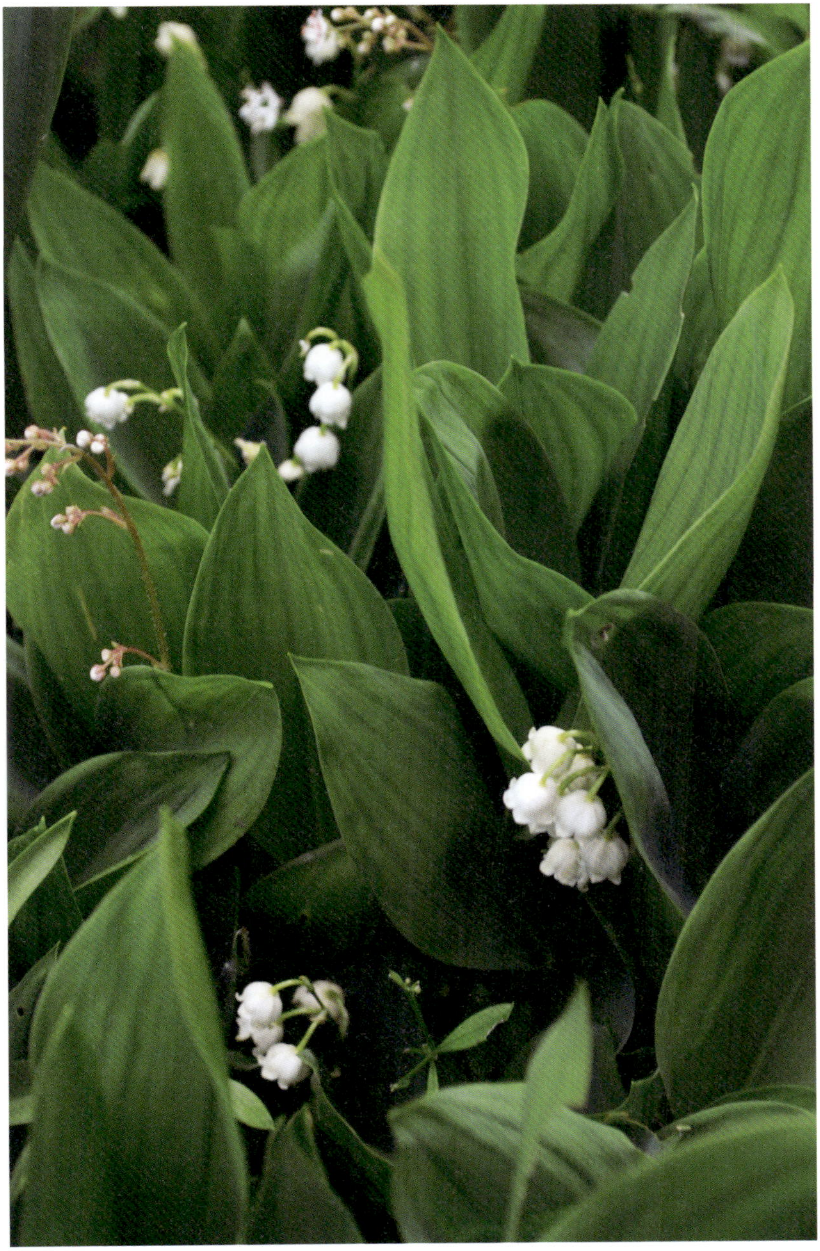

Heilpflanzenanwendung bei Hildegard (Kap. 1-159)

Wegen der Verehrung in der christlichen Mythologie wundert es auch nicht, dass man sich in den mittelalterlichen Klöstern mit dem Maiglöckchen beschäftigte. Sie gehören zu den Pflanzen, die Hildegard erstmals in der deutschsprachigen Medizingeschichte nennt. *„Das Maiglöckchen ist kalt und hat die gleiche Kälte wie die Erde, wenn sie die Blüten zu Früchten macht.“*[66]

Des Weiteren wird es von ihr bei Hauterkrankungen (Skrofeln), Ausschlägen oder bei Geschwüren empfohlen. Dazu solle man die Pflanze oft und auf nüchternen Magen essen. Auch bei epileptischen Anfällen sei dies wirksam. Gleich vorweg: Das Pflänzchen sieht zwar lieblich aus, jedoch beinhaltet es giftige Verbindungen und ist deshalb für die Anwendungen, wie sie Hildegard beschreibt, keinesfalls zuträglich.

Andere historische Quellen

Lange vor Beginn der Christenheit war das Maiglöckchen der germanischen Frühjahrsgöttin Ostara geweiht. Ihr zu Ehren zündete man große Frühlingsfeuer an und warf als Opfergabe die Maiglöckchen-Blüten als Dank für den erwachenden Lenz hinein. Auf jeden Fall gehört das Maiglöckchen zum Hochzeitsmonat Mai. Die Verwendung von Maiglöckchen im Brautstrauß oder als Haarschmuck der Braut geht auf die symbolische Bedeutung der Pflanze zurück. Das Grün der Blätter stellt die Hoffnung dar, das Weiß der Blüten signalisiert Reinheit und Jungfräulichkeit und die roten Beeren Feuer und Leidenschaft. Die lieblichen weißen Blütenglöckchen wurden im Christentum Sinnbild der jungfräulichen Reinheit und reinen Liebe der Gottesmutter Maria. Man sieht Maiglöckchen in der christlichen Ikonografie häufiger zu Füßen der Hoffnungsträgerin und „reinen Magd“.

66 Hildegard von Bingen: Physica; übersetzt von Marie-Louise Portmann, Christiana-Verlag, Stein am Rhein, 2009, S. 154

Heilpflanzenanwendung heute

Kleine Pflanzenkunde

Das lieblich duftende Maiglöckchen ist eine Pflanze der Wälder Europas und Nordasiens. Wild wachsende Pflanzen sind besonders geschützt und dürfen deshalb nicht gepflückt werden. Das Liliengewächs liebt die lichten Laubwälder und Auen, wird nur etwa 25 cm hoch, hat einen Wurzelstock, der mehrere Jahre überdauern kann, und nickende, weiße Blütenglöckchen. Wenngleich sie einen angenehmen Duft verströmen, sind alle Pflanzenteile, besonders jedoch die Blüten und Früchte, stark giftig. Verwechslungsgefahr besteht aufgrund der Blattform mit dem ungiftigen Bärlauch oder der hochgiftigen Herbstzeitlosen.

Medizin

Heute sind in der Naturheilkunde wegen der Gefahr schwerer Nebenwirkungen nur noch homöopathische Zubereitungen oder standardisierte Fertigpräparate vertretbar. Maiglöckchen enthalten neben Flavonoiden, Saponinen, Mineralien und etwas ätherischem Öl auch Cardenolide. Das sind Herzglykoside der zweiten Ordnung (der Begriff „Zweite Ordnung" bedeutet, dass diese Glykoside nicht so stark wirken wie Glykoside „Erster Ordnung", wie sie beispielsweise im Fingerhut (*Digitalis*) zu finden sind). Diese steigern die Kontraktionskraft des Herzmuskels und die Auswurfleistung des Herzens – sie wirken positiv inotrop. Gleichzeitig wirkt das Kraut leicht entwässernd und verringert das Blutvolumen, weshalb Maiglöckchen-Zubereitungen bei labilem Kreislauf und eingeschränkter Herzleistung verschrieben werden.

Zu den Leitsymptomen des Homöopathikums *Convallaria majalis* gehört die Empfindung, „als ob der Herzschlag aufhöre, und dann ganz plötzlich wieder einsetzt". Kraftlosigkeit, Schwäche und Reizbarkeit, ein schneller unregelmäßiger Puls sind weitere Modalitäten sowie eine Verbesserung der Beschwerden bei frischer Luft. Bei gleichzeitiger Behandlung mit Herzglykosidpräparaten kann selbst die Urtinktur Unverträglichkeitsreaktionen (vor allem bei Niereninsuffizienz) hervorrufen.

Hinweise

Überdosierungen führen zu Erbrechen, Durchfall und Schwindel. Herzglykoside besitzen eine geringe therapeutische Breite, d. h. wirksame Dosierungen liegen nahe am toxischen Bereich; daher ist von einer Selbstbehandlung dringend abzuraten.

▷ Rezept aus der Homöopathie

Bei nervösen Herzstörungen, Altersherz, leichter bis mittelschwerer Herzinsuffizienz, Ödemneigung mit Venenstau (in Absprache mit dem Arzt oder Heilpraktiker)
Ein- bis dreimal täglich 5 Tropfen oder eine 1 Tablette bzw. 10 Streukügelchen.

Häufig werden mittlere Potenzen (D30 / C30) verordnet, die sowohl auf der körperlichen Ebene als auch energetisch wirken.

Muskatnuss

Myristica fragrans

De Nuce muscata

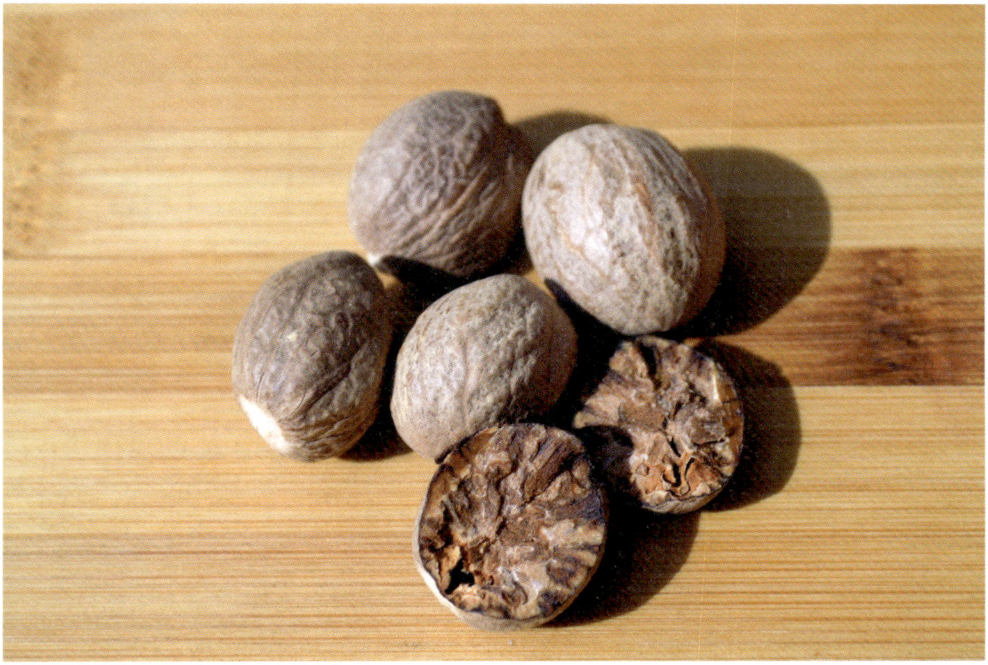

Heilpflanzenanwendung bei Hildegard (Kap. 1-21)

Muskat gehörte ebenso wie Zimt und Nelken zu den exotischen Spezereien, die zu Zeiten Hildegards eine absolute Rarität waren. Hildegard beschrieb die wärmende Kraft der Muskatnuss, welche einen klaren Geist und scharfe Sinne macht, da sie den Körper quasi entgiftet. *„Wenn ein Mensch die Muskatnuss isst, öffnet sie sein Herz und reinigt seinen Sinn und bringt ihm einen guten Verstand. Nimm, wie auch immer, Muskatnuss und im gleichen Gewicht Zimt und etwas Nelken und pulverisiere das. Und dann mach mit diesem Pulver und mit Semmelmehl und etwas Wasser Törtchen und iss* *diese oft und es mindert alle schädlichen Säfte in dir und es verleiht deinem Blut einen guten Saft und es macht dich stark."*[67]

Andere historische Quellen

Da die Muskatnussbäume ursprünglich außerhalb der alten Schifffahrts- und Handelswege wuchsen, waren sie in Europa lange Zeit unbekannt. Im Mittelalter waren sie bei uns noch sehr selten und wurden wie Statussymbole gehandelt. Zur Zeit des Ibn Sina mischte man bei chirurgischen Eingriffen die Muskatnuss dazu, um narkotische Zustände zu erzielen. In Europa galt sie als Arzneimittel zur Stärkung der Gedächtnisleistung, bei Durchfall und äußerlich angewendet bei Neuralgien und rheumatischen Beschwerden. Jacobus Tabernaemontanus fasste im 16. Jahrhundert das Wirkspektrum so zusammen: „In Summa / es dienet diese edle Muscatennuß wider alle kalte Gebrechen des Haupts / des Hirns / des Magens / der Leber und der Mutter so man Abends und Morgens der eingemachten eines Scrupels schwer vor der Mahlzeit isset". (Anmerkung: Ein Skrupel entspricht etwa 1,25 g. Muskatnüsse wurden zu dieser Zeit mit Honig und Zucker eingemacht.)

Heilpflanzenanwendung heute

Kleine Pflanzenkunde

Muskatnussbäume wuchsen ursprünglich nur auf den Molukken. Heute werden sie in vielen tropischen Gebieten angebaut. Die immergrünen und bis 20 m hohen Laubbäume blühen das ganze Jahr über, sodass stets reife Früchte nachwachsen. Im botanischen Sinn ist die Steinfrucht keine Nuss, sondern eine einsamige Beere, die unter dem Fruchtfleisch einen ölhaltigen Samen, die Muskatnuss enthält. Der Trocknungsvorgang der Nuss dauert etwa 2–3 Monate, zuvor wird jedoch der rote, netzartige Samenmantel abgelöst. Da Muskat nach dem Mahlen schnell an Geschmack verliert, sollten Sie vorzugsweise ganze Nüsse kaufen und diese erst kurz vor dem Gebrauch reiben.

---

67 Hildegard von Bingen: Physica; übersetzt von Marie-Louise Portmann, Christiana-Verlag, Stein am Rhein, 2009, S. 47

Medizin

Muskatnüsse enthalten ätherisches Öl mit Myristicin, dem die halluzinogene Wirkung zugeschrieben wird. Weiter bis zu 40% fettes Öl (Muskatnussbutter) mit Myristinsäure; Triterpene, Sterole, Gerbstoffe und Stärke. Muskat hat eine Reihe von Eigenschaften, die auch in der Naturheilkunde von Interesse sind. Zum einen regt der aromatische Geschmack die Verdauungsdrüsen im Magen-Darm-Trakt an. Die ätherischen Öle entkrampfen die Darmmuskulatur, sodass Durchfälle abgeschwächt werden. Und sie hemmen krankmachende Bakterien und Viren in der Verbreitung. Auch Hildegard schrieb von einer Minderung der schädlichen Säfte.

Interessant ist auch, dass Hildegard von einer positiven Wirkung auf die Stimmung schrieb. Noch heute werden in der Erfahrungsheilkunde Muskatanwendungen genutzt, um die Stimmung aufzuhellen. Und tatsächlich hat man in Laborversuchen herausgefunden, dass Myristicin antidepressiv wirkt. Als „warmes" Gewürz hat Muskat die Eigenschaft, die Durchblutung anzuregen. In einigen orientalischen Rezepten zur Herstellung von Elixieren und Aphrodisiaka ist die Muskatnuss noch heute Bestandteil.

Küchentipp: Während man in Nordindien und im Iran vor allem Schaf- und Lammfleisch mit Muskat würzt, sind es in der europäischen Küche Kartoffelgerichte, Grießklößchen, junges Gemüse, Mousaka, fetter Käse wie etwa Fondue und in der Weihnachtszeit auch Glühwein und Lebkuchen.

Hinweise

Während kleine Mengen an Muskat heilsam sind, sind größere Mengen durchaus gefährlich. Ab einer Dosierung von etwa 5 Gramm (das entspricht etwa einer kleinen ganzen Muskatnuss) wirken sie stark anregend, halluzinogen und toxisch. Schon der Verzehr von zwei ganzen Muskatnüssen hat nachweislich Todesfälle verursacht. Für die Giftigkeit und halluzinogene Wirkung verantwortlich ist in erster Linie Myristicin. Die Vergiftungserscheinungen treten erst nach einigen Stunden auf und reichen von Schweißausbrüchen, Kopfschmerzen, Bewusstseinsveränderungen, Herzklopfen, Halluzinationen, Tiefschlaf; es kommt selten auch zu Todesfällen. Achten Sie darauf, dass Kinder nicht in den Kontakt mit dem unverdünnten Öl kommen, und auch während der Schwangerschaft sollten Sie das Öl bzw. keine größeren Mengen der Nuss einnehmen.

▷ Rezepte

Bei Magen-Darm-Katharrhen mit Krämpfen und Durchfällen und um die Leberentgiftung anzuregen

Einen Pfefferminztee zubereiten, der mit einer Prise frisch geriebenen Muskat oder ein bis zwei Tropfen ätherischem Muskatöl bereichert wird. Davon über maximal 14 Tage täglich eine Tasse trinken.

Behandlungsraum Küche

Die einfachste und wohlschmeckendste Form der Muskatnuss-Anwendung ist die Verwendung als Gewürz in der Küche. Eine Prise Muskatnuss im Essen oder in den Gemüsesaft gerieben macht fette und gehaltvolle Speisen bekömmlicher und leichter verdaulich.

Muskatnuss in Milch bei seelischen Tiefs

Eine Tasse Vollmilch auf Körpertemperatur erwärmen. Eine Prise frisch geriebene Muskatnuss dazugeben. Durch die fetten Bestandteile der Milch lösen sich nicht nur die wasserlöslichen Stoffe, sondern auch die fettlöslichen ätherischen Öle.

Hildegard-Präparate

Muskatnuss gemahlen, JURA

Mutterkraut

Tanacetum parthenium

De Metra

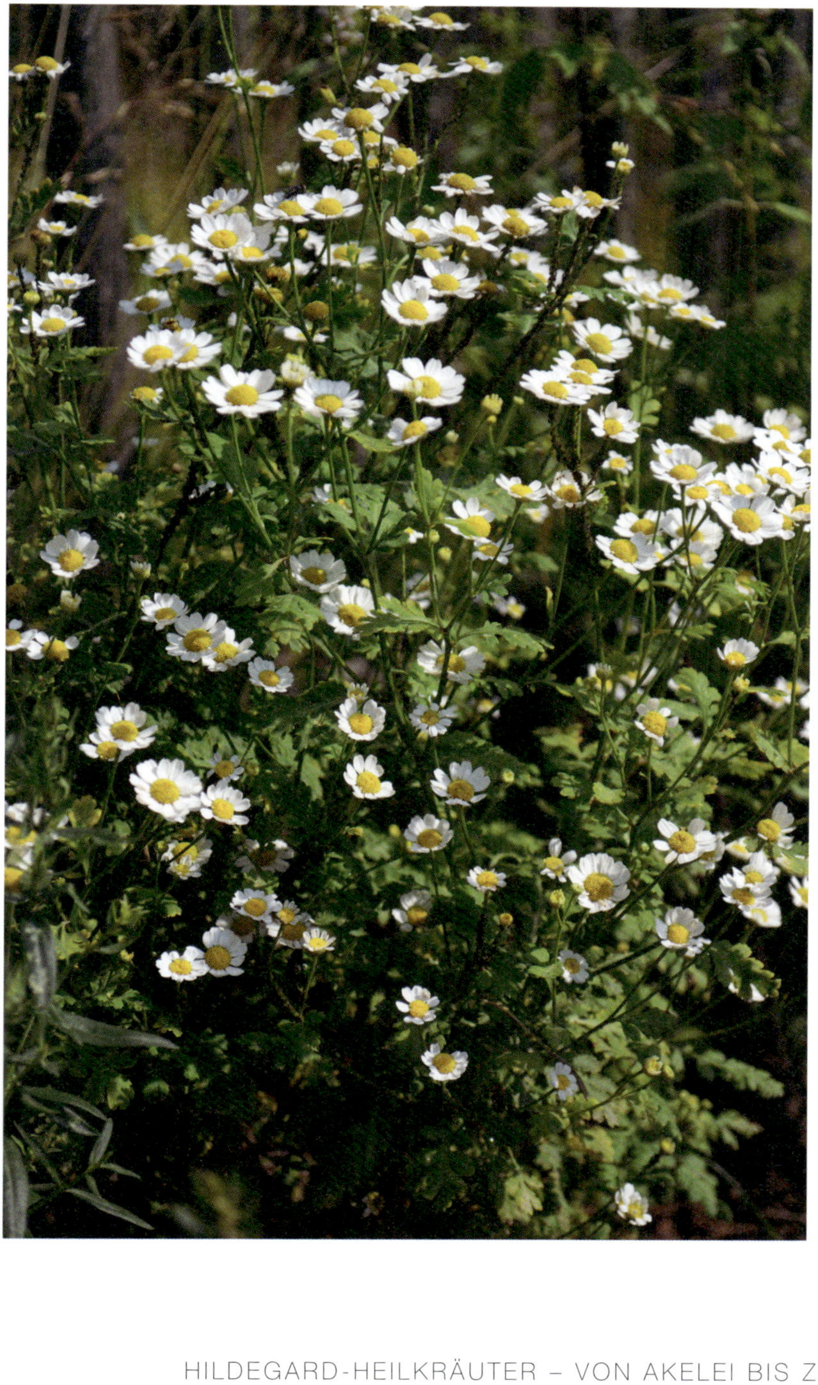

Heilpflanzenanwendung bei Hildegard (Kap. 1-116)

Das Mutterkraut erfährt in der modernen Kräuterheilkunde gerade eine Renaissance. Dabei wusste Hildegard von Bingen vor rund 900 Jahren über ihren Nutzen bei Schmerzen und bei Frauenleiden zu berichten: *„Das Mutterkraut ist warm und hat einen angenehmen Saft und den schmerzenden Eingeweiden ist dieser wie eine angenehme Salbe. Und wer in den Eingeweiden Schmerzen hat, der koche Mutterkraut mit Wasser und Fett oder Öl und er gebe feinstes Mehl dazu und so bereite er Suppe und esse sie, und er heilt die Eingeweide. Und wenn die Frauen den Monatsfluss haben, sollen sie diese Suppe, wie vorhin gesagt, bereiten und essen, und dieses bereitet eine angenehme und leichte Reinigung des Schleims und des inneren Unrats und leitet den Monatsfluss hinaus."*[68]

Andere historische Quellen

Mutterkraut ist wie der Name vermuten lässt, ein Kraut der Frauenheilkunde. Bereits im alten Griechenland kannte man seine frauenspezifische Wirkung. Der botanische Artname *parthenium* bezieht sich auf „Jungfrau" oder „jungfräuliche Göttin", womit die griechische Göttin der Frauen und Kinder, Artemis, gemeint ist. Im 17. Jahrhundert bezeichnete der englische Arzt Nicholas Culpeper das Mutterkraut als allgemeines Stärkungsmittel für die Gebärmutter, und als Mittel, um die Gebärmutter zu reinigen und die Nachgeburt auszustoßen. Das Kraut wird bei erfahrenen angelsächsischen Hebammen noch immer in der Geburtshilfe verwendet. Der volksmedizinische Gebrauch des Mutterkrauts bei Fieber und Kopfschmerzen gab Anlass zu intensiven pharmakologischen Untersuchungen ab den 80er-Jahren des letzten Jahrhunderts.

Heilpflanzenanwendung heute

Kleine Pflanzenkunde

Mutterkraut ist botanisch mit Rainfarn und der Straußmargerite verwandt. Als Korbblütengewächs zeigt die Staude viele kleine Blütenköpfe, die an jene der Kamille erinnern. Ursprünglich ist Mutterkraut im

---

68 Hildegard von Bingen: Physica; übersetzt von Marie-Louise Portmann, Christiana-Verlag, Stein am Rhein, 2009, S. 125

Balkangebiet beheimatet, wächst jedoch heute in ganz Europa und ist in Nordamerika eingebürgert. Für Heilzwecke wird das während der Blütezeit geschnittene und getrocknete Kraut (Blüten und Blätter) verwendet.

Medizin

Für die Heilwirkung relevant sind ätherische Öle (mit einem hohen Kampferanteil), Flavonoide und bitter schmeckende Sesquiterpenlactone mit dem intensiv erforschten Parthenolid.

Hildegard erkannte schon richtig, dass Mutterkraut eine schmerzstillende Wirkung hat. Sie verordnete es bei Schmerzen in den „Eingeweiden", moderne Kräuterexperten empfehlen Mutterkrautzubereitungen auch bei Migräne und rheumatischen Beschwerden wie Arthritis. Bei Einnahme von mehreren Monaten bessern sich nicht nur die Beschwerden, sondern es kommt zu weniger Migräneanfällen und auch Begleiterscheinungen wie Übelkeit, Schwindel und Erbrechen bessern sich. Davon profitieren auch Frauen mit hormonell bedingter Migräne, die sich während der Menstruation zeigt. Die unten genannten Rezeptbeispiele bei Frauenleiden stammen alle aus der Erfahrungsheilkunde.

Hinweise

Mutterkraut sollte man wegen seiner wehenanregenden Wirkung nicht während der Schwangerschaft und bei starken Monatsblutungen anwenden; es ist auch für Stillende und Kinder nicht zu empfehlen. Bei Einnahme von Migränemedikamenten befragen Sie bitte vor Anwendung den Arzt.

▷ Rezepte

Mutterkrautsalbe: *zum Einreiben bei „Eingeweideschmerzen" wie Menstruationskrämpfen, bei prämenstruellen Beschwerden oder Schmerzen in den Gelenken*

Ein Teil Mutterkrautsaft (etwa 100 g Mutterkraut in den Entsafter geben und den Saft auffangen) mit zwei Teilen Butter verrühren. In ein Döschen abfüllen und beschriften. Den Unterbauch mehrmals täglich mit der Salbe bei Krämpfen im Uhrzeigersinn damit einreiben. Im Kühlschrank gelagert ist die Salbe mehrere Monate haltbar.

Teezubereitung

Etwa 150 mg des getrockneten und pulverisierten Krauts mit kochendem Wasser übergießen. Zehn Minuten stehen lassen und gelegentlich umrühren. Durch einen Papierfilter abgießen. Zur Migräneprophylaxe kurmäßig etwa zwei bis drei Tassen vor dem Essen über einen Zeitraum von mehreren Monaten trinken.

Hildegard-Präparate

Mutterkraut-Tropfen, Hildegards Laden und St. Hildegard Posch
Mutterkaut-Kapseln, Hildegards Laden
Mutterkraut-Creme, Hildegards Laden und St. Hildegard Posch
Mutterkraut, gemahlen, St. Hildegard Posch

Myrrhe

Commiphora-Arten / Commiphora molmol

De Myrrha

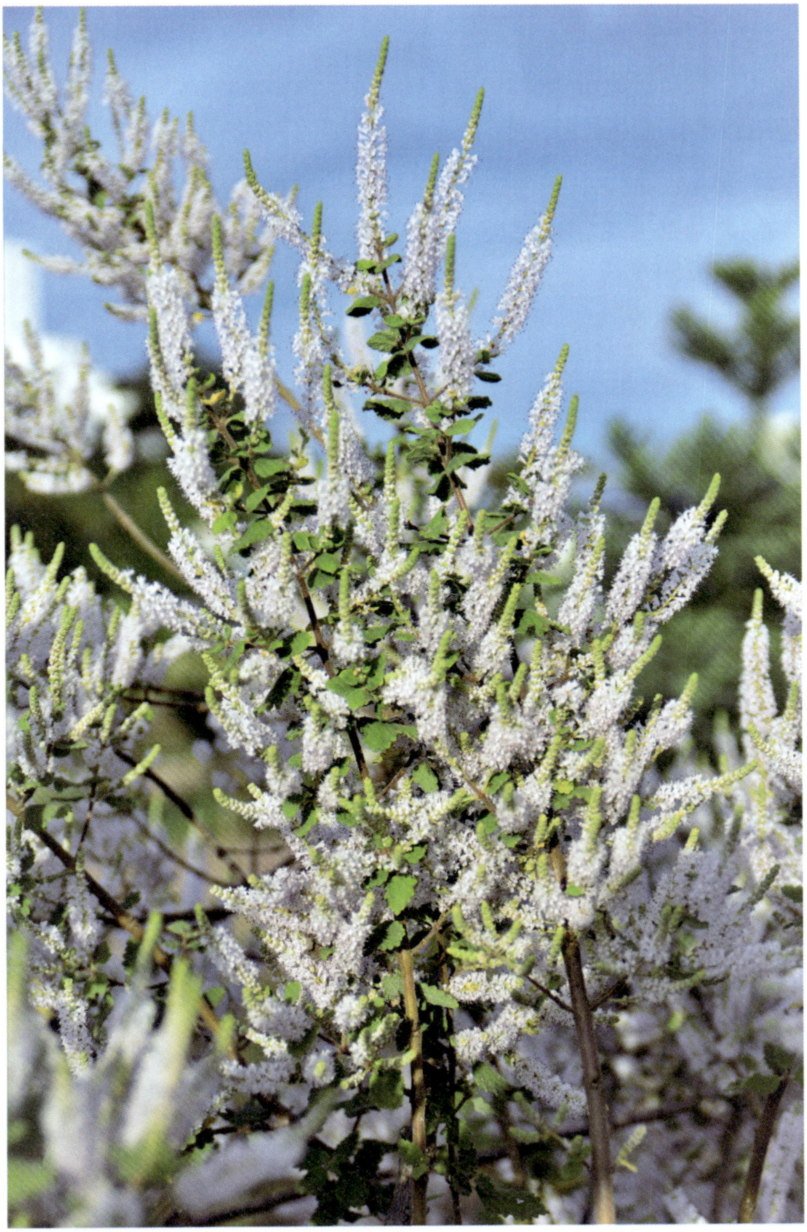

Heilpflanzenanwendung bei Hildegard (Kap. 1-176)

Die trocknenden Eigenschaften der Myrrhe werden noch heute in der Heilkunde geschätzt. Myrrhenharz-Zubereitungen sind ein bewährtes Heilmittel bei Entzündungsprozessen. Auch Hildegard wusste um die wärmenden und trocknenden Eigenschaften der sonnenliebenden Pflanze, sah in ihr jedoch eher ein Heilmittel, um den Geist zu klären oder um das Fieber zu senken. *„Wenn du aber Myrrhe bei dir tragen willst, dann wärme sie zuerst an der Sonne oder auf einem im Feuer erwärmten Ziegelstein, so zerfließt sie ein wenig, ... und sie vertreibt von dir Trugbilder und magische Künste. ... Und wenn große Fieber den Menschen anfallen und wenn ihm dann Myrrhe in warmem Wein zu trinken gegeben wird, dann weicht das Fieber von ihm.“*[69]

Andere historische Quellen

Von Liebeszauber und einer unglücklichen Prinzessin namens Myrrha oder Smyrna berichtet die griechische Mythologie. Sie wurde nach Inzest in einen Myrrhenbaum verwandelt und scheidet seitdem wohlriechendes und bitter schmeckendes Harz aus – Sinnbild der Tränen der unglücklichen Prinzessin. Auch die Bibel berichtet von der Myrrhe. Die Gabe der Weisen aus dem Morgenland an das Gotteskind waren Gold, Weihrauch und Myrrhe. Gold stand für das Königreich, Weihrauch für die Heiligkeit und Myrrhe für das Leiden. Die Nutzung des Myrrhenharzes war jedoch schon in vorbiblischen Zeiten bekannt. Als Arznei- oder Räuchermittel, zum Einbalsamieren von Toten, für Parfums und als Bestandteil des heiligen Öls war es in verschiedenen Kulturen und Religionen hochgeschätzt. Auf den antiken Märkten wurden deshalb astronomische Preise für das Harz gezahlt.

Heilpflanzenanwendung heute

Kleine Pflanzenkunde

Bei der Myrrhe handelt es sich um drei bis vier Meter hohe Sträucher oder kleine Bäume mit relativ dickem Stamm, einer Vielzahl von Ästen und spitzen Dornen. Beheimatet ist sie in den Berglagen Eritreas, Somalia, im

69 Hildegard von Bingen: Physica; übersetzt von Marie-Louise Portmann, Christiana-Verlag, Stein am Rhein, 2009, S. 167

Jemen und Sudan. Wie Weihrauch gehört sie zur Pflanzenfamilie der Balsambaumgewächse. In den Stämmen befinden sich Sekretgänge, die ein blassgelbes Harz produzieren. Es tritt entweder durch Risse in der Rinde von selbst oder durch gezielte Schnitte aus und trocknet dann rasch an der Luft zu walnussgroßen Harzklumpen. Meist sind sie bernsteinfarben, auch rotbraun oder graubraun.

Medizin

Das Harz hat eine Vielzahl teils unerforschter Bestandteile, unter anderem ätherisches Öl, Schleimstoffe und Bitterstoffe. Wie Hildegard gut erkannte, trocknet es und bringt Wärme in den Körper.

Bis heute wird die Myrrhe wohl auch wegen ihrer entzündungshemmenden und wundheilenden Eigenschaften in der Medizin geschätzt. Eine Tinktur – denn das Harz ist wasserunlöslich, was auch Hildegard bemerkte – aus Myrrhenharz ist hilfreich bei Schleimhautentzündungen in der Mundhöhle wie bei Aphtenbefall, Mundsoor, bei Druckstellen durch Prothesen, bei Wundliegen sowie Zahnfleisch- und Rachenentzündungen. Im ganzen Verdauungstrakt wirkt sie wegen ihrer antimikrobiellen Wirkung vor allem bei chronisch entzündlichen Darm- und Durchfallerkrankungen, ausgelöst durch einen Befall mit dem Hefepilz Candida albicans, durch Viren oder Bakterien. Innerlich sollte die Myrrhe nicht langfristig angewendet werden.

Das verräucherte Myrrhenharz hat einen warmen, erdigen, würzigen und etwas sinnlichen Duft. Er beruhigt einen unruhigen Geist und fördert die Entspannung. Ob sie – wie Hildegard beschreibt – Trugbilder und magische Künste vertreibt (die wir heute vermutlich als Wahnvorstellung bezeichnen würden), kann ich nicht beurteilen. Doch wird sie in esoterischen Kreisen tatsächlich noch bei Schutzritualen verwendet.

Hinweise

Wegen der zusammenziehenden Wirkung sollten Myrrhenzubereitungen vorsichtshalber innerlich nicht während der Schwangerschaft eingenommen werden. Das ätherische Öl generell nicht innerlich anwenden! Sehr selten wurden Allergien gegen Myrrhe dokumentiert. Myrrhe sollte wie andere Harze auch, nicht langfristig angewendet werden.

Rezepte

Myrrhentinktur: *bei entzündeten Schleimhäuten*

Ein Teil Harz mit fünf Teilen 90%igem Alkohol in einem ausgekochten Schraubglas etwa 14 Tage ansetzen. Die Mischung mehrmals täglich schütteln, damit sich das Harz gut löst. Dann die Lösung in Braunglasflaschen umfüllen. Bei lokalen Entzündungen der Mundschleimhaut die Tinktur unverdünnt bis zu dreimal täglich mit einem Wattestäbchen aufbringen. Bei großflächigen Entzündungen im Mund bis zu 40 Tropfen der Tinktur in einem Glas mit warmem Wasser lösen und damit die Mundhöhle spülen oder gurgeln. Beachten Sie, dass nach der Anwendung vorübergehend leichte Geschmacksirritationen entstehen können, sowie ein leichtes Brennen auftreten kann.

Räucherung mit Myrrhe: *zur Besänftigung bei Unruhe und für Schutzrituale*

Die Harzklumpen im Mörser zerkleinern. Dann in ein feuerfestes Gefäß feinen Sand füllen und etwas Räucherkohle zum Brennen bringen. Erst wenn die Kohle mit einem weißen Aschefilm umzogen ist, etwas Sand auf die Kohle und darauf das Harz geben. Der heiße Sand verklebt etwas mit dem Harz, es entwickelt sich jedoch so ein besonderes Dufterlebnis. Bitte beachten Sie, dass durch die heiße Räucherkohle Verbrennungsgefahr besteht und das Räucherwerk noch lange nachglüht.

Petersilie

Petroselinum crispum

De Petroselinum

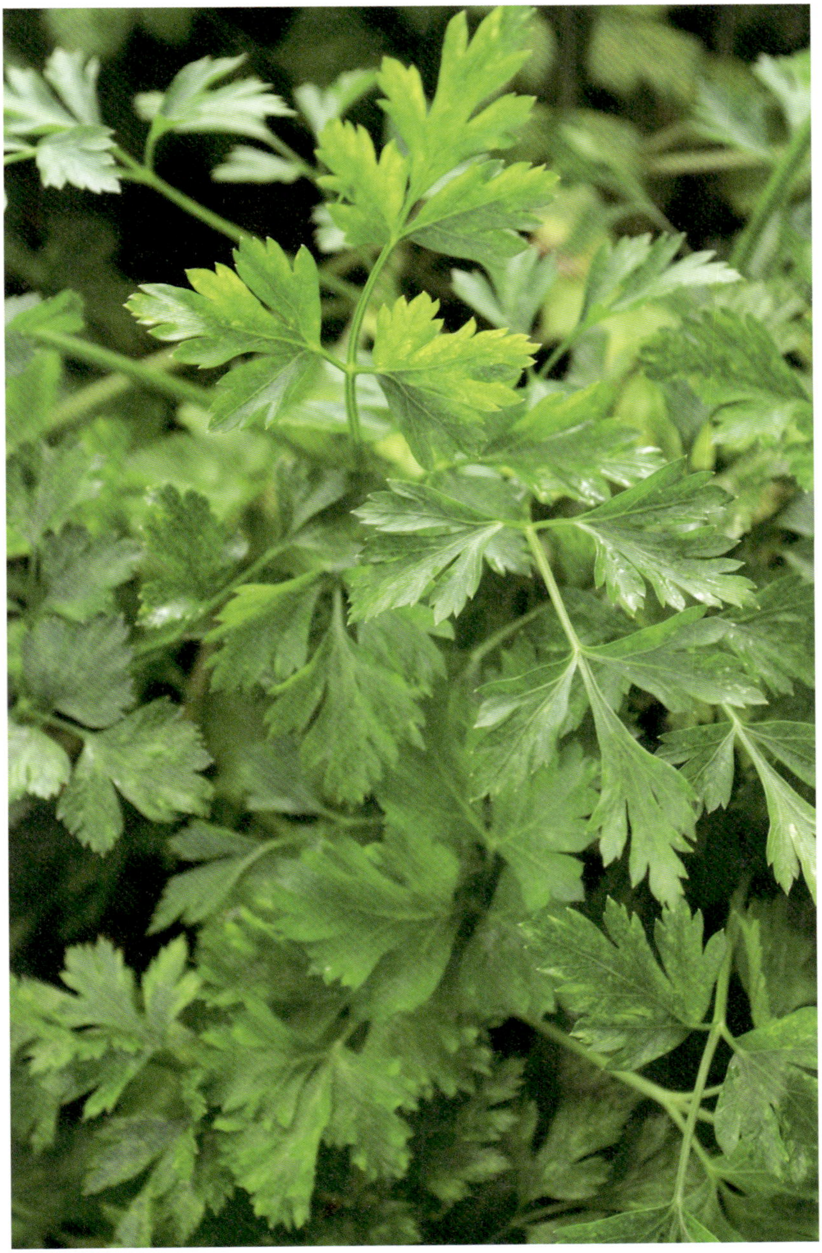

Heilpflanzenanwendung bei Hildegard (Kap. 1-68)

Hildegard stufte die Petersilie als kräftiges Heilmittel ein mit leicht wärmenden Eigenschaften. Ausnahmsweise empfiehlt sie die Anwendungen roh eingenommen statt gekocht. Bis heute ist der von ihr empfohlene Herzwein ein Klassiker unter den Hildegard-Heilmitteln. *„Aber wer im Herz oder in der Milz oder in der Seite Schmerzen hat, der koche Petersilie in Wein und füge etwas Essig und genug Honig bei und dann siebe er es durch ein Tuch und so trinke er oft, und es heilt ihn."*[70]

Jedenfalls schien Hildegard die Petersilie sehr zu schätzen, da sie nicht nur Herzerkrankungen, sondern auch die durch das „Küchengift" Lauch verursachten Verdauungsbeschwerden sowie Steinleiden beheben soll.

Andere historische Quellen

Die Petersilie, insbesondere Zubereitungen aus den Samen und der Wurzel, hat eine unrühmliche Vergangenheit. Redewendungen, wie „Petersilie hilft dem Mann aufs Pferd, den Frauen unter die Erd", berichten davon, dass Männer durch Verspeisen von Petersilie ihre sexuellen Gelüste anregten, Frauen vor allem die Samen für Abtreibungen nutzten. In der mittelalterlichen Medizin wurde Petersilie ferner gegen Syphilis und Tripper verordnet. In vielen mittelalterlichen Städten gibt es eine Petersiliengasse; sie war der Bezirk, in dem man die Petersilie nach allgemeiner Ansicht besonders benötigte: die Meile der Dirnen. Im Verlauf des Mittelalters entwickelte sich Petersilie jedoch zu einem allgemein beliebten Würzkraut.

Heilpflanzenanwendung heute

Kleine Pflanzenkunde

Die Blattpetersilie war wohl ursprünglich im Vorderen Orient beheimatet und ist bei uns schon seit der Jungsteinzeit bekannt. Sie ist eine zweijährige Pflanze aus der großen Familie der Doldenblütler. Das Kraut wird nur etwa 30 cm hoch. Die Aussaat erfolgt an warmen Frühjahrtagen auf

70 Hildegard von Bingen: Physica; übersetzt von Marie-Louise Portmann, Christiana-Verlag, Stein am Rhein, 2009, S. 85, 86

vorzugsweise tiefgründigen und nährstoffreichen Böden. Da Petersilie selbstunverträglich ist, sollte die Anbaufläche nach zwei Jahren gewechselt werden.

Medizin

Obwohl die Petersilie ein äußerst beliebtes Küchenkraut ist, hat sie in der Naturheilkunde nur in den alten Schriften eine Bedeutung als Heilkraut. Zu jener Zeit galt sie als wirksames Mittel gegen Nieren- und Blasensteine, auch Hildegard nennt die Petersilie als Heilmittel bei Steinleiden. Tatsächlich kurbelt die Petersilie die Harnproduktion an, sodass sich Ablagerungen in den Nieren und ableitenden Harnwegen lösen können und auch kleine Steine ganz natürlich ausgeschwemmt werden. Sie können im Entsafter aus einem Bund Petersilie Petersiliensaft selbst herstellen oder ihn auch im Reformhaus oder in der Apotheke erwerben. Davon 10 ml täglich verdünnt mit Wasser dreimal täglich ist hier die richtige Dosierung. Verwenden Sie rohes Petersilienkraut – in diesem Punkt bin ich voll und ganz bei der Empfehlung von Hildegard, denn gekocht verliert sie an Vitalstoffen.

Traditionell werden die angequetschten Blätter zur Kühlung auf leichte Brandwunden, bei Milchstau in der Brust bei stillenden Müttern und bei Insektenstichen aufgelegt; eine Methode, wie sie auch schon in den alten Büchern zu finden ist.

Dass der viel gepriesene Herzwein bzw. Petersilientrank tatsächlich herzwirksame Glykoside enthält, wie einige Hildegard-Experten vermuten, halte ich für wenig wahrscheinlich. Jedoch bewirkt ein hoher Kaliumgehalt (und vermutlich auch andere Vitalstoffe), wie er in der Petersilie vorkommt eine vermehrte Urinbildung und entlastet so ein schwaches Herz, das ab einem gewissen Stadium wegen der verminderten Pumpleistung vermehrt Wasser im Körper einlagert und sich damit Herzbeschwerden verschlimmern können.

▷ Rezepte

Herzwein (modifziertes Hildegard-Rezept)

Der Petersilientrank – auch Herzwein genannt – gilt bei Hildegard als Universalmittel für das Herz und als Stärkungsmittel für die Milz. Durch die Zugabe einer Petersilienwurzel sorgt er für eine noch stärkere Entwässerung.

Zutaten:
10 Petersilienstängel mit Blättern (glatt)
1 Stück Petersilienwurzel (ca. 8 cm), gesäubert und grob geschnitten
2 EL Weißwein-Essig
100 g Honig (Diabetiker bitte den Zuckergehalt beachten)
1 Liter Rotwein (ich habe wegen des hohen Reservatrol-Gehaltes Rot- statt Weißwein gewählt)
Zubereitung: Zerkleinerte Petersilienstängel und -wurzel mit Weinessig und Wein 5 Minuten aufkochen. Den Honig hinzufügen und weitere 5 Minuten kochen lassen. Das Gemisch durch ein Leinentuch abseihen und in eine saubere Flasche abfüllen. So zubereitet ist der Wein mehrere Monate haltbar. Davon 2-mal täglich 1 Likörgläschen trinken.

Petersilien-Presssaft: *zur Erhöhung der Harnmenge, bei Hauterkrankungen, Rheuma, Gicht*
Dreimal täglich 10 ml verdünnt in etwas Wasser einnehmen.

Zur Kühlung bei Brandwunden, zur Behandlung von Insektenstichen und bei Milchstau in der Brust
Ein paar Petersilienblätter mit einem Nudelholz andrücken und direkt auf die zu behandelnde Stelle auflegen.

Hildegard-Präparate

Petersilientrank, JURA
Petersilien Honig Trank, St. Hildegards Laden
Petersilienwein Herzelein, Ehenbacher Spezialitäten

Pfeffer

Piper nigrum

De Pipere

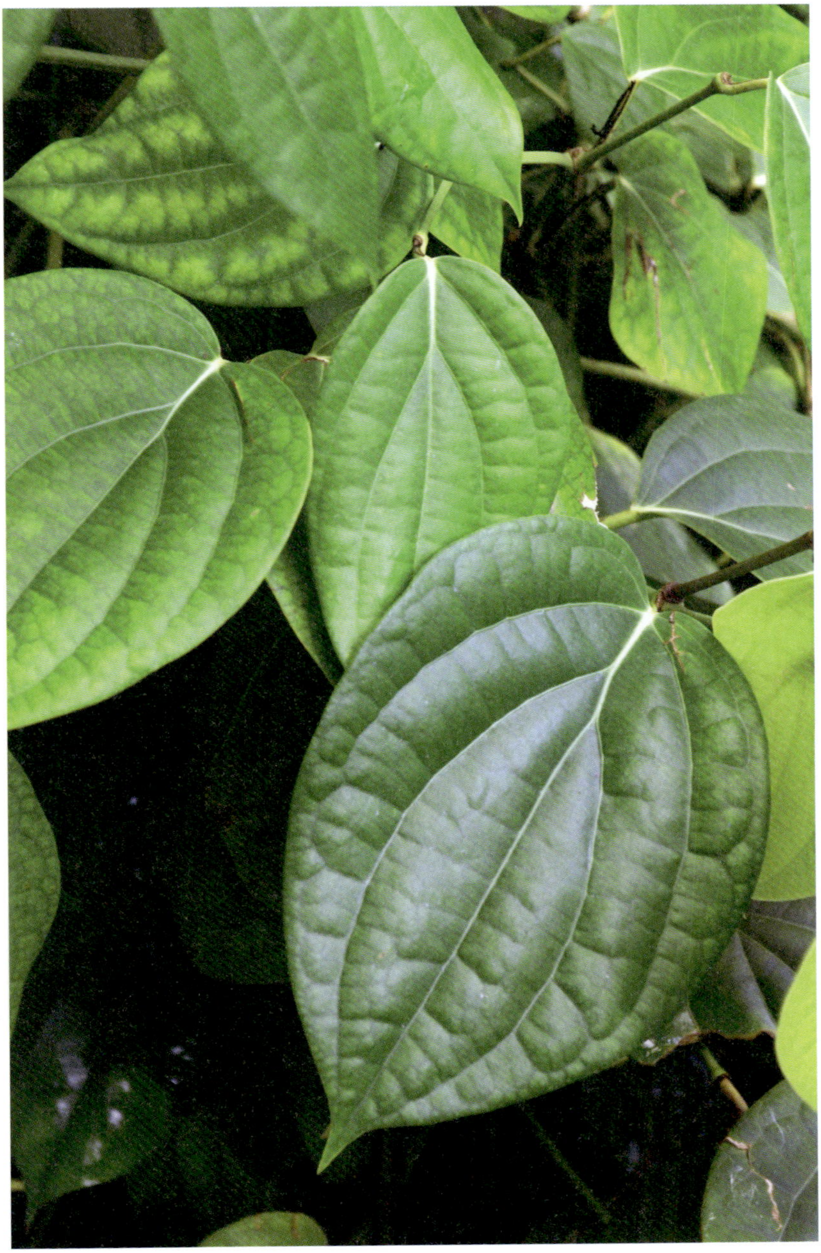

Heilpflanzenanwendung bei Hildegard (Kap. 1-16)

Pfeffer ordnet Hildegard als sehr warm und trocken ein. Wird zuviel davon gegessen soll er dem Menschen schaden und gar eine Brustfellentzündung hervorrufen. *„Wenn aber einer milzsüchtig ist und wer sich vor dem Essen ekelt, so dass ihn das Essen nicht freut, der esse in mäßiger Menge Pfeffer in seiner Speise oder Brot dazu, und es wird ihm an der Milz besser gehen und er wird den Ekel vor dem Essen verlieren."*[71]

Die Anwendung empfiehlt sie also bei Appetitlosigkeit und Abmagerung, in frühen Zeiten wurde der Begriff „milzsüchtig" auch für Gram und Melancholie verwendet.

Andere historische Quellen

Pfeffer wurde bereits vor 3000 Jahren in den altindischen Schriften erwähnt. Er gelangte zunächst durch die Araber und die Krieger Alexander des Großen nach Europa. Die Römer nutzen für den Pfefferhandel lange Zeit den Landweg (Seidenstraße). Im mittelalterlichen Europa stieg Pfeffer langsam zu einem unter den Gewürzen einzigartigen Statussymbol auf. Er war *das* Gewürz schlechthin; man wog Pfeffer mit Gold auf, bezahlte Pacht und Steuern mit der scharfen Spezerei. Die Mitgift der Bräute konnte ausschließlich aus Pfeffer bestehen – das sogenannte Pepergeld. In der Tat behält Pfeffer, solange er nicht gemahlen wird, jahrelang seinen ätherischen Ölgehalt und damit seinen Wert. Viele Pfefferarten dienten seit alters her nicht nur als Würze, sondern auch als Heilmittel. Im „Corpus Hippocraticum", einer Sammlung medizinischer Schriften, die zwischen dem 5. Jh. v. und 2. Jh. n. Chr. entstanden ist, wird das „Pharmakon aus Indien", das die Perser „péperi" nennen, in einer Zubereitung mit Honig und Essig als Heilmittel bei Frauenleiden empfohlen. Es wusste beispielsweise auch der Grieche Dioskurides um die appetitanregende, erwärmende und harntreibende Wirkung des Pfeffers.

71 Hildegard von Bingen: Physica; übersetzt von Marie-Louise Portmann, Christiana-Verlag, Stein am Rhein, 2009, S. 43

Heilpflanzenanwendung heute

Kleine Pflanzenkunde

Pfefferkörner werden von einer tropischen Schlingpflanze geerntet. Die Heimat dieser Pflanze sind vermutlich die Vorgebirge des Himalaya. Daher ist es erstaunlich, dass Hildegard das Gewürz vor 900 Jahren schon kannte. Damals war es keineswegs üblich, exotische Spezereien zu gebrauchen, denn sie hatten fast unerschwinglichen Wert. In bis zu 10 Meter Höhe rankt sich die Pfefferpflanze wild wachsend an Bäumen empor. Die Kulturformen sind kleinwüchsiger und werden meist an Kletterstangen gezogen. Die Blätter sind dick, oft oval oder herzförmig und dunkelgrün. Erst bei drei bis acht Jahre alten Pflanzen bilden sich die ersten winzigen Fruchtkugeln aus den unscheinbaren kleinen und ährenförmigen Blütenständen, die in den Blattachseln entspringen.

Medizin

Pfeffer, der „König unter den Gewürzen", wird heute fast in allen Küchen der Welt verwendet. Er hat eine runde, milde Schärfe. Pefferfrüchte beinhalten etwa zwei bis drei Prozent ätherisches Öl mit den Hauptkomponenten Caryophyllen, Pinen, Sabinen und Limonen, auch Flavonoide, Phenolcarbonsäuren, fettes Öl mit einigen exotischen Fettsäuren und reichlich Stärke. Während der Scharfstoff Piperin (eine den Alkaloiden ähnliche, aber ungiftige Substanz) Träger der Schärfe ist, sind die ätherischen Öle für Aroma und Geschmack verantwortlich. Insgesamt wirkt Pfeffer stimulierend, wärmend (diese Eigenschaft führt auch Hildegard an), antimikrobiell und verdauungsfördernd.

Heute wird Pfeffer als Zusatz in einigen Arzneien verwendet. Denn der Scharfstoff Piperin verbessert die Verfügbarkeit vieler pharmakologisch wirksamer Substanzen. Dazu gehören Medikamente wie Antibiotika oder Betablocker und Calciumantagonisten, die zur Behandlung von Bluthochdruck verschrieben werden. Pfeffer weitet die Blutgefäße und regt den Kreislauf an. So hilft er, Alzheimer, Gedächtnisstörungen und Herzerkrankungen vorzubeugen. Zudem wirkt er positiv auf Stoffwechsel, Appetit und Verdauung, da Speichelfluss, Magensaftbildung, die Bildung von Pankreasenzymen, Gallefluss und Darmperistaltik angeregt werden, als auch die Passagezeit im Darm verkürzt wird. Ob Blähungen, Krämpfe, Durchfall oder Verstopfung – hier kann der Pfeffer Abhilfe schaffen.

Nach der antiken Elementen- und Viersäftelehre wurden die meisten scharf schmeckenden Gewürze als trocken und heiß eingestuft. Pfeffer galt sogar als trocken und heiß im dritten Grad und versprach deswegen ein besonders wirksames Aphrodisiakum zu sein. Zahlreiche pfefferhaltige Elixiere und Würzweine wurden bis ins Mittelalter hinein nur diesem zu Zweck verabreicht. Sie wirken über die lokal reizenden Eigenschaften und die bessere Durchblutung der Bauchregion tatsächlich etwas belebend und stimulierend.

Hinweise

Wie alle scharf schmeckenden Gewürze auch, kann Pfeffer bei Überdosierung die Schleimhäute reizen. Menschen mit starker Hitze und Fieber oder jene mit geschädigter Niere und mit Magen-Darmgeschwüren sollten vorsichtig mit der Dosierung sein.

▷ Rezept

Eingelegte Pfefferkörner

Füllen Sie ein leeres Schraubglas zu ⅔ mit ganzem Pfeffer. Mischen Sie eine Lake aus Wasser, einem Schuss Essig und einer Prise Salz und übergießen Sie damit die Pfefferkörner. Am besten einige Tage gut durchziehen lassen und das Glas im Kühlschrank aufbewahren. Bei Verdauungsschwäche, Appetitlosigkeit und Erkältungskrankheiten damit die Speisen würzen.

Pfingstrose

Paeonia officinalis

De Beonia / De Pilonia

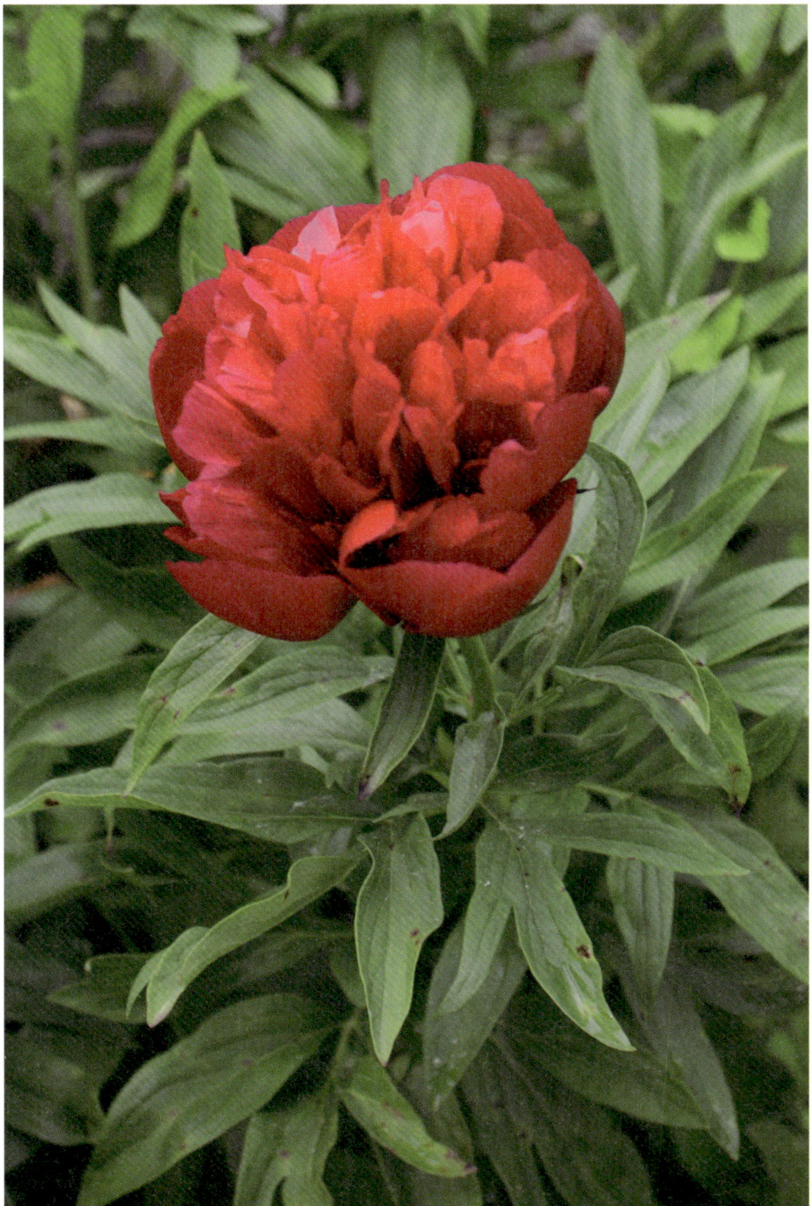

Heilpflanzenanwendung bei Hildegard (Kap. 1-127, 1-225)

Benediktinermönche brachten vermutlich einst die Pfingstrose über die Alpen, die ursprünglich in China heimisch ist. Daher ist es verständlich, dass die Benediktinerin Hildegard die Pfingstrose kannte. Sie befasst sich gleich in zwei Kapiteln mit der Pfingstrose, wobei sich die Historiker nicht einig sind, ob es sich um die gleiche Pflanze handelt. Sie schreibt: *„Die Pfingstrose ist feurig und hat gute Kraft und sie taugt gegen Dreitage- und Viertagefieber.“*[72]

So soll die zerquetschte Wurzel in Wein gesotten gegen zwei Formen der Malaria helfen. Der in Honig getauchte Samen auf die Zunge gelegt soll Besinnungslose wieder aufwecken. Die in Scheibchen geschnittene Wurzel und die Früchte der Pfingstrose in Wein gekocht werden von ihr bei Verschleimung der Atemwege mit stinkendem Atem empfohlen.

Die Pfingstrosenwurzel wurde im Mittelalter als Heilmittel gegen epileptische Anfälle betrachtet, so auch von Hildegard, die allerdings den in das Blut von Blutegeln getauchten Pfingstrosensamen verwendet. Gegen Ungeziefer wie Milben und Kleidermotten gibt Hildegard ein Rezept an für eine Lauge mit Wurzel und Samen der Pflanze, mit der man die Kopfhaut oft waschen soll, denn dann werden sie absterben.

Andere historische Quellen

Die *Paeonia,* wie sie die Botaniker auch nennen, heißt eingedeutscht *Pegunie.* Es gibt mehrere Versionen zur Herkunft des Namens. Eine besagt, dass die Blume nach dem antiken Heimatland auf der Balkanhalbinsel benannt wurde, das nördlich an das Königreich Makedonien anschloss und Päonien oder Paionien hieß. Auch könnte der griechische Heilgott Paieon Namenspatron sein, der sie als „Königin der Kräuter“ bezeichnete und Pluto, Totengott und Herrscher über die Unterwelt, damit heilte. In der Traditionellen Chinesischen Medizin sind Pfingstrosenzubereitungen seit etwa 1200 Jahren entzündungshemmende Heilmittel.

72 Hildegard von Bingen: Physica; übersetzt von Marie-Louise Portmann, Christiana-Verlag, Stein am Rhein, 2009, S. 134

Heilpflanzenanwendung heute

Kleine Pflanzenkunde

Pfingstrosen sind abwechslungsreiche und pflegeleichte Pflanzen, sofern man sie in nährstoffreiche Böden in sonniger oder halbschattiger Lage setzt. Sie gehören in die Pflanzenfamilie der Pfingstrosengewächse. Es gibt zahlreiche Arten, die sich schwer voneinander abgrenzen lassen. Wild wachsende Pflanzen sind geschützt. Man findet sie selten rund um den Gardasee, im Tessin und in Südtirol und weitaus häufiger als Kulturpflanze in die Bauerngärten gepflanzt. Die Kultivare kommen oft in purpurroten über rosafarbenen bis hin zu weißen Farbtönen daher. Mit der Zeit entstanden auch gefüllte Zuchtformen. Sie blühen im Frühsommer zur Pfingstzeit. Ihre große Wurzel bildet Knollen, die oft wie durch Fäden aneinanderhängen.

Medizin

An Wirkstoffen wurden gefunden: Flavonoide mit dem Farbstoff Paeonin in der Blüte, ätherisches Öl, Gerbstoffe, das Alkaloid Peregrinin in Wurzel und Samen.

Pfingstrosen waren bis ins 18. Jahrhundert anerkannte Heilpflanzen und im „Offizin" der Apotheken vorrätig, weshalb sie noch heute den Artnamen *officinalis* tragen. Auch als antidämonisches Mittel gebrauchte man die Pfingstrose. Um die Dämonen der „Fallenden Sucht" (= Epilepsie) zu verscheuchen, müsse man die Wurzel bei abnehmendem Mond an einem Sonntag im Juli zur Mittagszeit graben, so hieß es. Hildegard von Bingen setzte eher auf die Samen zur Behandlung der Epilepsie. Noch heute gibt beispielsweise die Firma Soluna kleine Mengen an Pfingstrosenblüten in das spagyrische Heilmittel Polypathik, das zur begleitenden Therapie bei Krampfzuständen, Epilepsie und zentralnervösen Erregungszuständen verwendet wird. Leitsymptome sind: Blutandrang zum Kopf, Kopfschmerz mit Hitzegefühl, Schwindel besonders bei Bewegung (als wäre man betrunken) und Ohrgeräusche.

Dagegen werden in der modernen Pflanzenheilkunde die Blütenblätter nur noch selten und wenn, dann zur optischen Verschönerung von Teemischungen genutzt.

Hinweise

Manche Wissenschaftler raten völlig vom Gebrauch der Blütenblätter ab, da gelegentlich nach einer höher dosierten Einnahme Reizungen im Magen-Darmtrakt mit Durchfällen, Erbrechen bis hin zu Koliken berichtet wurden.

Poleiminze

Mentha pulegium

De Poleya

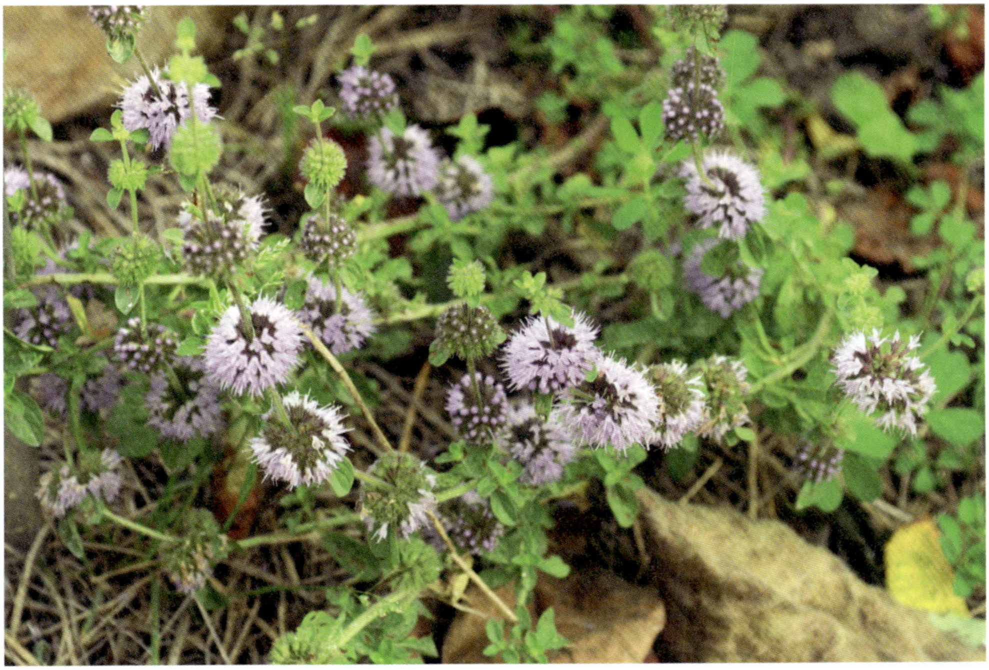

Heilpflanzenanwendung bei Hildegard (Kap. 1-126)

Hildegard lobt die Poleiminze in höchsten Zügen: „*Die Poleiminze hat angenehme Wärme und ist trotzdem feucht und von folgenden fünfzehn Kräutern hat sie eine Kraft in sich, nämlich Zitwer, Gewürznelke, Galgant, Ingwer, Basilienkraut, Beinwell, Lungenwurz, Osterluzei, Schafgarbe, Eberraute, Engelsüß, Odermenning, Stur, Storchenschnabel, Bachminze.*“ [73]

73 Hildegard von Bingen: Physica; übersetzt von Marie-Louise Portmann, Christiana-Verlag, Stein am Rhein, 2009, S. 133

Hildegard empfahl die Poleiminze unter anderem bei Verdauungsstörungen, schwacher Magentätigkeit, bei Kopfschmerz und Wahnsinn; und bei nachlassender Sehleistung den Poleisaft rund um die Augen gelegt.

Andere historische Quellen

Die Poleiminze gehört zu den schon im Altertum verwendeten Arzneimitteln und wird unter anderem bei Hippokrates, Dioskurides und Plinius erwähnt. Beispielsweise als Abortivum, gegen Milzleiden und den Biss giftiger Tiere.

Heilpflanzenanwendung heute

Kleine Pflanzenkunde

Das Verbreitungsgebiet der Poleiminze erstreckt sich über Europa, Vorderasien und Nordafrika. Das Lippenblütengewächs ist jedoch sehr selten geworden und daher in einigen Ländern geschützt und steht auf der Roten Liste. Die Poleiminze wächst bevorzugt an feuchten Standorten wie etwa an Böschungen von Flüssen und Seen. Im Aussehen ähnelt sie der Pfefferminze, ist jedoch kleiner und hat kugelförmig angeordnete rosa Blüten.

Medizin

An Inhaltsstoffen sind Gerbstoffe, Flavonoide und ätherisches Öl mit Menthon und dem giftigen Pulegon bekannt.

In der modernen Kräuterheilkunde hat die Poleiminze keinen Stellenwert mehr. Erfahrene und gut ausgebildete Kräuterweiber der Erfahrungsheilkunde verwenden die Poleiminze hin und wieder, wenn sich die Menstruation nicht einstellt, etwa nach dem Absetzen der Pille.

Ab und an eine Prise gemahlene Poleiminze als Würzmittel in üppige Speisen, Eintöpfe oder Suppen gegeben, kann zu einem angenehmen Gefühl im Magen-Darm-Bereich führen und Verdauungsbeschwerden wie Völlegefühl oder Blähungen vorbeugen. Hildegard erkannte zwar die verdauungsfördernde Wirkung der Minzart, jedoch nicht das giftige Potenzial. Eine große Heilpflanze, die die Qualitäten von gleich 15 Kräutern (unter denen sich auch giftige Kräuter befinden) hat, ist die Poleiminze jedoch nicht.

Hinweise

Die Poleiminze enthält gesundheitsschädliches Pulegon. Der Stoff kann bei Überdosierung zu Reizungen der Haut und Schleimhäute führen sowie zu Krämpfen, Azidose (Übersäuerung) und schweren Koliken. In frühen Zeiten kannte man die Polei auch als Abtreibungsmittel. Dabei kam es jedoch manchmal zu Atemlähmung mit Todesfällen. Bei längerer Anwendung und bei Überdosierung kann die Poleiminze leberschädigend wirken. Anwendungen während der Schwangerschaft sollten generell nicht erfolgen.

Hildegard-Präparate

Poleiminze gemahlen, Hildegards Laden
Poleiminze gemahlen, St. Hildegard Posch
Poleiminzenkraut, gepulvert, JURA

Porree / Lauch

Allium

De Porro

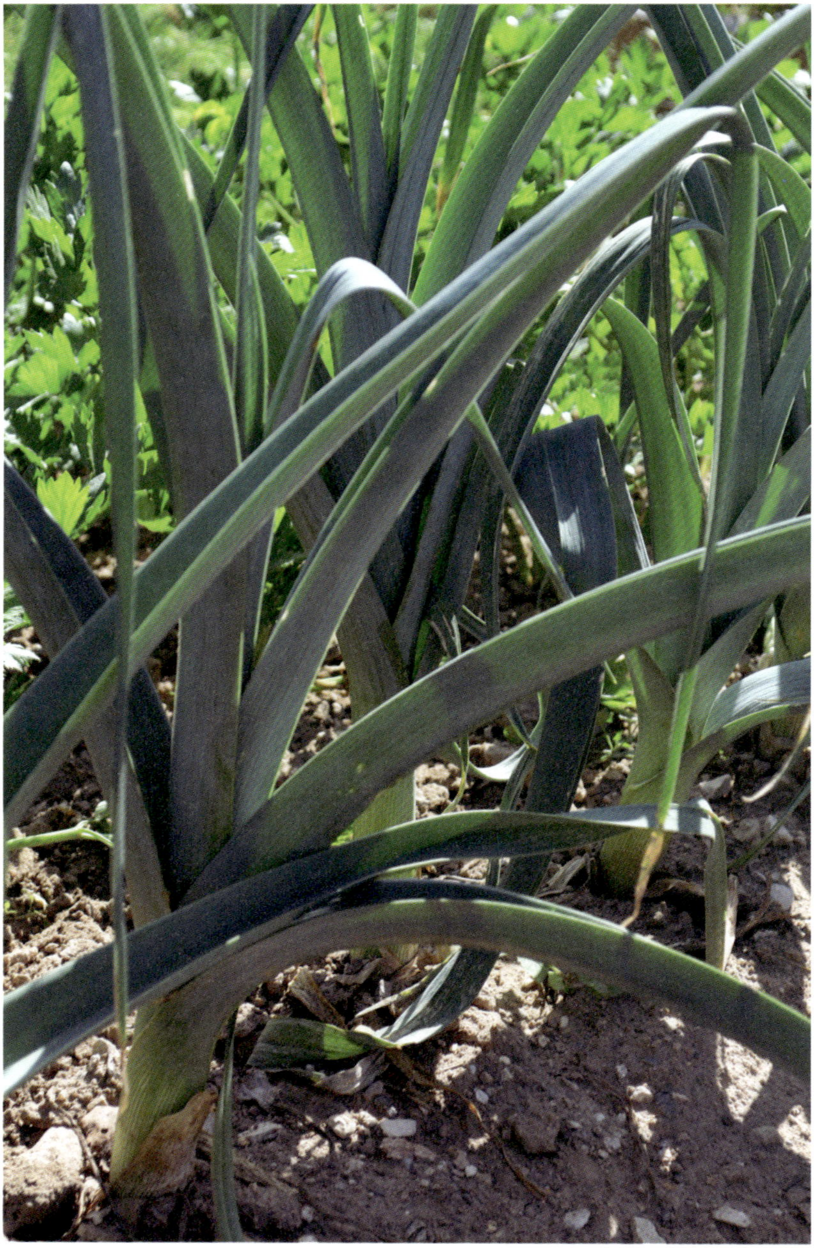

Heilpflanzenanwendung bei Hildegard (Kap. 1-81)

Hildegard von Bingen hat eine sehr spezielle Meinung über den Lauch. In ihren Schriften zählte sie Lauch zu den sogenannten „Küchengiften“. Er habe schnelle und unnütze Wärme in sich, wie wertloses Holz, das schnell brennt und schnell fällt. Roh gegessen sei er *„so schlecht und verderblich für den Menschen wie ein giftiges unnützes Kraut, weil er das Blut und die Fäulnis und die Säfte des Menschen ins Gegenteil verkehrt ... Und dem Menschen verursacht er Beunruhigung und Begierde.“*[74]

Lust und Begierde waren in einem Kloster sicher nicht erwünscht. Wenn man den Porree aber mehrere Stunden (vom Morgen bis zum Mittag) in Wein oder Essig unter Beigabe von Salz beize, tauge er für Gesunde, nicht aber für Kranke, schreibt die Äbtissin.

Andere historische Quellen

Im 16. Jahrhundert änderte sich diese abwertende Meinung zugunsten des Porrees wieder. Tabernaemontanus beschrieb seine Verwendung bei Atemwegserkrankungen und auch das mit Honig vermengte Mus (Latwerge), das noch heute als Hausmittel gilt, um Schleim aus den Atemwegen zu lösen.

Lauch war bereits den Griechen und Römern bekannt, sie weihten ihm den Heilgott Apollon. Ein großer Verehrer des Porrees soll Kaiser Nero gewesen sein, der mehrmals täglich Lauch verzehrte, um seine Stimme zu pflegen. So handelte er sich den Beinamen Porrophagus oder Lauchfresser ein. Bald darauf folgte ganz Rom seinem Beispiel, worauf Unmengen von Lauch im Reich vertilgt worden sind.

Heilpflanzenanwendung heute

Kleine Pflanzenkunde

Porree zählt wie Schnittlauch, Knoblauch oder Bärlauch zu den Zwiebelgewächsen. Sein Geschmack ist milder als das der Zwiebel, hat aber eine

74 Hildegard von Bingen: Physica; übersetzt von Marie-Louise Portmann, Christiana-Verlag, Stein am Rhein, 2009, S. 94

pikante und zwiebelähnliche Würze. Anders als etwa die Frühlingszwiebel mit röhrigen Blättern hat Porree flache Blätter. Die Würz- und Gemüsepflanze wird heute feldmäßig in ganz Europa, Asien und Amerika angebaut, Erntezeit ist im Herbst. Bei kühler und trockener Lagerung ist Lauch einige Wochen haltbar.

Medizin

An heilwirksamen Stoffen hat die Pflanze ätherische Lauchöle, reichlich Mineralstoffe und Spurenelemente sowie Flavonoide und Saponine.

Porree oder Lauch ist ein typisches Herbst- und Wintergemüse und hat wegen seiner Scharfstoffe, seinen durchblutungsfördernden und antimikrobiellen Verbindungen wärmende Eigenschaften, die auch Hildegard erkannte. Er eignet sich zur unterstützenden Behandlung bei Erkrankungen, die durch kalt-feuchtes Wetter entstanden sind. Beispielsweise bei unkomplizierten Harnwegsinfekten oder Erkrankungen der oberen Atemwege, wie Schnupfen oder Bronchitis, da er auch die Sekrete, wie etwa Schleim, zum Fließen bringt.

Lediglich Menschen mit starken Entzündungen der Schleimhäute im Verdauungstrakt sollten vorsichtig mit dem Lauchgewächs sein, denn es kann die Schleimhäute reizen. Roh gegessen, kann er bei empfindlichen Menschen leichte Krämpfe und Blähungen verursachen. Hildegard rät jedoch, bis auf „gebeizten" Lauch ganz auf den Rohverzehr zu verzichten. Hier hat generell ein Umdenken in der Bevölkerung stattgefunden. In frühen Jahrhunderten war gekochtes Gemüse wohl auch deshalb von Vorteil, da die hygienischen Zustände damals ganz andere waren und durch den Kochvorgang die Ausbreitung von Krankheitserregern eingedämmt wurde.

▷ Rezept

Lauchsirup: *zum Lösen von Schleim bei Atemwegserkrankungen*

Fein geschnittenen Lauch kurz in Milch aufkochen, abseihen und zu einem Brei zerdrücken. Etwa die gleiche Menge Imkerhonig hinzugeben. Davon zwei- bis dreimal täglich einen Esslöffel einnehmen.

Quendel

Thymus serpyllum

De Quendula

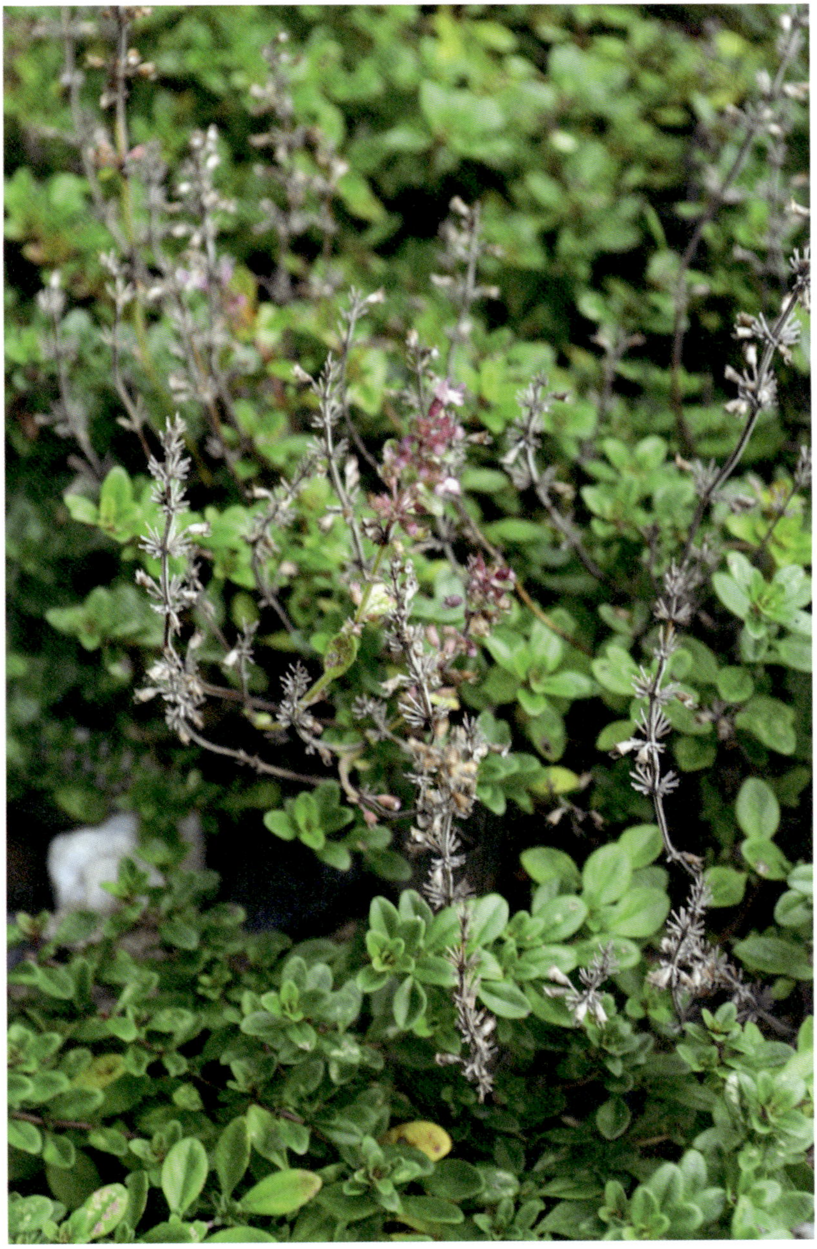

Heilpflanzenanwendung bei Hildegard (Kap. 1-32)

Quendel ist ein heimisches Kraut, welches botanisch dem Thymian nahe steht. Hildegard bemerkte seine wärmenden Eigenschaften. Anwendungen mit Quendel sind bei ihr fast schon Allheilmittel für ein schönes Hautbild. Gleichfalls behandelte sie mit Quendel Erkrankungen des Gehirns, wobei hier ein genaues Beschwerdebild fehlt. Pulverisierter Quendel mit Semmelmehl gemischt und daraus ein Törtchen zubereitet soll zur Besserung führen, so die Äbtissin. *„Und ein Mensch, der krankes Fleisch des Körpers hat, so dass sein Fleisch ausblüht, der esse oft Quendel, entweder mit Fleisch oder im Mus gekocht, und das Fleisch seines Körpers wird innerlich geheilt und gereinigt werden. Aber wer die kleine Krätze, das heißt ein kleinen Grind hat, der zerstoße Quendel mit frischem Fett und so mache er daraus eine Salbe und er salbe sich damit und er wird die Gesundheit erlangen."*[75] Die Wirkung von Thymian und Quendel bei Lungen- und Bronchialerkrankungen wurde erst im späten Mittelalter entdeckt.

Andere historische Quellen

Der wilde Bruder des Thymians war bereits den Ägyptern bekannt und sollte bei Epilepsie, Bisswunden und Hautkrankheiten helfen. Plinius d. Ä. (1. Jh.) erwähnte in seiner Enzyklopädie „Naturalis Historia" eine Pflanze namens „Serpyllum", was so viel wie „kriechen" bedeutet und das typische Wachstum der Pflanze beschreibt. Die Germanen weihten Quendel der Fruchtbarkeitsgöttin Freya; damit wurde er auch zur Frauenpflanze erkoren. Im Volksglauben kannte man ihn als Abwehrkraut, um Hof und Stall vor Dämonen und bösen Geistern zu schützen.

Heilpflanzenanwendung heute

Kleine Pflanzenkunde

Quendel, auch Sand-Thymian, ist eine immergrüne heimische Heil- und Würzpflanze. Das Lippenblütengewächs hat eine geringe Wuchshöhe von maximal 10 cm und wird oftmals auch als Bodendecker in die Gärten gepflanzt. Quendel bevorzugt trockene Böden und sonnige Lagen. Im

75 Hildegard von Bingen: Physica; übersetzt von Marie-Louise Portmann, Christiana-Verlag, Stein am Rhein, 2009, S. 54, 55

Erscheinungsbild ähnelt der Quendel dem Echten Thymian und ist auch eng mit ihm verwandt. Die rosafarbenen bis violetten Blüten verströmen wie das Laub einen angenehmen Duft. Blätter und Triebspitzen werden für Heilzwecke verwendet. Wenn Sie Quendel aus dem Garten ernten möchten, dann sind die Sommermonate zur Mittagszeit am geeignetsten.

Medizin

Hauptbestandteile sind ätherische Öle, Gerb- und Bitterstoffe sowie Flavonoide. Der Anteil an Thymol, einem Bestandteil des ätherischen Öls, ist geringer als im Echten Thymian.

Wie Hildegard erkannte, gehört Quendel zu den wärmenden Heilpflanzen. Wegen seinem Gehalt an ätherischen Ölen und den damit verbundenen antimikrobiellen und entzündungshemmenden Eigenschaften ist Quendel wirksam gegen Erkältungskrankheiten, bei fest sitzendem Schleim in den Atemwegen und grippalen Infekten. Vor allem löst Quendel auch Krämpfe der Bronchien bei einem Hustenanfall, sodass er gut für die Begleittherapie bei Asthma und Keuchhusten verwendet werden kann. Die Anwendungen des Quendels zur Behandlung bei Hautausschlägen stammen alle aus der Volksheilkunde und aus Erfahrungsberichten. Da jedoch Quendel auch entzündungshemmende Eigenschaften hat, ist die Anwendung bei Hautausschlägen mit Entzündungszeichen durchaus plausibel.

Hinweise

Nach derzeitigem Kenntnisstand sind keine Nebenwirkungen zu erwarten. Da Echter Thymian die medizinisch wirksamen Inhaltsstoffe in größerer Menge als Quendel enthält, zieht man in den Naturheilpraxen heute den Echten Thymian dem Quendel in der Regel vor.

▷ Rezepte

Teezubereitung aus Quendelkraut: *bei Erkältungskrankheiten*

1 TL getrocknetes Kraut mit 1 Tasse heißem Wasser aufgießen, 5–7 Min. bedeckt ziehen lassen, dann abgießen. 2–4 Tassen täglich ist hier die richtige Dosierung. Die Wirkung kann mit etwas Honig im Tee verstärkt werden.

Quendelsalbe: *bei Hautausschlägen, Ekzemen*

50 g getrocknetes Quendelkraut (Blüten und Blätter)
150 g frisches Schweineschmalz
mehrere kleine Salbentiegel

Das Fett in einem Topf erwärmen, bis es schmilzt. Das Quendelkraut in einem Mörser zerstoßen, bis es grob gepulvert ist, und in das Fett einrühren. Den Ansatz über Nacht stehen lassen, damit sich die Inhaltsstoffe gut lösen. Das Fettgemisch am nächsten Morgen erhitzen und durch ein Tuch absieben. Dann die Masse in die Salbentiegel verteilen, mit Datum versehen und beschriften. Im Kühlschrank gelagert ist die Salbe mehrere Monate haltbar. Mehrmals täglich davon eine kleine Menge auf die betroffenen Hautstellen auftragen.

Hildegard-Präparate

Quendelcreme, St. Hildegard Posch
Quendelkraut gemahlen, St. Hildegard Posch
Quendelcreme zur Hautpflege, JURA
Quendelkrautpulver, JURA
Quendelcreme, Hildegards Laden
Hildegard – Quendel gemahlen, Sonnentor

Rainfarn

Tanacetum / Chrysanthemum vulgare

De Reynfarn

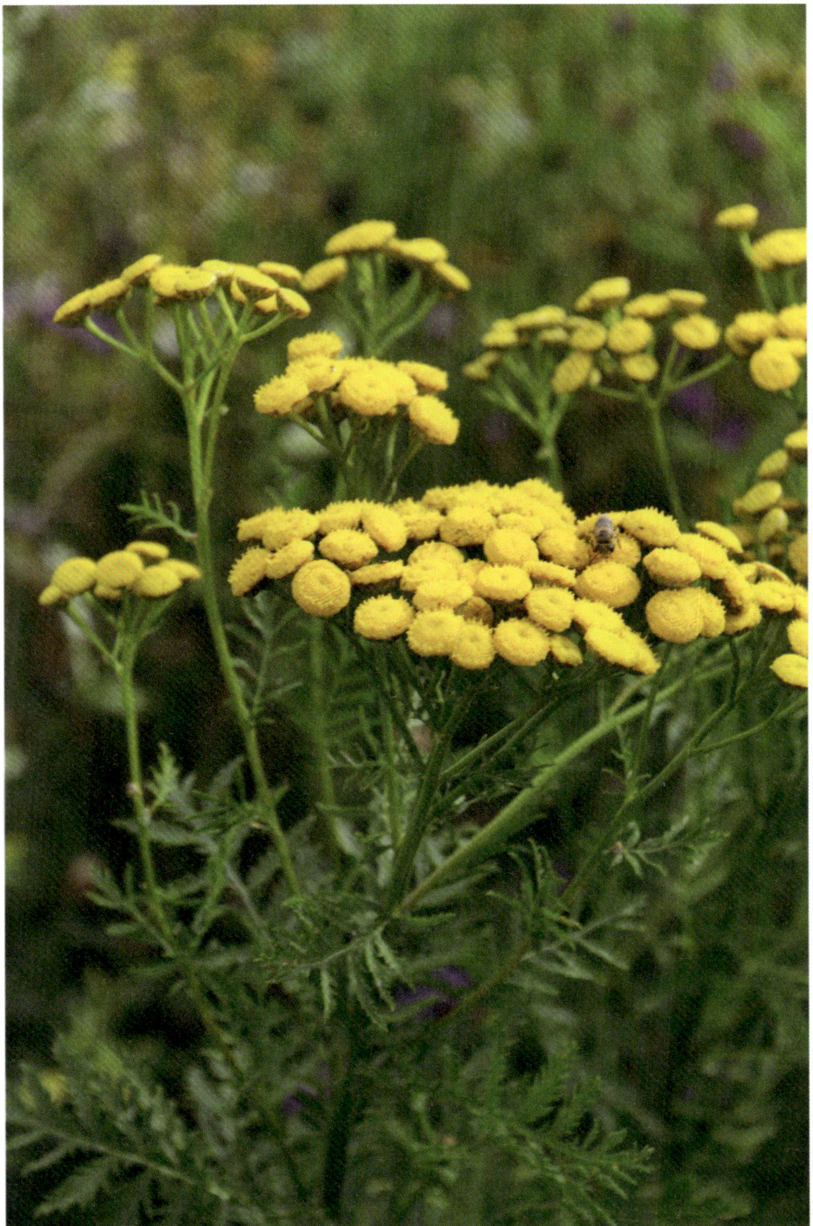

Heilpflanzenanwendung bei Hildegard (Kap. 1-111)

Hildegard widmete in der Physica dem Rainfarn ein großes Kapitel. Sie empfiehlt Rainfarnzubereitungen gegen überfließende und ausfließende Säfte. Wer Schnupfen und Auswurf hat, der esse Rainfarn in Suppen oder in Kuchen gebacken. *„Und wer immer den Harn nicht lassen kann, so dass er vom Stein bedrängt wird, der zerstoße Rainfarn und siebe seinen Saft durch ein Tuch und er gebe etwas Wein bei und so trinke er oft, und das Harnverhalten wird gelöst und er lässt ihn hinaus."*[76]

Sie kannte auch die Wirkung bei verzögerter und ausbleibender Menstruation und empfahl Sitzbäder oder Weinzubereitungen mit Rainfarn und einer Mischung aus Kräutern; Preiselbeere, Scharfarbe, Diptam, Osterluzei gehörten mit hinein. Das Rezept wurde vermutlich auch zu Abtreibungszwecken verwendet.

Andere historische Quellen

Wohl wegen seines starken und durchdringenden Dufts sollte Rainfarn in germanischer Zeit Dämonen und den Zorn des Himmels abwehren. Zum Schutz vor Unholden und Viehseuchen, lästigen Fliegen, Flöhen und Mücken wurde Rainfarn an die Türzargen gesteckt. Rainfarn war Bestandteil von Hexensalben oder Beigabe in den Särgen, um Würmer und Maden fernzuhalten. Auch in der Volksmedizin kannte man diese Eigenschaften und verwendete Rainfarnzubereitungen als Wurmmittel. In den Weihestrauß zur Abwehr von Blitz, Donner und Hagel am Tag Mariä Himmelfahrt gehört der gelb blühende duftende Rainfarn noch heute in den katholischen Gegenden. Gegen die heidnischen Bräuche konnte auch die katholische Kirche nichts anhaben und so wurden einige der alten Rituale übernommen.

76 Hildegard von Bingen: Physica; übersetzt von Marie-Louise Portmann, Christiana-Verlag, Stein am Rhein, 2009, S. 119

Heilpflanzenanwendung heute

Kleine Pflanzenkunde

Mit seinen hübschen gelben Blütenköpfen zeigt sich der Rainfarn im Spätsommer recht häufig. Das Korbblütengewächs ist ein heimisches Kraut und wächst an Wegrändern, auf Brachland sowie an Waldrändern. Er bevorzugt nährstoffreiche Lehmböden. Kennzeichnend sind neben den fehlenden Zungenblüten die farnähnlichen Blätter und der aromatische Geruch, der beim Zerreiben der Blätter entsteht.

Medizin

Rainfarn enthält ätherisches Öl mit dem Hauptwirkstoff Thujon, der in größeren Mengen gefährlich giftig wirken kann. Weitere wertgebende Inhaltsstoffe sind Gerb- und Bitterstoffe, Flavonoide, Harze, Zuckerverbindungen und Carotinoide in den Blütenköpfen.

Rainfarnzubereitungen galten in der Volksmedizin lange Zeit als wirksames Wurmmittel. In Salben eingearbeitet wurde Rainfarn von Kräuterkundigen bis vor wenigen Jahrzehnten bei Befall von Flöhen, Läusen und Milben, als Badezusatz bei Gicht und Verrenkungen empfohlen. Doch heute können wegen des Thujongehalts selbst äußere Anwendungen nicht mehr bedenkenlos angewendet werden. Ob die Vielzahl der früheren Anwendungen auf eine sorgsame Dosierung, die Kenntnisse der Unterarten mit unterschiedlicher Giftigkeit oder das Tolerieren der zahlreichen Nebenwirkungen beruhten, bleibt offen. Für die Anwendung bei Prostataleiden – wie sie Hildegard-Anhänger noch heute öfter empfehlen – halte ich Rainfarnzubereitungen nicht geeignet.

Hinweise

Rainfarnkraut gilt wegen des Thujongehalts als giftig und kann deshalb heute nicht zur Selbstbehandlung empfohlen werden. Die Vergiftungssymptome zeigen sich durch Erbrechen, Magen-Darm-Krämpfe, Durchfall bis hin zu Herzrhythmusstörungen, Uterusblutungen und Schädigungen von Nieren und Leber. Zudem hat Rainfarn ein Allergiepotenzial. In hoher Dosierung wirkt es abortiv, weshalb es Schwangere grundsätzlich meiden sollten. Kontaktallergien sind möglich.

Rose

Rosa centifolia

De Rosa

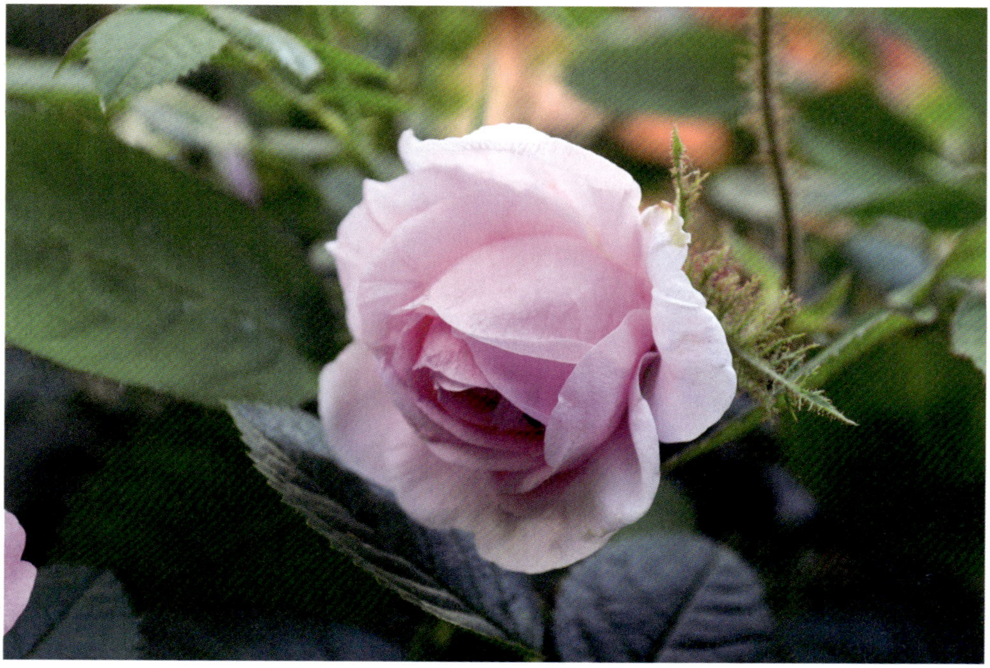

Heilpflanzenanwendung bei Hildegard (Kap. 1-22)

Die Rose hält Hildegard für nützlich, vor allem dann, wenn sie nach Tagesanbruch geentet wird. Dann helfen Rosenblätter gegen Augenleiden. Doch auch *„wer etwas Geschwüre an seinem Körper hat, lege Roseblätter darauf und es zieht ihnen den Schleim heraus.“* Erstaunlicherweise kennt Hildegard bereits eine lindernde Wirkung auf psychische Leiden. *„Und wer jähzornig ist, der nehme die Rose und weniger Salbei und zerreibe es zu Pulver. Und in jener Stunde, wenn der Zorn ihm aufsteigt, halte er es an seine Nase.“*[77]

77 Hildegard von Bingen: Physica; übersetzt von Marie-Louise Portmann, Christiana-Verlag, Stein am Rhein, 2009, S. 47, 48

Denn Salbei tröstet und die Rose erfreut. Tatsächlich werden Rosenzubereitungen noch heute bei depressiven Verstimmungen genutzt. In einer späteren Textpassage nennt Hildegard die Rose auch zur Anwendung bei Krämpfen.

Andere historische Quellen

Die Königin der Blumen gehört in einigen Kulturen und Religionen zu den geschichtsträchtigen Pflanzen. Sie wurde Aphrodite, der Göttin der Liebe, geweiht und stand seit jeher für Lebenskraft, Liebe, Schönheit und Fruchtbarkeit. Später taucht sie häufig an der Seite der heiligen Maria auf, die den Beinamen „Rose ohne Dornen" trägt, denn nach alten Erzählungen hatte die Rose vor dem Sündenfall keine Dornen. Auf jeden Fall sind Rosen anbetungswürdig.

Heilpflanzenanwendung heute

Kleine Pflanzenkunde

Gartenrosen stammen ursprünglich aus Persien. Es sind winterharte Pflanzen aus der großen Pflanzenfamilie der Rosengewächse. Ihre Blüten variieren in fast allen Farben und Nuancen in weiß, rosa oder rot. Die Blütezeit ist von Mai bis Juni – die Damaszener blühen nochmals im Herbst. Während die alten Rosenarten noch Hagebutten ausbilden, sind viele der Kulturrosen steril. Die von Hildegard erwähnten „Centifolien" sind die „Bauernrosen" vergangener Zeiten. Fast alle Damaszener-Rosen besitzen einen schweren Rosenduft, der von den duftenden Drüsen auf der Blattunterseite herrührt. Heute werden sie zur Rosenöl-Gewinnung überwiegend in Bulgarien gezogen.

Medizin

Der heilkräftige Pflanzenteil sind die Rosenblüten wie auch das daraus gewonnene ätherische Öl. Es hat je nach Sorte bis zu 400 verschiedene Komponenten (darunter Citronellol, Geraniol), die Blätter haben zudem Gerbstoffe, Flavonoide und etwas Vitamin C. Sammeln Sie die Rosenblätter in den frühen Morgenstunden, denn dann ist der Gehalt an ätherischem Öl am höchsten.

Rosenblüten und ätherisches Öl wirken ausgleichend und harmonisierend. Hildegard schreibt, dass die Rose erfreut. Tatsächlich bringt der Duft die Seele ins Gleichgewicht und lindert depressive Verstimmungen. Egal, ob im Badewasser, oder mit Blättern gefüllte Kissen oder auch die Anwendung von ätherischem Öl als Raum- oder Auraspray: Die Rose harmonisiert, reduziert Stress, harmoniert nervöse Herzbeschwerden und fördert die Libido. Zwar lindert die Rose keine starken Krämpfe, jedoch ist eine selbst gemachte Salbe wohltuend und entkrampfend für die Bauchorgane, beispielsweise bei Menstruationsbeschwerden.

Der Saft zerriebener Blütenblätter kann den durch Insektenstiche hervorgerufenen Juckreiz lindern; und bei müden und geschwollenen Augen hilft tatsächlich eine Auflage mit frischen Rosenblüten, die als Kompresse etwa zehn Minuten einwirken sollte.

Hinweise

Für die Anwendung von Rosenblättern sind keine Nebenwirkungen bekannt. Lediglich das ätherische Öl ist nicht geeignet für die Anwendung bei Schwangeren, Säuglingen und Kleinkindern. Beachten Sie, dass echtes Rosenöl relativ teuer ist und billige Produkte oftmals mit synthetischen Stoffen gestreckt werden.

▷ Rezepte

Rosenöl: *zur Einreibung bei Krämpfen der Waden und generell bei Neuralgien*
100 ml Olivenöl (möglichst kalt gepresst und in Bio-Qualität) mit 1 ml ätherischem Rosenöl in einer kleinen Schüssel mischen. Den Ansatz in ein sauberes Schraubgläschen abfüllen und beschriften. Bei der Anwendung die betroffenen Muskelpartien gut mit warmen Händen einreiben oder das Öl kurz vor der Anwendung erwärmen.

Rosentee: *zur inneren Anwendung zur Stärkung von Herz und Psyche und bei Krämpfen im Bauch*
1 TL getrocknete Rosenblüten mit einer Tasse heißem, aber nicht kochendem Wasser aufgießen, 5 bis 10 Minuten zugedeckt ziehen lassen, dann abseihen.

Bei geschwollenen Augenlidern

Bei Morgenanbruch geerntete und noch feuchte Rosenblätter auf die Augenpartie legen.

Ätherisches Rosenöl in der Duftlampe

Drei bis fünf Tropfen in die Wasserschale der Duftlampe geben. Der liebliche Duft der Rose hebt die Stimmung und die Lust und lindert nervöse Herzbeschwerden.

Rosenbad: *um die Seele baumeln zu lassen und die Stimmung zu heben*

Eine Handvoll frisch gepflückte und ungespritzte Rosenblätter auf dem Badewasser schwimmen lassen. Wer keine Blätter zur Hand hat, kann alternativ drei bis fünf Tropfen ätherisches Rosenöl mit 2 EL Sahne mischen und ins körperwarme Badewasser geben. Die Sahne gilt dabei als Emulgator und macht die Haut samtweich.

Hildegard-Präparate

Rosen-Massageöl, Hildegards Laden
Rosen-Massageöl, St. Hildegard Posch

Schafgarbe

Achillea millefolium

De Garwa

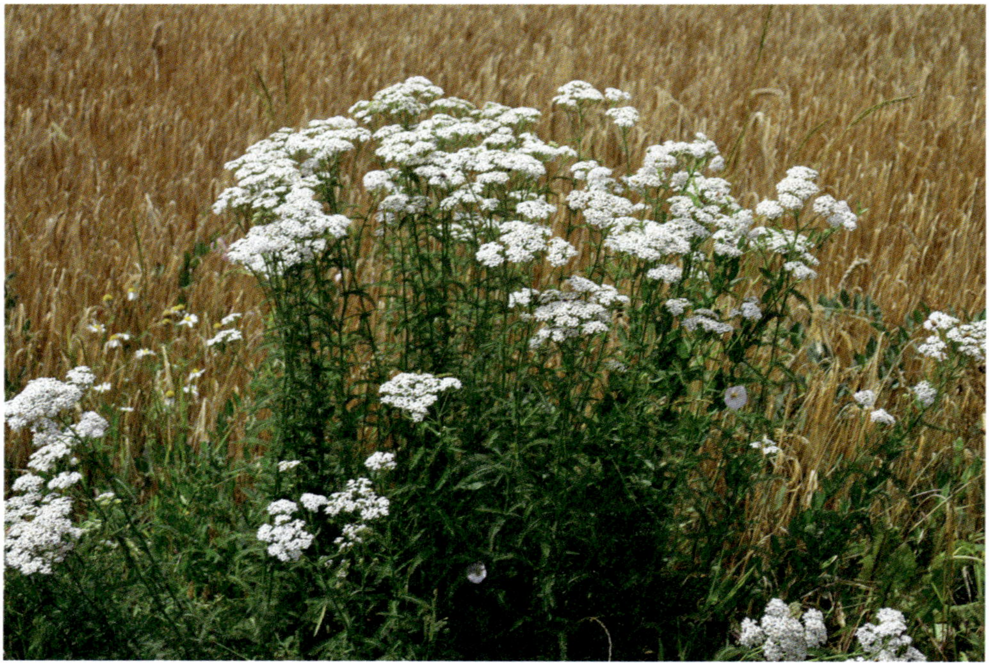

Heilpflanzenanwendung bei Hildegard (Kap. 1-113)

Hildegard schreibt der „*Garwa*" warme, trocknende und feine Kräfte bei der Behandlung von Wunden zu. Die Schafgarbe soll äußerlich als Umschlag verwendet werden. Dazu wird ein Sud aus Wasser, Wein und Schafgarbenkraut gekocht, ein Tuch damit getränkt, überschüssiges Wasser ausgewrungen und noch warm auf die Wunde (entstanden durch Schlag) aufgelegt werden, damit weder Fäulnis noch Geschwüre durch den Schlag entstehen und die Wunde gut abheilen kann.

Bei tiefer liegenden Verletzungen (Hildegard gibt die Verletzung durch Spieße an) soll Schafgarbe pulverisiert und in Wasser gelöst eingenommen werden, bei Besserung der Beschwerden kann Schafgarbenpulver gelöst in Wein gute Dienste tun.

Als weitere Anwendungen werden bei Hildegard die Behandlung von Dreitagefieber (eine Form der Malaria) und Augenleiden (Sehschwäche durch vergossene Tränen) genannt. Zerstoßene Schafgarbe soll abends um die Augen herum aufgelegt werden und um Mitternacht wieder entfernt werden. Hier fließen wohl Rituale aus dem Volksglauben mit ein.

Andere historische Quellen

Weil die lanzettlich gefiederten Blätter der Schafgarbe an die Splitter eines Speers erinnern, haben ihr Botaniker den Artnamen *millefolium* (Tausendblatt) gegeben; der deutsche Namenszusatz -garbe ist abgeleitet vom althochdeutschen garve, was Gesundmacher bedeutet. Die Schafgarbe ist ein altes Wundkraut. Davon berichten bereits die griechischen Mythen. So soll der trojanische Krieger Achilles nur an der Ferse verwundbar gewesen sein, wurde jedoch von dem Fabelwesen Chiron (halb Mensch, halb Pferd) mit der Schafgarbe wieder geheilt. Auch die Christen kennen die Legende, dass die vom heiligen Josef durch einen Holzhobel entstandene Wunde mit Schafgarbenzubereitungen rasch heilte. Bis in die 1940er-Jahre wurden Kriegsverletzungen und Stichwunden von Soldaten häufig erfolgreich mit der Schafgarbe behandelt.

Heilpflanzenanwendung heute

Kleine Pflanzenkunde

Die gemeine Schafgarbe ist eine heimische Wildpflanze, die zu den Korbblütengewächsen zählt. Ihr Lebensraum sind Wegränder, trockene Magerwiesen und lichtdurchflutete Wälder auf sonnigen Standorten. Staunässe und stickstoffhaltige Böden verträgt sie nicht. Kennzeichen sind ihre fiederschnittigen Blätter und die cremefarbenen Korbblüten, die in einer Scheindolde zusammenstehen. Ernten Sie das gesamte Kraut – also Blüten und Blätter – und lassen Sie es im Schatten trocknen.

Medizin

Hildegard wusste sicher nichts von den Inhaltsstoffen der Scharfgarbe. Jedoch haben ätherische Öle, Bitter- und Gerbstoffe sowie einige sekundäre Pflanzenstoffe tatsächlich entzündungs-, keimhemmende und blutstillende Eigenschaften. Das Wildkraut eignet sich also tatsächlich zur Behandlung von Wunden.

Wegen ihrer Bitterstoffe kann die Schafgarbe auch bei Durchfall, Verdauungsbeschwerden und Appetitlosigkeit hilfreich sein, denn der bittere Geschmack regt die Sekretion der Verdauungsdrüsen an. Ein Leberwickel getränkt mit Schafgarbenkraut hilft bei der Entgiftung der Leber. Bei entzündlichen Hauterkrankungen wie der Akne kann ein Umschlag die Pustelbildung hemmen. Zudem ist die Schafgarbe als Frauenkraut bekannt. Zwei, maximal drei Tassen Schafgarbentee täglich getrunken, können bei starker und lang anhaltender Monatsblutung gute Dienste tun. Überdosierungen können eine Blutung jedoch verstärken.

Hinweise
Die Schafgarbe ist ein hervorragendes Wundkraut. Bitte spülen Sie offene Wunden immer gut mit Wasser und behandeln Sie nur oberflächliche Wunden selbst. Bei tiefen Wunden besteht die Gefahr von Keimverschleppung und Sepsis, weshalb eine ärztliche Behandlung ratsam ist. Im Allgemeinen sind Schafgarbenzubereitungen gut verträglich.

▷ Rezepte

Schafgarben-Umschlag: *bei Magen-Darm-Störungen, Lebererkrankungen und zur Wundbehandlung (Zerrungen, Quetschungen)*
2 Handvoll Schafgarbenkraut ernten und büschelweise an einem luftigen Ort trocknen.
Streifen Sie dann die getrockneten Schafgarbenblätter und -blüten mit dem Finger vom Stängel ab und pulverisieren Sie das Pflanzenmaterial portionsweise im Mörser. Zur Vorratshaltung eignen sich dunkle Glasgefäße.
Bereiten Sie aus Schafgarbenkraut und heißem Wasser einen dünnflüssigen Brei zu, den sie dünn auf ein Baumwolltuch streichen. Anschließend noch warm auf die Lebergegend auflegen, etwa eine halbe Stunde liegen lassen und mehrmals täglich erneuern. Bei Fastenkuren können Sie den Wickel täglich anwenden. Den Wickel können Sie auch zur Wundbehandlung verwenden.

Schafgarbenkraut in der Küche

Pflücken Sie im Frühjahr frische und saubere Blätter. Diese unter Blattsalate oder Wildkräutersalate mischen oder damit auch die Kräuterbutter, den Quark, Brotaufstriche, Eier- und Kartoffelgerichte, Eintöpfe und Suppen verfeinern.

Hildegard-Präparate

Schafgarbenkraut gemahlen, Hildegards Laden
Schafgarbenkrautpulver, JURA

Schlüsselblume

Primula veris

De Hymelsloszel

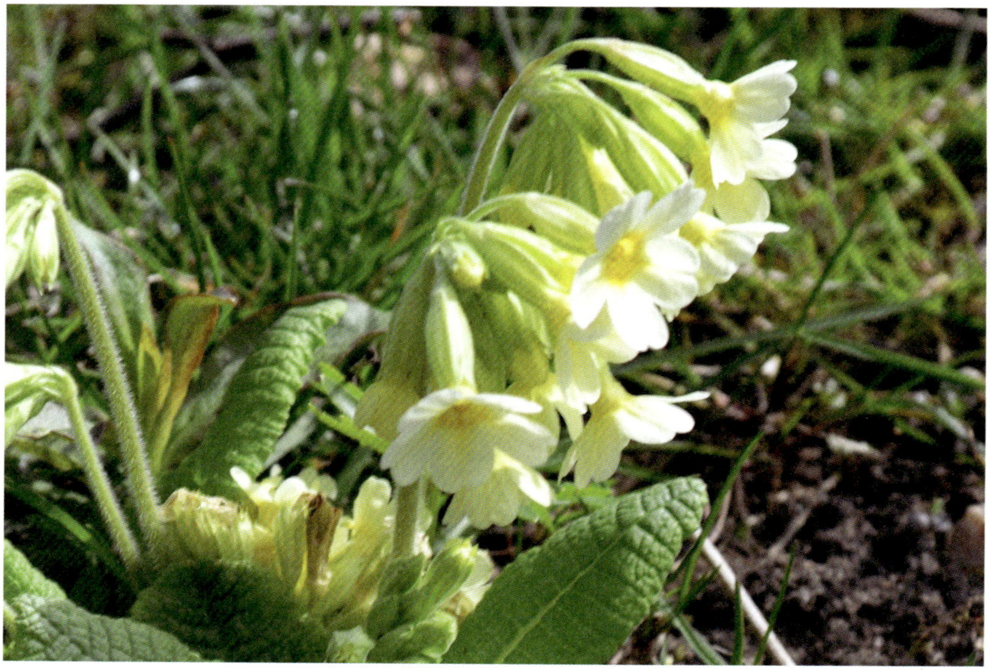

Heilpflanzenanwendung bei Hildegard (Kap. 1-209)

In Hildegards Werk „Physica“ wird die Schlüsselblume „Himmelsschlüssel“ (Hymelsoszel) genannt. Hildegard sieht in ihr eine große Heilkraft, da sie die Kraft der Sonne in sich trägt. Deshalb wird sie gegen Melancholie empfohlen, womit nach heutigem Verständnis depressive Zustände gemeint sind. Dann soll das Kraut auf das Herz gelegt werden, damit die Luftgeister den Menschen nicht mehr plagen. Sie nennt bei der Schlüsselblume nur äußere Anwendungen, die vermutlich aus der Volksmedizin stammen und in den Bereich der weißen Magie fallen. Zur damaligen Zeit war diese Form der Anwendung jedoch nichts Ungewöhnliches.

Andere historische Quellen

Lange vor der Christianisierung zu Zeiten der Kelten war die Schlüsselblume eine kultische Pflanze, die bei den Frühlingsfesten eine Rolle spielte. *Primula*, abgeleitet von lat. primus = der Erste bekam seinen Namen von der frühen Blütezeit um Ostern herum. Sinnbildlich schlossen die „Himmelsschlüsselchen" das Vegetationsjahr auf. Das kleine Pflänzchen wurde bei den Germanen der Frühjahrsgöttin Ostara geweiht. Noch heute feiern wir das Frühlingsfest Ostern, dessen Wurzeln so fest im Volksglauben verankert sind, dass es von den Christen nicht auszurotten war. In den antiken Schriften finden sich keine Hinweise zur Anwendung von Schlüsselblumen, da die natürlichen Vorkommen nördlich der Alpen sind. Im Mittelalter wurden die Blüten sowohl bei depressiven Zuständen wie auch als Herztonikum, sowie bei Schwindel, Schwäche, gegen die Gicht und bei Gliederschmerzen verwendet.

Heilpflanzenanwendung heute

Kleine Pflanzenkunde

Schlüsselblumen wachsen auf basenreichen und nährstoffarmen Böden und bevorzugen magere Wiesen; sie wachsen aber auch an Weg- und Waldrändern. Sie gehören zu den Primelgewächsen und blühen meist um die Osterzeit herum. Kennzeichnend sind die samtig behaarten und gewellten Laubblätter mit eingezogener Rippe und die dottergelben Blütenköpfchen. Sie verbreiten einen zarten Duft. Pflücken darf man sie in der Natur leider nicht, denn die Bestände sind stark gefährdet. Deshalb werden Schlüsselblumen heute zu Heilzwecken importiert.

Blüten wie auch Wurzeln werden noch heute in der Heilkunde verwendet. Während die Blüten mit Flavonoiden und Saponinen punkten, sind in den Wurzeln auch Spuren von ätherischen Ölen, Triterpensaponine und Mineralien enthalten. Die im Garten wachsenden Bestände können zur Blütezeit geerntet werden. Eine rasche Trocknung an einem luftigen Platz verhindert Schimmelbefall.

Medizin

Als wirksame Bestandteile gelten die Saponine, die bei Bronchitis, trockenem Reizhusten, Altershusten oder auch Raucherhusten gute Dienste tun.

Sie bewirken eine vermehrte Wassersekretion in den Bronchien. Dadurch kommt es zur Verflüssigung des Bronchialsekrets und den Abtransport des Schleims. Zusätzlich senken Saponine die Oberflächenspannung, wodurch das Bronchialsekret besser abgehustet werden kann.

Schlüsselblumen gelten in der Volksheilkunde als stimmungsaufhellendes Mittel, weshalb Zubereitungen bei depressiven Verstimmungen, leichten Angstzuständen und bei nervöser Unruhe oder psychischer Erregung gute Dienste tun können. Bei sehr sensiblen Menschen kann das Auflegen des blühenden Krauts auf die Herzgegend - wie von Hildegard beschrieben - durchaus eine beruhigende Wirkung erzielen.

Hinweise

Schlüsselblumenanwendungen sind gut verträglich. Lediglich Überdosierungen mit der Wurzel können Brechreiz oder Magenschmerzen verursachen.

▷ Rezepte

Schlüsselblumentee mit Kelch: *trockenem Husten und depressiven Verstimmungen*

1–2 gehäufte TL getrocknete Blüten mit 250 ml siedendem Wasser überbrühen und knapp 10 Minuten ausziehen lassen. Davon 2–3 Tassen täglich trinken. Als Hustentee mit etwas Honig süßen.

Schlüsselblumenwein

Eine 1-Liter-Flasche locker mit frischen Schlüsselblumenblüten füllen und mit Weißwein abfüllen. Die Flasche verkorken und zwei Wochen an der Sonne durchziehen lassen. Bei depressiven Verstimmungen zwei bis drei Esslöffel pro Tag einnehmen.

Schwarzkümmel

Nigella sativa

De Ratde

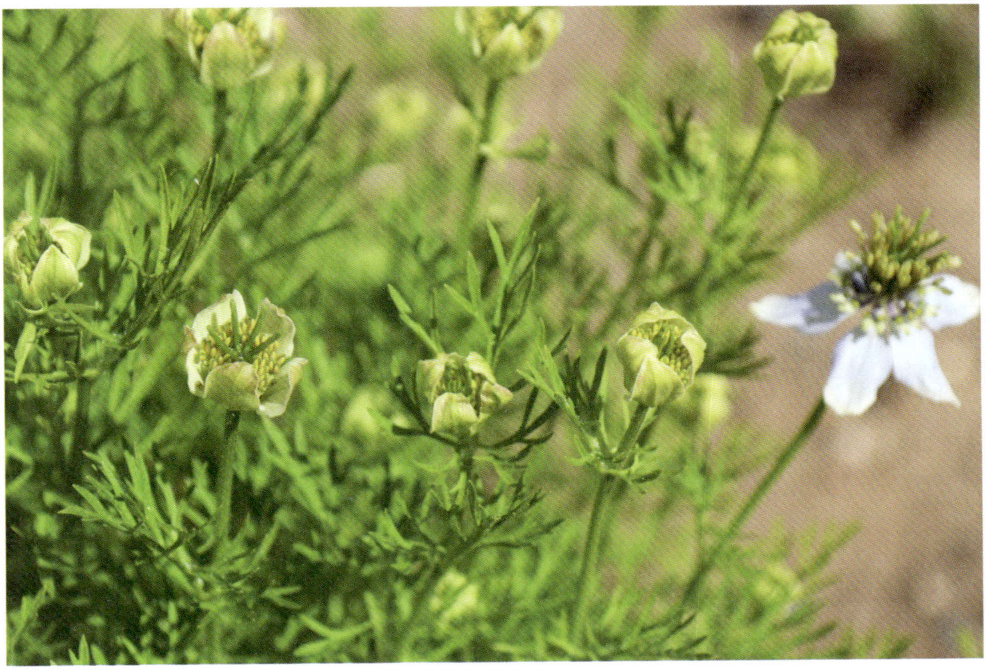

Heilpflanzenanwendung bei Hildegard (Kap. 1-12)

Wenngleich er nicht heimisch war, war Hildegard Schwarzkümmel bekannt. Sie ordnete ihn den warmen und trockenen Gewürzen zu, fand ihn aber in den Speisen wie auch im Futter weder für den Menschen noch für das Vieh zuträglich, weil er davon Schmerzen bekomme. Nur wenn jemand Geschwüre am Kopf hat, der soll Schwarzkümmelsamen zerstoßen und mit gebratenem Speck daraus eine Salbe herstellen und die Geschwüre können so abheilen. Auch für die Fliegen sei er schädlich, denn Schwarzkümmel mit Honig vermischt und das Gemisch an die Wand gestrichen würde ihnen das Leben kosten.

Andere historische Quellen

Schwarzkümmel wurde vermutlich schon vor mehr als 3000 Jahren im südöstlichen Mittelmeerraum bis nach Voraderasien kultiviert und ist seit dem Altertum ein wohlschmeckendes Brotgewürz für Fladenbrote. Auch das Alte Testament erwähnt ihn (Jesaja 28,27). Und der arabische Prophet Mohammed überlieferte uns den Merksatz: „Schwarzkümmel heilt jede Krankheit, außer den Tod." Die großen antiken Heilkundigen wie Hippokrates, Dioskurides, Galen und Plinius schätzten die Pflanze. „Der am allerstärksten riechende und schwärzeste gilt als der beste ... Zerstoßen und zum Riechen in ein leinenes Tüchlein gebunden, vertreibt er auch den Nasenkatarrh, mit Essig aufgestrichen die Kopfschmerzen ... zerrieben oder gekaut Mundgeschwüre."

Heilpflanzenanwendung heute

Kleine Pflanzenkunde

Wenn vom „black onion seed" gesprochen wird, dann meint man im asiatischen Raum nicht „schwarze Zwiebelsamen", sondern Schwarzkümmelsamen. Echter Schwarzkümmel gehört zur Pflanzenfamilie der Hahnenfußgewächse. Er ist in Südeuropa, Nordafrika und Westasien heimisch, wird aber seit Urzeiten in Indien, Ägypten, der Türkei und den Ländern des Mittleren Ostens angebaut. Das einjährige Kraut hat gefiederte Blätter, die denen des Kümmels ähneln. Er blüht mit hübschen zartblauen Blüten, die mohnartige Samenhüllen bilden und in denen sich die schwarzen Früchte befinden. Der Geruch ist angenehm muskatartig, der Geschmack aromatisch.

Medizin

Fette Öle mit ungesättigten Fettsäuren sind Hauptbestandteile der Samen, des Weiteren finden sich Sterole und Vitalstoffe (Magnesium, Vitamin E).

Vor allem in der traditionellen asiatischen, arabischen und afrikanischen Heilkunde werden Schwarzkümmelsamen als auch Schwarzkümmelöl verwendet. Anders als Hildegard empfehlen heute viele Immunologen Schwarzkümmelsamen als Baustein für die Therapie von Allergien. Wer im Frühjahr zur Pollenallergie neigt, sollte schon im Winter mit einer Kur beginnen. So bessern sich Symptome der allergischen Rhinitis, wie laufende Nase, Niesattacken, verdickte Nasenmuscheln und Blässe der Nasenschleimhaut. Wer unter Bronchialasthma, Keuchhusten oder einer Bronchitis leidet, kann durch die tägliche Einnahme von Schwarzkümmelöl besser abhusten, und auch der Hustenreiz klingt deutlich ab. Zudem wirkt Schwarzkümmelöl stark entzündungshemmend, lindert so Schmerzen der Gelenke, wie sie bei Rheuma auftreten. Das Öl enthält Vitamin E, Biotin und Zink. Alles Stoffe, die für die Zellerneuerung wichtig sind. Einreibungen mit dem Öl halten nicht nur die Haut jung und straff, sondern lassen auch Ekzeme und Schrunden besser abheilen – was bereits auch Hildegard beschrieb.

Hinweise

Zu Beginn der Einnahme des fetten Öls kann gelegentlich leichtes Aufstoßen auftreten, das aber meist wieder verschwindet. Eine Besserung des Befindens tritt oft bereits nach wenigen Tagen ein. Schwarzkümmelöl wird in sehr unterschiedlichen Qualitäten angeboten. Produkte aus biologischem Anbau mit Kaltpressung oder GMP-Zertifikat (Good Manufacturing Practice) sichern Ihnen höchste Reinheit und therapeutische Qualität.

▷ Rezepte

Zur Vorbeugung und Behandlung von Allergien, zur Stabilisierung des Abwehrsystems

Zwei bis dreimal täglich einen TL fettes Schwarzkümmelöl zu den Hauptmahlzeiten über einen Zeitraum von 4 Wochen einnehmen. Die besten Therapieerfolge lassen sich bei einer Einnahme von drei bis sechs Monaten erzielen, wobei dann meist ein TL pro Tag genügt.

Inhalieren bei Atemwegsbeschwerden

1–2 EL fettes Schwarzkümmelöl oder 5 Tropfen ätherisches Öl mit einem Liter heißem Wasser verrühren. Das Wasser etwa 5 Minuten abkühlen lassen. Danach die aufsteigenden Dämpfe etwa 10 Minuten einatmen. Achten Sie darauf, sich dabei nicht zu verbrühen.

Einreibungen mit ätherischem Schwarzkümmelöl

15–20 Tropfen ätherisches Schwarzkümmelöl mit 100 ml neutralem Öl (Jojoba, Sonnenblumenöl) mischen. Zweimal täglich auf die schmerzenden Hautstellen oder zur Pflege einreiben.

Sellerie

Apium graveolens

De Apio

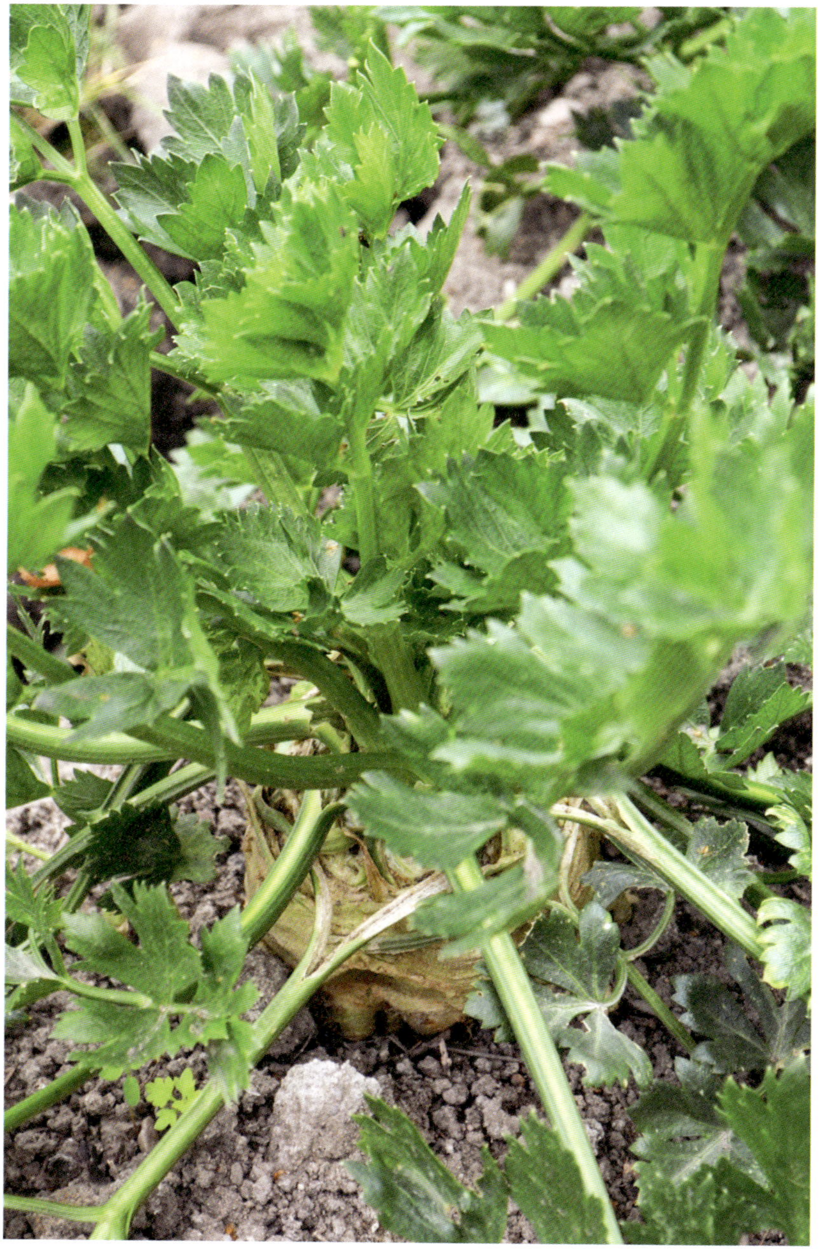

Heilpflanzenanwendung bei Hildegard (Kap. 1-69)

Roh tauge Sellerie nicht zum Essen, weil er üble Säfte bereitet, meint Hildegard. Gekocht jedoch verschafft er gesunde Säfte. Dann gibt sie noch ein Rezept an, um triefende (tränende) Augen zu heilen. Dazu wird Selleriesaft, Fenchelsaft und Eiweiß vermengt, damit ein Tuch getränkt und als Augenbinde über Nacht aufgelegt. *„Aber wer von Gicht so geplagt ist, dass ... er auch in seinen anderen Gliedern zusammengezogen wird, der pulverisiere Selleriesamen und füge dem ein Drittel Raute bei.“*[78]

Auch Muskat und Nelkenpulver kommen mit in die „Anti-Gicht-Mischung“. Wenn Hildegard von Sellerie spricht, meint sie nicht den Knollen- oder Bleichsellerie, den wir heute überall auf den Märkten bekommen, sondern eine Urform davon, die als Eppich bezeichnet wird.

Andere historische Quellen

Eppich wurde bereits im klassischen Griechenland und Rom als heilsame Nahrung zubereitet und teils auch kultiviert. Bereits bei Dioskurides (1. Jh.) – einer der bekanntesten Ärzte der Antike – wird ein Eppichumschlag bei Augenentzündungen erwähnt, aber auch als harntreibendes Mittel, bei Verhärtung der Brüste und zur Besänftigung des erhitzten Magens, was wir heute als Sodbrennen bezeichnen. Ab dem 9. Jahrhundert erscheint Sellerie dann auch in den Listen der klösterlichen Küchengärten. Im „Capitulare de villis“ Karl des Großen und im „Hortulus“ – einem botanischen Werk (entstanden um 840) des Reichenauer Abtes Walahfrid Strabo – wird Selleriesamen als wirksames Mittel gegen Blasenentzündungen und das Kraut bei Magenschwäche gepriesen.

Heilpflanzenanwendung heute

Kleine Pflanzenkunde

Durch Auslese und Züchtung entstanden ab dem 17. Jahrhundert unsere heute bekannten Selleriesorten, die wilden Sellerieformen stammen aus dem Mittelmeergebiet und bevorzugen salzhaltige Böden. Sellerie gehört

78 Hildegard von Bingen: Physica; übersetzt von Marie-Louise Portmann, Christiana-Verlag, Stein am Rhein, 2009, S. 87

zur großen Familie der Doldenblütengewächse und hat gefiederte Blätter. Während Knollensellerie eine bauchige Knolle bildet, wachsen beim Staudensellerie mehrere etwa 40 cm hohe Blattstiele. Beide Formen haben den charakteristischen Selleriegeruch, der sich zwischen dem von Petersilie und Liebstöckel einpendelt.

Medizin

Sellerie ist Gemüse- und Heilpflanze zugleich. Ballaststoffe, Mineralien, Vitamine und ätherische Öle, Flavonoide (Apiin), Cumarine und Steroide zeichnen die Pflanze aus.

Sein hoher Kaliumgehalt bewirkt, dass die Nieren mehr Harn produzieren und so lästige Wasseransammlungen aus dem Körper geschwemmt werden. Auch weiten sich dadurch etwas die Blutgefäße, weshalb sich der Blutdruck senkt. Andere Stoffe wie Magnesium und Kalzium wirken positiv auf das Nervensystem – in frühen Zeiten wurde Sellerie auch dann verwendet, wenn die „Nerven flatterten". Andere Stoffe sorgen dafür, dass überschüssiges Cholesterin gesenkt wird oder sich ein gereizter Magen beruhigt, da Sellerie die Magensäure neutralisieren kann. Hildegard hat von einem natürlichen Gichtmittel gesprochen. Tatsächlich enthält Sellerie antientzündliche und basenbildende Stoffe (Kalium, Kalzium, Magnesium), die so stark wirken, dass sie die Therapie bei rheumatischen Schmerzen, Gelenkschmerzen, Gicht und Asthma unterstützen können.

Sellerie gekocht ist in der kalten Jahreszeit beliebt. Als Basisgemüse für Suppen, Eintöpfe oder zu Fleischspeisen eignen sich die Knolle wie auch Staudensellerie. Junge Blätter können Sie als Würzkraut verwenden und die Samen sind ein potentes Heilmittel bei Blasenentzündungen – jedoch nicht für jeden geeignet.

Hinweise

Sellerie kann allergische Reaktionen hervorrufen. Besonders Menschen, die auch an Karotten-, Beifuß- oder Birkenpollenallergie leiden, sind davon betroffen. Deshalb muss Sellerie auch auf Fertigprodukten deklariert werden. Während der Schwangerschaft oder bei Nierenentzündungen sind Anwendungen mit Selleriesamen kontraindiziert.

▷ Rezept

Selleriesuppe

250 g Sellerie geputzt und gewürfelt
1 Liter Gemüsebrühe
1 EL Butter
2 EL Dinkelmehl
1 Knoblauchzehe
Sahne, Salz, Pfeffer und Zucker zum Abschmecken
½ Teelöffel Selleriegewürzmischung
frische Sellerieblätter

Den Sellerie in Scheiben schneiden und mit der Hälfte der Gemüsebrühe zum Kochen bringen. Nach dem Aufwallen auf kleiner Stufe weiterköcheln lassen. Den weich gekochten Sellerie pürieren. Aus Butter, Dinkelmehl und etwas Selleriebrühe eine Suppenschwitze bereiten. Restliche Brühe dazugeben und nochmals aufkochen lassen. Mit Sahne und den Gewürzen abschmecken und mit den fein gehackten Sellerieblättern dekorieren.

Hildegard-Präparate

Selleriegewürzmischung (Selleriesamenpulver 60%, Weinrautenkrautpulver, Muskatnusspulver, Nelkenpulver, Steinbrechkrautpulver), JURA

Silberdistel / Eberwurz

Carlina acaulis

De Byverwurtz

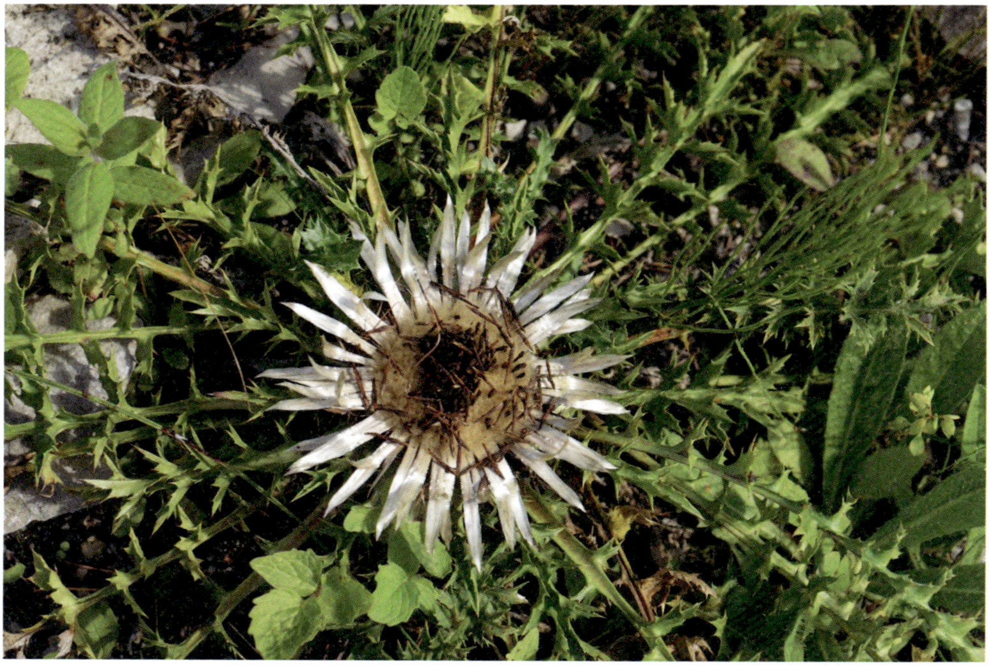

Heilpflanzenanwendung bei Hildegard (Kap. 1-146)

„Die Eberwurz ist warm und etwas kalt. Pulverisiere daher die Wurzel und die Blätter, und soviel wie die Hälfte davon wiegt, soviel Betram-Pulver und soviel Zimtpulver gebe (dem Kranken) bei und mische es ... und du wirst keine große oder lange Krankheit haben bis zum Tod.“[79]

79 Hildegard von Bingen: Physica; übersetzt von Marie-Louise Portmann, Christiana-Verlag, Stein am Rhein, 2009, S. 148

Dieses Pulvergemisch soll nach Hildegard täglich entweder mit Brot gegessen, in Suppen gestreut oder in erwärmten Wein gegeben und getrunken werden. Das Gemisch sei ein Allheilmittel gegen schwere und chronische Erkrankungen, so die Äbtissin. Denn jeder, der es täglich isst, wird nicht lange im Bett liegen und bald gesund werden. Damit das Pulver über den Sommer nicht an Heilkraft verliert, soll es in einem trockenen Tongefäß unter der Erde gelagert werden.

Andere Quellen

Die Silberdistel ist eine sehr alte Heilpflanze. Schriftliche Aufzeichnungen gibt es bereits von Dioskurides (1. Jh. n. Chr.). Im Mittelalter findet sich kaum ein Kräuterbuch, in dem die Silberdistel nicht erwähnt wurde. „Wenn nichts mehr hilft, dann hilft die Aberdistl", hieß es im Schlesischen. Gepulvert oder in Essig gesotten, wurde die Wurzel als Mittel gegen Fieber, Steine in den Nieren und der Blase, bei Eingeweidewürmern und selbst bei Krankheiten wie der Pest verwendet. Vielfach wurde die Wurzel auch bei Viehseuchen verwendet, die, nach dem alten Volksglauben, von bösen Dämonen verursacht wurden.

Heilpflanzenanwendung heute

Kleine Pflanzenkunde

Eberwurz-Arten finden wir nur auf sonnigen Weiden und Triften in den Bergregionen bis in Höhen von 2500 m. Eberwurz treibt mehrjährig, gilt als Zeigerpflanze für magere Standorte und steht wegen ihrer Seltenheit auf der Roten Liste der bedrohten Arten. Das Korbblütengewächs fällt durch grundständige, an den Spitzen mit Dornen versehenen Blättern auf, die in einer Rosette dicht am Boden stehen. Die Stängel sind sehr kurz (der botanische Artname *acaulis* bedeutet stängellos), auf ihnen sitzt ein einzelner großer Blütenkopf mit rosafarbenen bis gelben Röhrenblüten, umgeben von einem Kranz silbrig-weißer Deckblätter. Blütezeit ist von Juli bis September. Heilkräftig ist jedoch die spindelförmige und milchsaftführende Pfahlwurzel, die sich tief in die Erde gräbt.

Medizin

An Inhaltsstoffen wurden Inulin, ätherisches Öl mit Carlinaxoid und Carlinen, Gerbstoffe, Harz und Enzyme identifiziert.

In der modernen Pflanzenheilkunde hat die Silberdistel keine Bedeutung mehr, obwohl neuere Untersuchungen ergaben, dass der Wurzelextrakt unter anderem eine deutlich antibakterielle Wirkung gegen einige Keime (Typhus-, Paratyphus, Ruhr-Gruppe) hat. Das wird vor allem durch den Wirkstoff Carlinaoxid begründet, der in zu hoher Dosierung jedoch auch giftig für den Menschen ist.

Dagegen kennen einige Kräuterkundige aus dem Volk noch ihre Heilkraft, um die Schweißbildung anzuregen, den Harn zu treiben, Krämpfe zu mindern oder ihr Potenzial als Wundheilpflanze. Getrocknete und zerkleinerte Wurzeln werden innerlich bei fiebrigen Erkrankungen, Nierenschwäche oder Leberbeschwerden verwendet und um die Magen-Darm-Funktion zu stärken. Äußerlich nimmt man die Zubereitungen, um Wunden und Entzündungen der Haut zu behandeln sowie als Mundspülung bei Entzündungen. Sie merken, das Anwendungsspektrum ist sehr groß. Das hat auch Hildegard erkannt und sah in der Eberwurz ein Universalheilmittel.

Hinweise

Die Wurzel ist nicht gut untersucht. Sollten Sie sie trotzdem verwenden, gilt zu beachten, dass Überdosierungen abführend wirken oder Erbrechen erzeugen. Zudem sind allergische Reaktionen möglich. Sie sollten sie nicht in der Schwangerschaft anwenden.

▷ Rezepte

Teezubereitung aus der Silberdistel-Wurzel *(wegen Naturschutz in der Apotheke beziehen)*

Man nimmt 1 TL der im Herbst gesammelten und klein geschnittenen Wurzel, setzt sie mit einer großen Tasse kaltem Wasser über 2–3 Stunden an und erhitzt den Ansatz bis zum Sieden. Oder man kauft eine Silberdistel-Wurzel-Teefertigmischung in der Apotheke. Den Tee ohne Zucker und schluckweise trinken. Mehr als 2 Tassen täglich sollten es aber nicht sein. Alternativ kann die Wurzel auch zu Pulver vermahlen werden. Davon löst man zweimal täglich eine Messerspitze in einem Glas mit heißem Wasser auf.

Silberdistel-Tinktur: *zum Einreiben bei Hauterkrankungen*

Etwa 20 g der klein geschnittenen Wurzel über zwei Wochen mit Branntwein oder hochprozentigem Alkohol ansetzen. Danach abgießen und in Braunglasflaschen umfüllen. Die so gewonnene Tinktur als warm-feuchten Umschlag bei Erkrankungen der Haut, wie schlecht heilenden Wunden, auflegen.

Silberdistelwein: *um die Magen-Darm-Funktion zu stärken*

Eine kleine Handvoll getrocknete Wurzeln etwa 10 Tage in einem Liter trockenen Weißwein einlegen. Anschließend abseihen und davon 1 Likörgläschen vor der Mittagsmahlzeit trinken.

Hildegard-Präparate

Eberwurzmischpulver, St. Hildegard Posch (Zutaten: Eberwurz, Zimt, Bertram)

Tanne

Abies alba

De Abiete

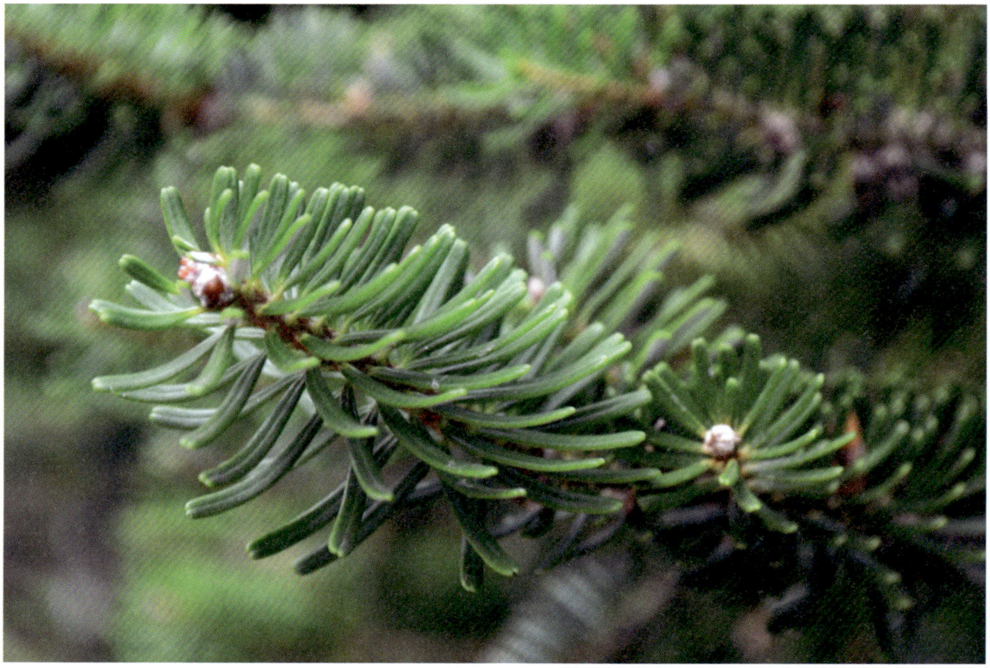

Heilpflanzenanwendung bei Hildegard (Kap. 3-23)

Seit alten Zeiten werden die Spitzen von Nadelbäumen wie auch deren Harz in der Heilkunde gebraucht. Aufzeichnungen über die Verwendung gibt es fast weltweit. Und auch Hildegard von Bingen lobte ihre Heilkräfte. Sie vermutete in der Tanne dämonenabweisende Kräfte und kochte mit dem Saft des Holzes sowie mit Salbei, Butter und Wasser eine Salbe gegen die Gicht. Auch bei Schmerzen in der Milz, Herzschmerzen und bei Magenschmerzen sollen Einreibungen mit der Salbe auf die Gegend der Organe Linderung verschaffen. Wenn Sekret aus der Nase fließt, soll Tannenholzrauch eingeatmet werden, damit sich der Fluss leichter löst. Den Geruch von Tannenharz bezeichnet sie als warm und stark, und sie warnt davor, zu viel von dem Duft aufzunehmen, da er die Säfte in Wallung bringen kann.

Andere historische Quellen

In den alten Überlieferungen war die Tanne treuer Begleiter, Kraftbaum, Wohnsitz der Götter und diente als Räucherwerk. Erstaunlicherweise gibt es Tannenharz so gut wie nicht zu kaufen. Das kommt wohl auch daher, weil exotische Harze die heimischen Harze stark zurückgedrängt haben. Wenn Sie die Magie des sagenumwobenen Baumes wieder erleben möchten, dann holen Sie sich doch in einer Vollmondnacht in der Weihnachtszeit ein paar Harztropfen aus dem Wald. Zugegeben, heutzutage sollte es der eigene Wald sein – vielleicht kennen Sie auch einen Landwirt mit Baumbestand, den Sie fragen können.

Heilpflanzenanwendung heute

Kleine Pflanzenkunde

Abies alba, die Weißtanne, ist nur eine der zahlreichen Tannenarten. Sie wächst vor allem in Europa. Die Hauptstandorte sind im Schwarzwald, in den Vogesen, im Voralpengebiet, Vorarlberg und in der Schweiz. Ihre Wurzeln reichen mehrere Meter in die Tiefe. So halten sie schweren Stürmen stand und können bei Bodenfrost oder lang anhaltenden Dürreperioden noch Wasser aus tiefer liegenden Schichten aufnehmen.

Kennzeichnend für die Tanne ist ihre hellgraue Borke, die zunächst glatt ist und im Alter schuppig wird, sowie die beiden weißen Streifen auf der Unterseite der Nadeln. Für Tannen typisch stehen auch bei der Weißtanne die Zapfen aufrecht wie Kerzen auf den Ästen. Weißtannen gehören zu den größten Bäumen Europas: Auf optimalen Standorten können sie ein Alter von 600 Jahren, eine Höhe von über 60 Metern und einen Stammdurchmesser von zwei bis drei Metern erreichen.

Medizin

Heute weiß man, dass die Tannenzweige neben ätherischen Ölen auch sekundäre Pflanzenstoffe, Chlorophyll und viel Vitamin C enthalten. Ernten sollten Sie die Tannenspitzen während der Blüte im April und Mai. Bitte bedenken Sie, dass junge Tannen durch das Entfernen der neuen Triebe stark geschädigt werden, weshalb Sie nur ältere Bäume auswählen sollten. Im eigenen Garten oder eigenem Wald ist das kein Problem, jedoch wird das Sammeln in öffentlichen Grünanlagen und bei den

Forstwirten nicht gerne gesehen, weshalb Sie sich eine Erlaubnis einholen sollten. Zudem müssen Sie sicherstellen, dass die Bäume nicht mit Chemie behandelt wurden. Für Heilzwecke eignen sich die frischen, noch hellgrünen und weichen Spitzen. Sollten Sie nicht genug botanische Kenntnisse haben, dann holen Sie sich bitte Rat, denn die Triebe der Eibe sind beispielsweise giftig und haben wie die Tanne einen satten Grünton.

In der traditionellen europäischen Medizin kennt man ein vielfältiges Anwendungsgebiet. Tannenspitzen werden schon lange bei Erkältungskrankheiten und Atemwegserkrankungen genutzt. Mittlerweile konnte durch Studien die auswurffördernde, schleimlösende und hustenstillende Wirkung bestätigt werden. Bei Hexenschuss, Arthrose, Gicht, Rheuma oder schmerzenden Gelenken eignen sich Einreibungen – hier decken sich also die Empfehlungen Hildegards mit der Medizin von heute. Diese Einreibungen fördern lokal die Durchblutung, und somit können Stoffwechselendprodukte schneller abtransportiert werden. In den handelsüblichen Rheuma- und Arthrosesalben findet man heute noch das Harz der Tanne, das auch als „Elsässer Terpentin“ bekannt ist und dessen Hauptwirkung die durchblutungsfördernden Eigenschaften sind.

▷ Rezepte

Tannensalbe nach Hildegard: *zur Tiefenmassage im Bauchbereich, zur Massage der Schläfen bei Kopfschmerzen und zum Einreiben bei Gelenk- und Knochenschmerzen wie auch bei Herzschwäche*

40 g frische Tannentriebe
60 g Tannenzweige mit Holz
50 g Salbeiblätter
125 g Butter (am besten Maibutter)

Im Frühjahr die Tannentriebe ernten, verlesen und zerkleinern.
Dann die Salbeiblätter grob hacken.
Geben Sie die Tannenstücke und den Salbei in einen Topf, dann mit 200 ml Wasser übergießen und so lange kochen lassen, bis es eindickt. Erst dann die Butter zugeben, alle Zutaten gut verrühren und anschließend durch ein Baumwolltuch filtern. Die so gewonnene

Flüssigkeit auf mehrere Döschen oder Gläser verteilen und beschriften. Im Kühlschrank gelagert ist die Salbe mehrere Monate haltbar. Reiben oder massieren Sie die Salbe mehrmals dort ein, wo sich Schmerzen zeigen.

Tannenharz-Räucherung: *bei Nebenhöhleninfekten*

Am besten wickeln Sie nach der Ernte das Tannenharz in Backpapier und bewahren es anschließend in einer Metalldose auf. Da das Harz beim Räuchern flüssig wird, braucht es genügend Sand, der in das hitzefeste Rauchgefäß gegeben wird. Jetzt wird die Räucherkohle entzündet. Warten Sie bitte, bis sie richtig durchgeglüht ist. Optimalerweise kommt noch ein Metallgitter über die Kohle, damit das Harz nicht zu nahe an der Flamme ist und sich entzündet. Ich verwende leere Teelichter und gebe dort meine Harzbrocken hinein. Schnell entsteht ein angenehmer Rauch mit Waldduft mit reinigender Wirkung.

Der Rauch der Harztropfen strahlt viel Positives, Licht und Wärme aus, der Duft ist etwas süßlich, aber harzig mit einem Hauch von Zitrone.

Hildegard-Präparate

Tannencreme, Hildegards Laden
Tannencreme, JURA

Tausendgüldenkraut

Centaurea cyanus

De Centaurea

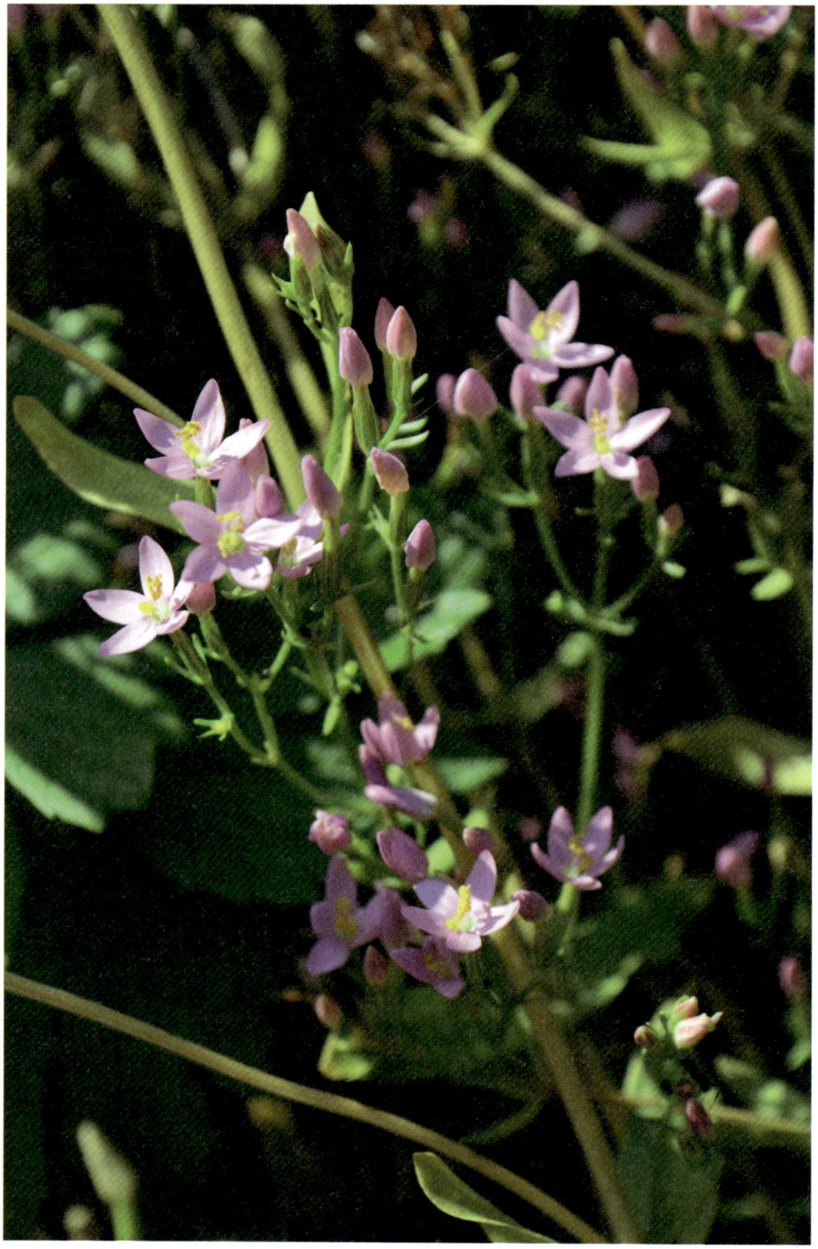

Heilpflanzenanwendung bei Hildegard (Kap. 1-125)

„Das Tausendgüldenkraut ist warm und trocken und wenn Knochen und ‚beyn' in seinem Körper irgendwo gebrochen ist, der trinke oft Tausendgüldenkraut oder dessen Wurzel entweder mit Wein oder mit Wasser gemischt, und der zerbrochene Knochen wird gleichzeitig zusammengeleimt.“[80]

Umschläge mit dem Tausendgüldendkraut-Tee sollen nach Meinung Hildegards Knochenbrüche heilen und pflegen. Wer unter Gicht leidet, soll oft Tausendgüldenkraut in Wein gekocht trinken.

Andere historische Quellen

Der ungewöhnliche Name des Kräutleins deutet auf seine einstige Wertschätzung hin. Im Mittelalter hieß es mancherorts Hundertguldenkraut, dann erhob man es zum Tausendguldenkraut, weil seine Heilwirkung selbst mit tausend Gulden kaum aufgewogen werden könne, und schließlich in einigen Gegenden sogar zum „Dreitausigguldekraut“ bis hin zum „Hunnerttausiggildekraut“. Egal wie es benannt wurde, kannten doch schon die alten Mediziner und Gelehrten seine Heilwirkung. Man verordnete es zur Wundbehandlung, bei Augenleiden, als Abführmittel, bei Lebererkrankungen und zur Anregung der Menstruation. Im Volksglauben diente es auch zum Erkennen von Hexen. Wer die Wurzel in der Karfreitagnacht gräbt und bei sich hat, sieht die Hexen mit Milcheimern auf dem Kopf herumlaufen – so hieß es.

Heilpflanzenanwendung heute

Kleine Pflanzenkunde

Die Pflanzenfamilie der Enziangewächse bringt ein kleines Pflänzchen mit dem ungewöhnlichen Namen Tausendgüldenkraut hervor. Es wird nur etwa 30 cm hoch und wächst mit Ausnahme von Skandinavien in ganz Europa und in Westasien auf sonnigen Kahlschlägen und trockenen Wiesen. Zu sehen bekommen Sie es in der Natur nur noch selten, und die Bestände sind geschützt. Wenn Sie im Garten Bestände haben, dann

80 Hildegard von Bingen: Physica; übersetzt von Marie-Louise Portmann, Christiana-Verlag, Stein am Rhein, 2009, S. 132

können Sie das Kraut samt der rosafarbenen Blüten abschneiden, trocknen und in dunklen Gläsern aufbewahren.

Medizin

Das bittere Kräutlein enthält natürlich viele Bitterstoffe (Iridoide), dazu noch ätherisches Öl, Harz, Wachs, Flavonoide, Sterole und Spuren von Alkaloiden.

Das einst so hoch geschätzte Heilkraut wird auch heute noch gebraucht. „Eine Arznei muss bitter schmecken", so sagt der Volksmund. Das Tausendgüldenkraut erfüllt diese Anforderung voll und ganz. Es gehört zu den Bittermitteln und schmeckt selbst stark verdünnt noch bitter. Tausendgüldenkraut kann als Tee oder Kräuterwein eingenommen werden, stärker und schneller wirkt die Tinktur. Verantwortlich dafür sind die bitter schmeckenden Iridoide, die schon bei Kontakt mit der Mundschleimhaut die Produktion der Verdauungssäfte anregen. Auch bessert sich die Darmmotorik, wodurch eine träge Verdauung in Schwung kommt; Gärungen werden gemildert und die Aufnahme von Nährstoffen gefördert. Auch die Leber, unser größtes Stoffwechselorgan, wird in ihrer Funktion unterstützt. Als Heilmittel für gebrochene Knochen, wie es Hildegard empfahl, sehe ich Tausendgüldenkraut allerdings nicht. Schließlich fehlen ihm dazu Wirkstoffe wie beispielsweise Allantoin, das etwa im Beinwell enthalten ist.

Hinweise

Tausendgüldenkraut ist in der Regel gut verträglich. Menschen mit Magen- und Darmgeschwüren oder Entzündungen im Magen-Darm-Trakt sollten das Kraut wegen der sekretionssteigernden Wirkung nicht anwenden.

▷ Rezepte

Teezubereitung: *bei Appetitlosigkeit, Magen-, Darm- und Leberschwäche*

1 gehäuften TL des getrockneten Krauts mit einem Viertel Liter kaltem Wasser einen halben Tag unter mehrmaligem Umrühren ausziehen lassen, dann abseihen und erwärmen. Zwei bis drei Tassen täglich etwa eine halbe Stunde vor einer Mahlzeit ungesüßt trinken.

Schnell wirkende Tausendgüldenkraut-Tinktur

Die Tinktur aus einem Teil Kraut und 5 Teilen 70%igem Alkohol in einem ausgekochten Schraubglas über zwei Wochen ansetzen. Dann abseihen, in Braunglasflaschen umfüllen und beschriften. 2- bis 3-mal täglich 10–25 Tropfen gelöst in einem Glas warmem Wasser einnehmen.

Tausendgüldenkraut-Wein: *magenstärkend und verdauungsfördernd*

Eine Handvoll getrocknetes Tausendgüldenkraut mit einer Flasche Rotwein übergießen, über 8 Tage an einem warmen Ort ausziehen lassen, dann durch ein Leinentuch abfiltrieren und das Tuch gut auspressen. Davon bis zu zweimal täglich ein Likörgläschen vor den Mahlzeiten trinken.

Hildegard-Präparate

Hildegard von Bingen – Tausendgüldenkraut-Tee, DiVeRa
Tausendguldenkraut, Hildegards Laden

Veilchen

Viola odorata

De Viola

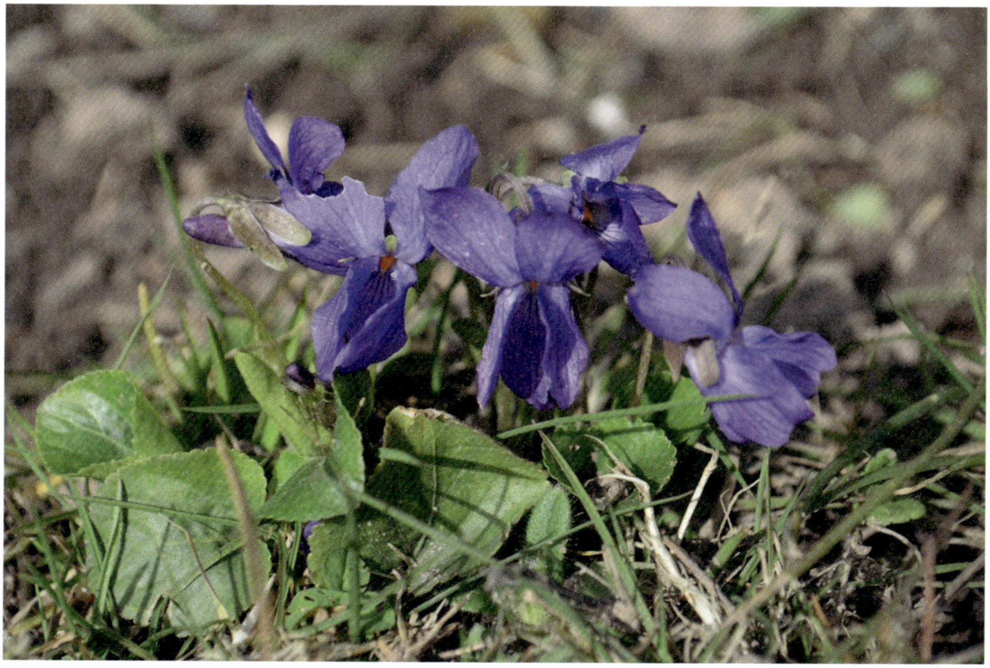

Heilpflanzenanwendung bei Hildegard (Kap. 1-103)

Die Veilchencreme ist die wohl bekannteste Creme nach Hildegard von Bingen und wird als vielseitige Hautcreme geführt. Mit Veilchenöl salbte sie die Augenlider, um die *„Verdunkelung zu vertreiben.“*[81]

Mit Veilchensaft, Olivenöl und Bockstalg stellte Hildegard eine Salbe gegen Kopfschmerzen her, die auch gegen Geschwüre der Haut helfen sollte.

---

81 Hildegard von Bingen: Physica; übersetzt von Marie-Louise Portmann, Christiana-Verlag, Stein am Rhein, 2009, S. 110

Andere historische Quellen

Für einige antike Völker war das Veilchen eine heilige Blume, bekränzte man sich doch mit den Blüten während der alljährlichen Frühjahrsfeste. Nach altem Glauben sprossen die Veilchen unter den Tritten der Frühlingsgöttin Ostara; später, im Rahmen der Christianisierung, wurde das kleine Blümchen der Gottesmutter Maria unterstellt. Einige Bücher des Mittelalters legten den Genuss der drei ersten Veilchen besonders ans Herz, denn sie feiten vor kaltem Fieber und bewirkten, dass sich das Blut reinigt, oder bewahrte das ganze Jahr über vor Krankheit. Hebammen und stillende Mütter wussten auch, dass Frauen, die viel Milch geben wollten, am Abend Veilchen zerstoßen sollen, um den Saft morgens zu trinken.

Heilpflanzenanwendung heute

Kleine Pflanzenkunde

Die kleinen, blau blühenden Veilchen zeigen sich schon kurz nach der Schneeschmelze. Sie gehören zur Gattung der Veilchen, zu denen auch das Stiefmütterchen gehört. Veilchen sind in den mediterranen Gebieten und in West- wie auch Osteuropa beheimatet. Duftveilchen sind mehrjährig, krautig und wachsen ausdauernd in Form von Rosetten aus zahlreichen Blättern, wobei das Wachstum mehr in die Breite als in die Höhe geht. Es erreicht Wuchshöhen von maximal 20 cm. Sammelgut ist das Veilchenkraut, also die Blüten und Blätter. Diese an einem luftigen und schattigen Ort trocknen lassen. Die ersten Märzblüten können Sie in größeren Mengen sammeln, da dies die Pflanze zu neuer Blütenproduktion stimuliert. Die Wurzel wird im Herbst gegraben und für Atemwegserkrankungen verwendet.

Medizin

Das blühende Kraut enthält einige heilwirksame Stoffe, unter anderem Schleimstoffe, Spuren von ätherischem Öl, Saponine, Bitterstoffe, den Farbstoff Cyamin, Vitamin C und Mineralstoffe.

Seit Jahrhunderten sind Veilchenwurzeln ein Heilmittel zur Behandlung von Atemwegserkrankungen; vor allem dann, wenn harter oder bellender Husten vorherrscht, bei Keuchhusten und Bronchialerkrankungen.

Die in den Blättern vorkommenden Saponine regen den Hautstoffwechsel an. Für äußere Anwendungen eignen sich deshalb Salben und Cremes, die bei Haut- und Schleimhauterkrankungen zum Einsatz kommen. Eine entzündete Mundschleimhaut, Ekzeme der Haut, Gürtelrose, Gesichtsrose, Narben oder trockene Haut wären Beispiele für eine Veilchenanwendung. Auch Brustentzündungen, Zysten oder gutartige Tumore der Brust gehören dazu sowie Lymphdrüsenschwellungen oder allgemein die Narbenregeneration. Dieses Anwendungsspektrum deckt sich also mit den Empfehlungen Hildegards. Veilchensalben sind ein erprobtes Heilmittel bei Hautleiden, Ekzemen, Milchschorf, Akne sowie ein Kosmetikum für ein ebenmäßiges Hautbild.

Hinweise

Veilchenanwendungen sind sehr gut verträglich. Bei äußerer Anwendung gibt es keine Anwendungsbeschränkungen. Schwangere sollten Veilchenzubereitungen jedoch innerlich nicht anwenden, da eine wehenanregende Wirkung möglich ist. Veilchenwurzel-Anwendungen können bei Überdosierung Brechreiz erzeugen.

Rezepte

Veilchensalbe nach Hildegard von Bingen

20 g frisches, blühendes Veilchenkraut
10 ml Olivenöl
20 g Ziegenfett (Bockstalg)
3–4 Tropfen ätherisches Rosenöl

Das sehr fein zerkleinerte Veilchenkraut mit dem Olivenöl und dem Ziegenfett in einer Schüssel im Wasserbad unter Rühren erhitzen. Sobald sich das Ziegenfett verflüssigt hat, einige Minuten weiter rühren und dann erst den Brei durch ein Leinentuch abseihen. Während des Erkaltens noch das Rosenöl einrühren, damit die Salbe besser riecht und länger haltbar bleibt. Jetzt in Salbendöschen abfüllen und im Kühlschrank oder an einem kühlen Ort aushärten lassen.

Veilchen-Öl nach Hildegard: *bei Sehschwäche und Hauterkrankungen*

300 ml Olivenöl
20 g Veilchenblätter und -blüten

Das Olivenöl in einem Topf erwärmen, bis es kocht, die Veilchenblüten und -blätter hinzugeben und das Gemisch abkühlen lassen. Die Flüssigkeit durch ein Baumwolltuch filtern und das Öl in einer Schüssel auffangen. In kleine Döschen abfüllen, abkühlen lassen und beschriften. Kühl gelagert, ist das Öl mehrere Monate haltbar. Reiben Sie vor dem Schlafengehen die Partie rund um die Augen damit ein oder verwenden Sie es als Hautöl.

Tee aus der Veilchenwurzel: *bei Atemwegsinfekten*

5 g getrocknete und zerkleinerte Veilchenwurzel mit 250 ml kaltem Wasser ansetzen, aufkochen lassen, 5 Minuten nachziehen lassen, dann abseihen. Davon nicht mehr als 3 Tassen täglich trinken.

Hildegard-Präparate

Veilchen-Creme, Hildegards Laden
Veilchencreme, JURA
Veilchencreme intensiv, St. Hildegard Posch
Veilchen-Trank bio, St. Hildegard Posch

Wasserlinse

Lemna minor

Merlinsen

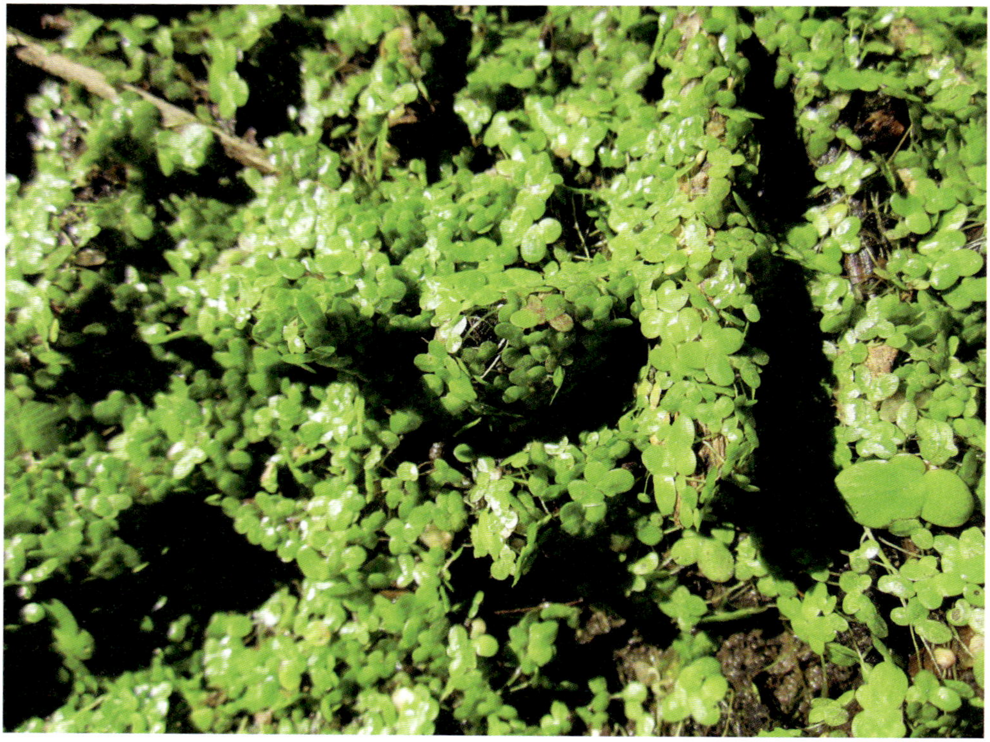

Heilpflanzenanwendung bei Hildegard (Kap. 1-220)

Angesichts der Tatsache, dass bis heute relativ viele Wasserlinsen-Präparate nach Hildegard von Bingen auf dem Markt sind, ist die Betrachtung dieser für Heilzwecke nicht mehr genutzten Pflanze sinnvoll. Hildegard erwähnt sie in einem kleinen Kapitel unter der Bezeichnung „Merlinsen". Sie schrieb: *„Die Wasserlinse ist kalt und hat an sich nicht taugliche*

Kräfte, wenn sie nicht anderen kräftigen (Heilmitteln) beigefügt wird. Und wenn sie ihnen beigefügt wird, mindert sie die unnützen Säfte im Menschen.“[82]

Heilpflanzenanwendung heute

Kleine Pflanzenkunde

Die kleine Wasserlinse, vielen auch unter dem Namen „Entengrütze“ bekannt, gehört zu den Aronstabgewächsen und ist in den gemäßigten Gebieten in ganz Europa, Asien und Nordamerika verbreitet. Ihr Lebensraum sind Teiche und Tümpel mit einem großen Nährstoffangebot. Manche der stehenden Gewässer sind völlig bedeckt mit den grünen, etwa 3 Millimeter großen Schwimmblättern. Für medizinische Zwecke wird die frische ganze Pflanze verwendet. Verwechslungsgefahr besteht mit anderen, zum Teil geschützten Wasserlinsen-Arten.

Medizin

Die Pflanze ist nicht gut untersucht; bisher wurden Flavonoide, Schleimstoffe, Zuckerverbindungen, Eiweiß, Mineralien und Vitamine (darunter Kalium, Calcium, Provitamin A) gefunden.

In der modernen Kräuterheilkunde hat die Wasserlinse keine Bedeutung mehr. Ältere und volksmedizinische Quellen berichten noch von inneren Anwendungen bei Entzündungen der Atemwege und äußeren Anwendungen bei Gicht und Rheuma. Dazu soll die Pflanze jedoch gekocht werden. Wenngleich die Wasserlinsen-Tränke bzw. -Elixiere nach Hildegard von Bingen lediglich einen kleinen Wasserlinsen-Anteil (etwa 2%) haben, sind nach heutigem Kenntnisstand nur noch homöopathische Zubereitungen empfehlenswert. Diese werden unter anderem bei chronischem Schnupfen, Schwellungen in der Nase und Schleimhautpolypen gebraucht. Einige Wildkräuterexperten empfehlen auch Wasserlinsen-Gerichte, die ähnlich wie Spinat zubereitet werden. Andere raten wiederum eher davon ab, da die Pflanze unter Umständen auch Schadstoffe wie große Mengen an Radium einlagern kann.

82 Hildegard von Bingen „Physica“, übersetzt von Marie-Louise Portmann, Basel, Christiana-Verlag Stein am Rhein, 2009, Seite 195

Wegwarte

Cichorium intybus

De Sunnewirbel

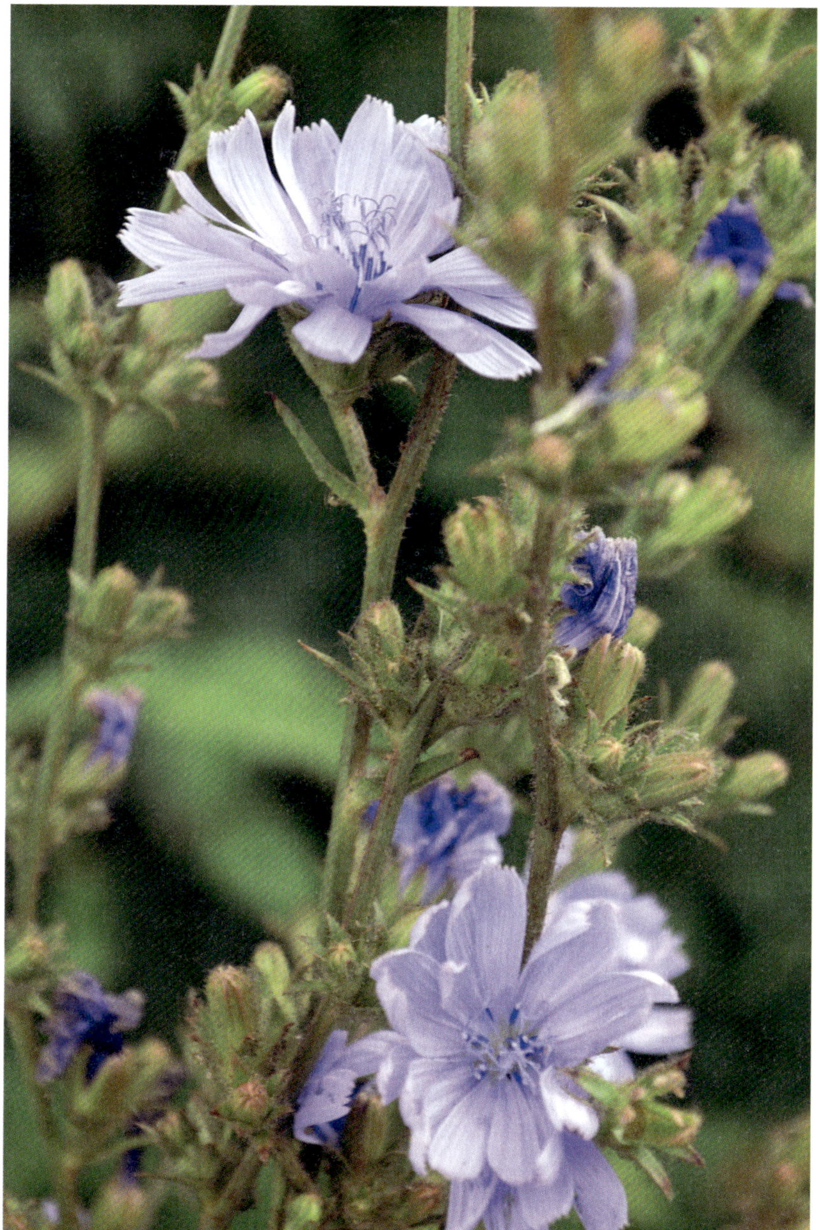

Heilpflanzenanwendung bei Hildegard (Kap. 1-60)

Als „Sunnewirbel“ wurde die Wegwarte von Hildegard von Bingen bezeichnet. Jedoch könnte mit dem von Hildegard bezeichneten Kraut Sunnewirbel auch Löwenzahn gemeint sein, der jedoch ähnliche Wirkung und Wirkstoffe hat.

„Aber wer um die Brust Schmerzen leidet, so dass er davon eine heisere Stimme hat, der nehme Wegwarte und ein gleiches Gewicht große Klette und dies koche er in reinem Wein ... und er trinke oft abends nach dem Essen davon.“ Sie empfiehlt die robuste Pflanze auch bei Verstopfung: *„Und wer keine rechte Verdauung haben kann, der nehme Wegwarte und ein gleiches Gewicht große Klette und er trockne das an der Sonne oder auf einem erhitzten Ziegelstein und so pulverisiere er es und diesem Pulver füge er gemäß dem dritten Teil eines* (dieser zwei Bestandteile) *helles oder gebratenes Salz bei und dann mache er daraus mit Honig eine Honigwürze.“*[83]

Andere historische Quellen

Schon lange vor Christi Geburt wurde das blaublütige Heilkraut beziehungsweise die Wurzel als Gemüse verwendet. Wenig später wusste man bereits um ihre Heilwirkung bei Blasen-, Leber- und Nierenleiden und vermutete wegen des strahlenden Blautons magische Zauberkräfte. Paracelsus setzte die Wegwarte als Entgiftungsmittel, bei Lepra oder rheumatischen Beschwerden ein. Der Renaissancearzt Otto Brunfels erkannte die Wirkung auf die Leber: „Das ist gewiss / kein kraut ist das der leberen dyenlicher ist. Solt vil billicher Leberkraut genannt werden ... Sein natur ist / das es die hitzige Leber erkület / und die erkalte Leber wörmet ...“

Heilpflanzenanwendung heute

Kleine Pflanzenkunde

Die Wegwarte gehört zu den Korbblütengewächsen und hat zungenförmige hellblaue Blüten. Sie ist ein heimisches Kraut, erreicht eine Wuchshöhe von über 1 m, treibt mehrjährig und ihre Grundblätter erinnern an

83 Hildegard von Bingen: Physica; übersetzt von Marie-Louise Portmann, Christiana-Verlag, Stein am Rhein, 2009, S. 77

die des Löwenzahns. Nur an sonnigen Tagen leuchten ihre blauen Blüten, an trüben Tagen bleiben die Blütenköpfe geschlossen. Gerne sucht die Wegwarte sich Wegränder, manchmal auch Böschungen oder Brach- und Ödland als Standorte. Für Heilzwecke ist jedoch die lange und spindelförmige Pfahlwurzel von Bedeutung wie auch das Kraut.

Medizin

Für die Heilzwecke der Zichorie, wie die Wegwarte in vielen Regionen auch genannt wird, sind Bitterstoffe (Lactucin), Flavonoide, Cumarine, Inulin von Bedeutung.

Die hübsche Pflanze wird noch heute für Arzneizwecke gebraucht. Sie ist ein Bittermittel, jedoch lange nicht so bitter wie beispielsweise Wermut. Deshalb mögen auch Kinder den Tee oft gerne. Hildegard nannte bereits Verstopfung, für die die Wegwarte nützlich ist. Appetitlosigkeit, Verdauungsprobleme, Hautprobleme und Erschöpfungszustände gehören zu den weiteren Indikationen. Die Bitterstoffe regen die Sekretion von Magensaft und Gallefluss an und lindern Blähungen. Zu den Anwendungsgebieten der Heilpflanze gehören deshalb: chronische Lebererkrankungen, Reizmagen, Magenverschleimung und Reizdarm. Hier hat auch der präbiotische Stoff Inulin Bedeutung, denn die unverdaulichen Kohlenhydrate sind „Futter" für nützliche Bifidobakterien.

Die bitteren Blätter und Blüten können Sie gut unter andere Blattsalate mischen; aus der Wurzel wurde vor allem in Kriegszeiten „Muckefuck" hergestellt – ein Kaffee-Ersatz. Dazu die Pfahlwurzel reinigen, klein schneiden, in der Pfanne ohne Fett rösten, anschließend mahlen und wie Kaffee aufgießen.

Hinweise

Menschen mit Allergien gegen Korbblütengewächse sollten Wegwartenzubereitungen nicht anwenden. Bei Gallensteinleiden sollte dies nur in Absprache mit dem Arzt erfolgen. In seltenen Fällen können allergische Hautreaktionen auftreten. Insgesamt ist die Wegwarte jedoch gut verträglich.

Rezepte

Wegwartentee aus der Wurzel

Ein Teelöffel der zerkleinerten Wurzel mit 1 Tasse Wasser fünf Minuten kochen, danach abseihen. Möglich ist auch eine Mischung aus gleichen Teilen Wegwartenwurzel und Löwenzahnwurzel. Davon bis zu 3 Tassen täglich trinken. Zur Anregung der Verdauungsfunktion den Tee eine halbe Stunde nach dem Essen trinken.

Wegwartentee aus dem Kraut

Ein gehäufter Teelöffel der getrockneten Blätter mit 1 großen Tasse siedendem Wasser übergießen, 5 bis 10 Minuten ziehen lassen, danach abseihen. Zwei bis drei Tassen täglich davon trinken.

Wermut

Artemisia absinthium

De Wermuda

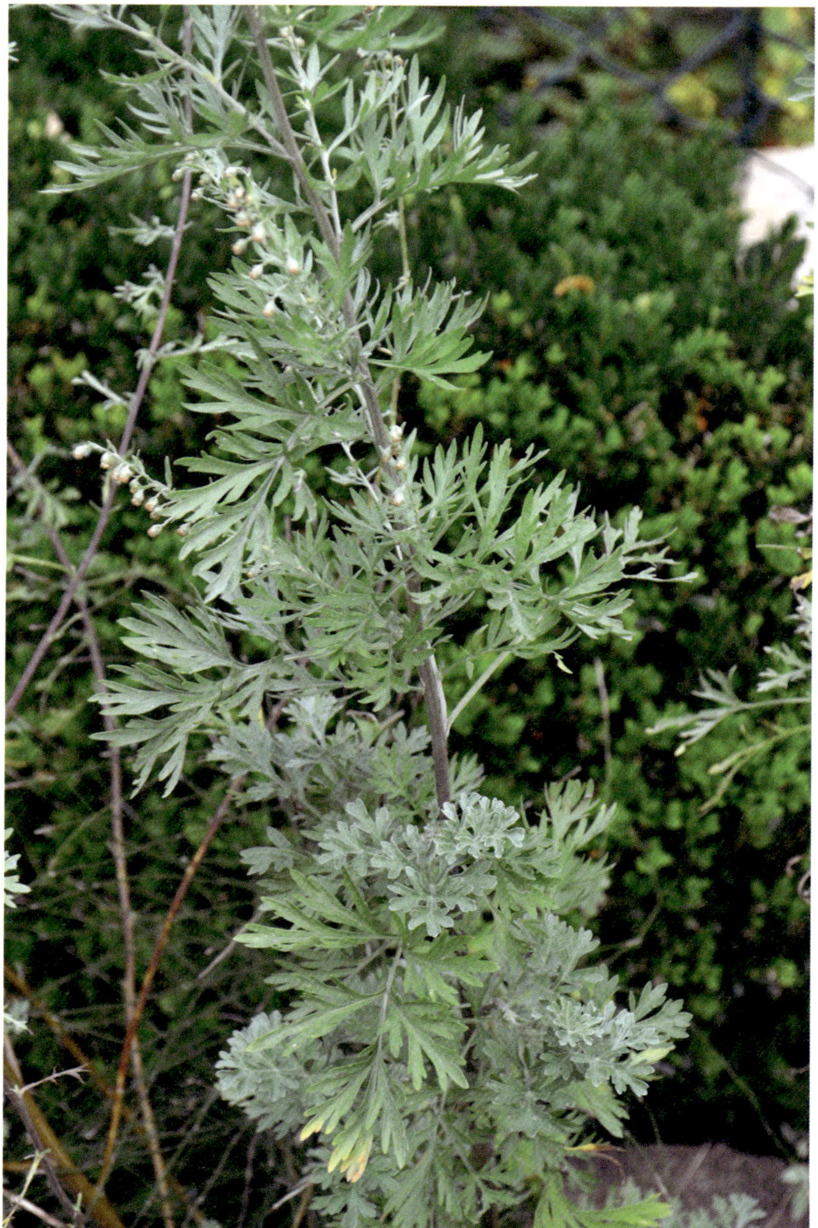

Heilpflanzenanwendung bei Hildegard (Kap. 1-109)

Wermut ist bei Hildegard der „wichtigste Meister gegen alle Erschöpfungen". Wermutsaft mit Wein vermischt verwendete sie bei Kopfschmerzen. Außergewöhnlich zur Kopfschmerzlinderung ist die Anwendung eines mit dem Wermutgemisch getränkten wollenen Hutes oder einer wollenen Mütze, die über Nacht getragen wird. Weitere äußere Anwendungen in Form von Salben dienen zur Linderung von Husten oder Gliederschmerzen bei Gicht. *„Und wenn irgendein Mensch in der Brust oder um die Brust Schmerzen hat, so dass er davon hustet, dann salbe ihn auf der Brust damit. Und wer in der Seite Schmerzen hat, der salbe dort, und es heilt innen und außen ... Und ein Mensch, der von sehr starker Gicht geplagt wird, so dass seine Glieder sogar zu zerbrechen drohen, den salbe damit nahe am Feuer, wo es schmerzt, und er wird geheilt werden."*[84]

Bei Melancholie, Herzschwäche, Lungenkrankheit, kaltem Magen und Verdauungsproblemen empfiehlt Hildegard einen Trank, der aus frischem Wermutsaft, Wein und Honig zubereitet wird. Die Anwendung erfolgt am besten von Mai bis Oktober.

Andere historische Quellen

Das bittere Kraut war in alten Zeiten der griechischen Göttin Artemis geweiht und ein bewährtes Frauenkraut. Antike Schriften berichten von Wermut als Gegengift bei Pilzvergiftungen, im Mittelalter nutzte man Wermut zum Erhalt der Geisteskraft. Und überhaupt war „Wärmot för alles got". Später, im 19. Jahrhundert, war Wermut Grundstoff für Absinth, der vor allem mit der französischen Kunstszene und Malern wie van Gogh in Verbindung gebracht wird. So sollen im Absinthrausch bedeutende Werke entstanden sein.

Heilpflanzenanwendung heute

Kleine Pflanzenkunde

Mehrere *Artemisia*-Arten sind bei uns heimisch. Darunter auch Wermut, ein kräftiger und mehrjähriger Halbstrauch, der würzig duftet und bitter

---

84 Hildegard von Bingen: Physica; übersetzt von Marie-Louise Portmann, Christiana-Verlag, Stein am Rhein, 2009, S. 115

schmeckt. Er wächst gerne auf kalkreichen, sandigen und steinigen Böden, erreicht Wuchshöhen von bis zu 1,20 m, trägt silbrige, mehrfach gefiederte Blätter und bildet kleine gelbe und kugelige Blütenköpfe aus. Mit bloßem Auge sind auf den Blättern Pünktchen zu erkennen, die Ölbehälter. Nur wer genau hinschaut, wird die Zugehörigkeit zu den Korbblütengewächsen erkennen. Für Heilzwecke und in der Küche wird das frische oder getrocknete Kraut verwendet.

Medizin

Den wohl bedeutendsten Anteil des Wermutkrauts stellen die Bitterstoffe dar. Insbesondere das Ansinthin und Artabsin machen die Pflanze so bitter. Auch ätherische Öle (mit Thujon), Gerbstoffe, Flavonoide, Sterole und Phenolsäuren sind für die Heilwirkung von Bedeutung.

Der sprichwörtliche Wermutstropfen kann Linderung verschaffen, wenn die Verdauung beispielsweise durch den Verzehr von fettem Essen ins Stocken geraten ist. Wermut regt die Sekretion der Verdauungsdrüsen an, sodass sich die Magensäurebildung und Gallenproduktion erhöht und der Leberstoffwechsel angeregt wird. Eine schwache Leberleistung zeigt sich unter anderem als ständige Erschöpfung. Hildegard von Bingen bezeichnete Wermut als „Meister gegen alle Erschöpfungen".

Von „Wermut gegen Schwermut" wissen auch heute noch die Kräuterkundigen. Wenn beispielsweise eine Leberschwäche vorliegt, dann wirkt sich das auch auf den Gemütszustand aus, und das kann sich in melancholischen und depressiven Zuständen zeigen. Wenn Sie den bitteren Geschmack von Wermut nicht mögen, können Sie statt innerer Anwendung auch mal einen mit Wermut-Tee getränkten Leberwickel machen.

Um Schmerzen zu lindern, Prellungen, Blutergüsse, Entzündungen, zur Wundbehandlung wie auch zur Anregung bei zu geringer Monatsblutung können Sie eine Wermut-Creme (siehe Hildegard-Präparate) auf die Haut, die Gelenke oder den Bauch auftragen.

Nicht zu vergessen, dass Wermut auch ein Küchenkraut ist. Sparsam dosiert, passt Wermut gut zu fetten Braten (Gans, Ente, Hammel). Der Genuss von Absinthlikör ist heute wieder uneingeschränkt möglich, vorausgesetzt, die Hersteller übersteigen eine gewisse Thujon-Konzentration nicht.

Hinweise

Für die Anwendung von Wermutzubereitungen gilt es einiges zu beachten. So sollten diese weder in der Schwangerschaft oder Stillzeit, noch über einen längeren Zeitraum von mehreren Wochen erfolgen. Sie sind nicht geeignet zur Behandlung von Magen-Darm-Beschwerden, die durch eine zu hohe Säureproduktion verursacht wurden (Beispiel Magengeschwür). Zudem können durch die Anregung der Gallenproduktion Gallensteine in Bewegung gebracht werden und damit Koliken ausgelöst werden.

▷ Rezepte

Tee aus Wermutkraut

Ein Teelöffel fein geschnittenes Wermutkraut mit 1 Tasse kochendem Wasser übergießen und maximal 10 Minuten ziehen lassen. Anschließend durch ein Teesieb geben. Nicht mehr als 2–3 Tassen täglich trinken. Bei Appetitlosigkeit eine halbe bis eine Stunde vor den Mahlzeiten einnehmen; um die Gallenproduktion und Verdauungstätigkeit zu steigern, den Tee nach dem Essen trinken.

Wickel und Auflagen mit Wermutkraut

Zur äußeren Anwendung eine Handvoll Wermutkraut in einem Liter Wasser fünf Minuten kochen. Ein vorher abgekochtes Baumwolltuch mit dem warmen Tee tränken und etwa eine halbe Stunde auflegen. Alternativ Wermut-Creme oder Wermut-Hautöl (siehe Hildegard-Präparate) verwenden.

Wermutwein

Eine halbe Handvoll Wermutkraut in einem Liter Weißwein zwei Wochen ziehen lassen, danach abseihen. Nicht mehr als drei bis vier Tage lang höchstens ein Likörglas davon trinken.

Wermutöl als Einreibung: *bei Hustenschmerzen*

10 ml Wermutsaft (gewonnen aus 1 kleinen Bund Wermutkraut)
50 ml Olivenöl

Den Wermutsaft mit dem Olivenöl in eine Braunglasflasche geben, verschließen und vorsichtig verschütteln. Einige Tropfen davon in den Handflächen verreiben und einmal täglich über dem Brustbein einreiben.

Hildegard-Präparate

Wermut-Creme, St. Hildegard Posch
Wermut-Hautöl, St. Hildegard Posch
Wermut-Trank nach Hildegard von Bingen, JURA
Wermut-Trank, St. Hildegards Laden

Ysop

Hysoppus officinalis

De Hyssopo

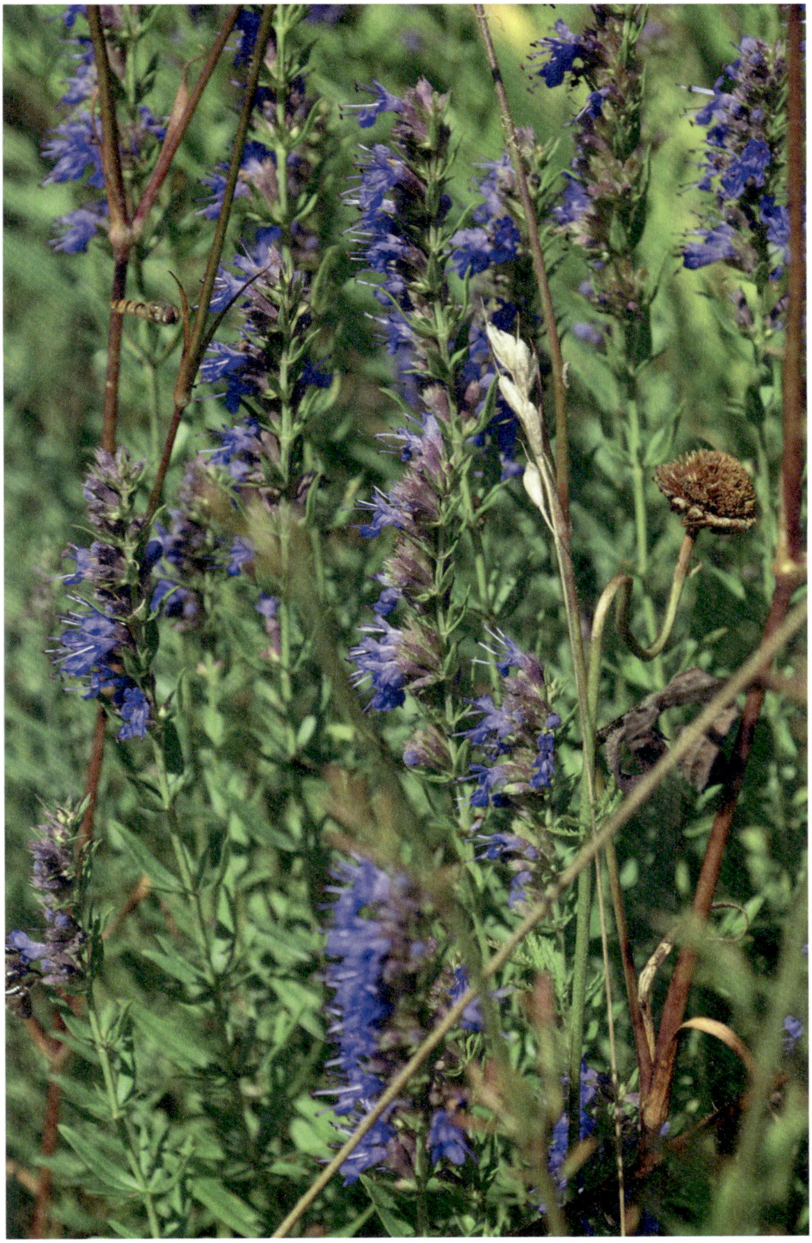

Heilpflanzenanwendung bei Hildegard (Kap. 1-65)

Es ist wahrscheinlich, dass Benediktinermönche etwa im 10. Jahrhundert den Ysop von ihren Reisen nach Südeuropa mit über die Alpen zu uns brachten. Vermutlich um damit Likör zu würzen und auch wegen seiner Heilkraft. In der Gesundheitsküche nach Hildegard von Bingen wird Ysop zum Würzen von Fleisch, Gemüse und Fisch verwendet. Er wirkt sich positiv auf angegriffene Nerven aus, zählt zu den froh machenden Gewürzen und kann wohltuend die Reinigung von Lunge und Leber unterstützen, so die Äbtissin.

„Aber wenn die Leber infolge der Traurigkeit des Menschen krank ist, soll er, bevor die Krankheit in ihm überhand nimmt, junge Hühner mit Ysop kochen, und er esse oft sowohl den Ysop als auch die jungen Hühner“[85], rät Hildegard. Sie stufte ihn als warmes und trockenes Kraut ein.

Andere historische Quellen

Das alte hebräische Wort „ezob“ beziehungsweise „ezov“ stand Pate für die heutige Bezeichnung „Ysop“. Es bedeutet so viel wie „das heilige oder entsühnende Kraut“. Bei den Heilkundigen der Renaissance erfreute sich Ysop wegen seiner wärmenden und trocknenden Eigenschaften großer Beliebtheit. Tabernaemontanus (1528–1590) berichtet, dass man aus der Pflanze sowohl ein Wasser als auch Sirup, Latwerge, Wein und einen Ölauszug bereitete, um beispielsweise den Husten zu stillen. Wie die Volksnamen Kirchenseppl, Kirchenysop oder Klosterysop vermuten, spielte der kleine Halbstrauch auch im kirchlichen Kontext eine Rolle. Die aromatische Pflanze legten die Bäuerinnen gerne ins Gebetbuch, um sich mit dem Duft während des Gottesdienstes wachzuhalten. Da er an steinigen und trockenen Plätzen wächst, wurde Ysop auch zum Sinnbild von Demut, Buße und Läuterung. Der aromatische Duft sollte zudem gegen den Bann des Teufels schützen, weshalb man ihn in einigen Gegenden auch als Totenkräutl mit in den Sarg legte.

85 Hildegard von Bingen: Physica; übersetzt von Marie-Louise Portmann, Christiana-Verlag, Stein am Rhein, 2009, S. 82

Heilpflanzenanwendung heute

Kleine Pflanzenkunde

Die Ysoppflanze ist ein mehrjähriger Halbstrauch aus der Familie der Lippenblütengewächse. Er bevorzugt trockene und kalkhaltige Böden sowie sonnige Standorte. Selten gibt es verwilderte Bestände auf kalkhaltigen Magerrasen, meist wird er in die Gärten gepflanzt. Seine Blätter sind mit vielen Öldrüsen besetzt, mit seinen bläulich-violetten Blüten erfreut er uns von Juli bis September. Außerdem ist er eine gute Bienenweide. Zur Vorratshaltung ernten Sie am besten das junge Kraut vor der Blüte und trocknen es in dünnen Schichten im Schatten. Es verliert jedoch schnell an aromatischen Inhaltsstoffen und sollte alsbald aufgebraucht werden. Zur Aufbewahrung eignen sich Porzellandosen.

Medizin

Je nach Standort enthält Ysopkraut zwischen 0,1–1% ätherisches Öl, dazu Flavonoide, Gerb- und Bitterstoffe, Triterpene und reichlich Vitamin C.

Ysop ist wegen seiner Bitterstoffe ein verdauungsförderndes und appetitanregendes Würz- und Heilkraut. Seine positive Wirkung auf die Leber wurde auch von Hildegard beschrieben. Durch seine schwach auswurffördernde und krampflösende Wirkung ist er auch ein Hustenmittel der Erfahrungsheilkunde. Es wird verwendet bei Husten, Bronchitis, Heiserkeit, Halsschmerzen oder Kurzatmigkeit und um den Auswurf zu fördern oder den zähen Schleim zu verflüssigen. Die krampflösende Wirkung konnte durch die Bestandteile im ätherischen Öl bestätigt werden, weshalb auch leichte Darmkrämpfe mit ihm behandelt werden können. Am besten nutzt man ihn erst nach dem Höhepunkt der Erkrankung, weil er mit seinen tonisierenden Eigenschaften den Genesungsprozess unterstützen kann.

Ähnlich wie Salbei hemmt die Pflanze die Schweißbildung, wobei seine Wirkung schwächer ausgeprägt ist. Als Tinktur oder Tee eingenommen oder in Form einer Raumbeduftung mit dem ätherischen Öl hat er auch eine tonisierende Wirkung auf das Nervensystem. Diese Eigenschaft hatte auch Hildegard bemerkt, die ihn bei Melancholie empfahl.

Für eine äußere Anwendung haben sich Breiumschläge aus frisch gequetschten Blättern zur Linderung von rheumatischen Beschwerden als wirksam erwiesen. Wie alle Pflanzen mit ätherischen Ölen hat auch Ysop eine antibakterielle Wirkung (vor allem gegen Staphylokokken und Pneumokokken wie auch gegen den Tuberkuloseerreger), weshalb ein starker Tee oder ein Ysop-Essig-Gemisch zum Gurgeln und Spülen bei Schleimhautentzündungen der Mundhöhle hilft.

Hinweise

Bei Ysop sollten Sie Einnahmen über mehrere Wochen oder Überdosierungen meiden. Außerdem sind allergische Reaktionen beobachtet worden. Kontraindikationen zur Einnahme bestehen während der Schwangerschaft und Stillzeit sowie bei Kindern unter dem 12. Lebensjahr.

▷ Rezepte

Ysoptee: *um die Verdauung zu stärken und bei Atemwegserkrankungen*

1 EL frisches Ysopkraut mit 250 ml kaltem Wasser ansetzen, zum Sieden erhitzen und weitere fünf Minuten abgedeckt ausziehen lassen. Abgießen und täglich davon 2 bis 3 Tassen trinken.

Mundspülung mit Ysopkraut: *bei Entzündungen im Mund- und Rachenraum*

1 EL frisches Ysopkraut mit 1 Tasse mildem Apfelessig aufkochen. Das Kraut einige Minuten ausziehen lassen, danach abseihen. Wem die Säure des Essigs zu stark ist, kann auch mit dem Tee (siehe oben) gurgeln und spülen.

Tonisierende Ysop-Tinktur

Ein Teil des Krauts mit 5 Teilen 45%igen Alkohol übergießen. 14 Tage durchziehen lassen und dann durch einen Filter in Braunglasflaschen abfüllen. Davon 10–20 Tropfen gelöst in Wasser einnehmen.

Ysopkraut als stärkender Badezusatz

Aus einer Handvoll frisch geerntetem Ysopkraut mit einem Liter Wasser einen Aufguss (Tee) herstellen. Abseihen, den Auszug in das Badewasser geben und den würzigen Kräuterduft einatmen. Er öffnet die Atemwege und schenkt uns seine stärkende Kraft.

Hildegard-Präparate

Bio Ysopkraut, gerebelt, JURA
Hildegard Ysop gemahlen, Sonnentor
Ysop gemahlen, St. Hildegard Posch

Zimt

Cinnamomum zeylanicum

De Cynamomo

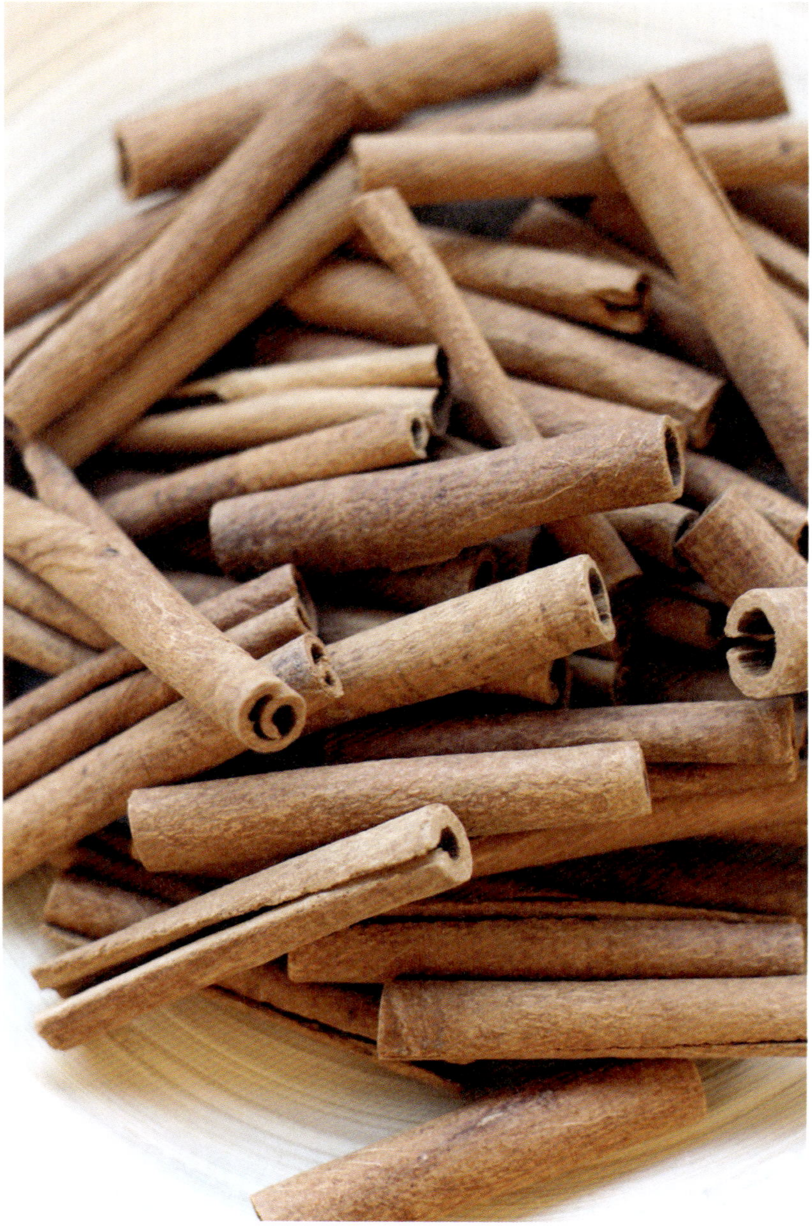

Heilpflanzenanwendung bei Hildegard (Kap. 1-20)

Das exotische Gewürz Zimt war auch im Benediktinerorden des 11. Jahrhunderts bekannt, wenngleich nicht beim einfachen Volk. Die angenehme Wärme von Zimtanwendungen sind auch Hildegard nicht entgangen. Deshalb empfiehlt sie die Spezerei bei Bewegungseinschränkung, hervorgerufen durch Gicht wie auch bei Fieber, wobei sie mehrere Fieberarten wie das tägliche, dreitägige (vermutlich *Malaria tertiana*) und viertägige Fieber (*Malaria quartana*) unterscheidet. Zimtpulver auf ein Brot gestreut empfiehlt sie dagegen zur Entgiftung von Fremdstoffen, die das Denken und das Atmen erschweren. *„Und ein Mensch, dem der Kopf schwer und stumpf ist, so dass er den Atem schwer durch die Nase ausstößt und einzieht, der pulverisiere Zimt und esse dieses Pulver oft mit einem Bissen Brot oder er lecke es in seiner Hand, und es löst die schädlichen Säfte, durch die sein Kopf stumpf ist.“*[86]

Zimt oft gegessen, mindert also die „Fehlsäfte“ im Körper, schreibt Hildegard.

Andere historische Quellen

Im späten Mittelalter waren Venedig wie auch die Lebkuchenstadt Nürnberg das Zentrum des Zimthandels. Zimt war ein kostbares Gut in den Apotheken und wurde weniger in der Küche gebraucht. Jedoch war in Europa bis ins 16. Jahrhundert nur Kassiazimt bekannt, denn erst der Portugiese Vasco da Gama brachte 1502 nach seiner Rückkehr von der Insel Ceylon den Ceylon-Zimt schließlich zu uns. Man erzählte sich, dass Zimt aus einem fernen Land komme, in dem es Zimtvögel gibt, die mit der Rinde ihre Nester bauten. Und nur Bogenschützen könnten diese Nester herunterschießen. Wen wundert es bei dieser Mär, dass Zimt damals so teuer war. In der Volksmedizin spielte Zimt schon immer eine große Rolle als Magentonikum, aber auch in Form von „Zimttropfen“, um die Menstruation zu verstärken.

86 Hildegard von Bingen: Physica; übersetzt von Marie-Louise Portmann, Christiana-Verlag, Stein am Rhein, 2009, S. 46

Heilpflanzenanwendung heute

Kleine Pflanzenkunde

Wie der Name Ceylon-Zimt schon vermuten lässt, ist die ursprüngliche Heimat des Zimtbaumes Ceylon (das heutige Sri Lanka), er wächst in Höhenlagen zwischen 900 und 2 000 Metern. Die Art wird heute in vielen tropischen Ländern angebaut. Zimtbäume sind ausgesprochene Tropenpflanzen, immergrün, werden bis zu 10 m hoch und gehören botanisch in die Familie der Lorbeergewächse. Als Echter Zimt wird die abgeschälte und getrocknete Innenrinde dünner Zweige des Zimtbaums bezeichnet. Es ist die Rinde der Schösslinge, die von Zimtschälern abgezogen, gebündelt, fermentiert und anschließend in der Sonne getrocknet wird. Sie rollt sich dabei zusammen, und mehrere dieser doppelseitig gerollten Rindenstücke bilden die Zimtstange.

Medizin

Zimtrinden enthalten ätherisches Öl. Hauptbestandteile sind Eugenol und Zimtaldehyd, daneben finden sich noch Stärke, Gerbstoffe, Schleim und Bitterstoffe. Das Öl der Zimtrinde wirkt stark antiseptisch und antibakteriell, entzündungshemmend, es durchwärmt und durchblutet den gesamten Körper, regt Herz, Kreislauf und Appetit an.

Zimt ist nicht gleich Zimt. Die Qualität ist hier entscheidend, dann kann Zimt auch seine heilsamen Kräfte entfalten. Ceylonzimt ist ein hochwertiges Gewürz und Arzneimittel, er enthält allenfalls Spuren von Kumarin. Dagegen enthält Cassiazimt den natürlichen Aromastoff Kumarin. Versuchsreihen ergaben, dass Kumarin Leberkrebs auslösen kann und es steht im Verdacht, generell krebsauslösend zu sein. Bis jedoch bei Erwachsenen gesundheitliche Risiken entstehen, müssten diese täglich etwa 18 Zimtsterne essen.

Zimtöl wirkt nachweislich hemmend auf das Wachstum von Bakterien, verschiedenen Viren (z.B. Influenzaviren) und Parasiten. In vielen tropischen Ländern wird Zimt zur Behandlung von Tropenkrankheiten eingesetzt. Bei Durchfällen können Sie auch auf dieses erprobte Mittel zurückgreifen. Am bekanntesten ist Zimt für seine Wirkung auf den Blutzuckerspiegel. Schon ein ¼ bis ½ TL Zimt täglich eingenommen, senkt nicht nur deutlich den Blutzuckerspiegel, sondern es verbessern sich auch erhöhte Cholesterinwerte (vielleicht kommt hier die Beobachtung Hildegards zum Tagen, dass Zimt die Fehlsäfte mindert), die ursächlich für verstopfte Gefäße verantwortlich gemacht werden und Herzinfarkte als auch Schlaganfälle auslösen können. Zimt zählt schon immer zu den wärmenden Gewürzen – was auch Hildegard erwähnt. Deshalb ist er ein Gewürz für die kalte Jahreszeit. Der Gedanke an Zimt lässt viele in Weihnachtserinnerungen schwelgen – an dampfende Bratäpfel und Lebkuchen. Zum Plätzchenbacken ist eine Mischung aus Zimt, Muskat und Nelken fast schon ein Muss. Gemahlener Zimt würzt den Glühwein, den Apfelwein und Chai-Tee, den Milchreis oder Apfelstrudel, das Früchtekompott oder das Zimtparfait oder wird zum Verfeinern von Schokolade hergenommen.

Die würzige Rinde erregt die Nerven, Muskeln sowie das Herz-Kreislaufsystem. Durch eine Erhöhung der Kapillardurchlässigkeit bessern sich auch Schmerzen. Auch hier könnte Hildegard recht behalten haben, als sie Zimt bei Gicht empfahl. Seine kreislaufstimmulierende Wirkung harmonisiert den rhythmischen Ablauf des Herzschlags wie auch die Atmung. Erkältungskrankheiten, Bronchitis und Asthma sind weitere Indikationen, bei denen Zimt seine heilwirksamen Kräfte entfalten kann. Zur Desinfektion der Atemwege eignen sich vorzugsweise Inhalationen.

Hinweise

Wegen der durchblutungsfördernden Wirkung sollte auf die Einnahme von Zimtpräparaten während der Schwangerschaft und bei Magengeschwüren verzichtet werden. Vor allem unverdünntes Zimtöl kann zu Haut- und Schleimhautreizungen führen. Außerdem kann eine Überdosierung Durchfall, Herzklopfen und Schweißausbrüche auslösen oder allergische Reaktionen nach sich ziehen.

▷ Rezepte

Zimttee: *bei krampfartigen Beschwerden im Magen-Darm-Bereich und bei leichten Darminfektionen*

1 TL Zimt mit 250 ml kaltem Wasser übergießen, zum Sieden bringen und nach 5 Minuten durch ein Teesieb geben. Zwei- bis dreimal täglich eine Tasse zu den Mahlzeiten trinken.

Inhalation mit ätherischem Zimtöl: *bei Grippe, Erkältung, Asthma oder Bronchitis*

2–4 Tropfen ätherisches Zimtöl mit 2 Liter heißem Wasser mischen und den Wasserdampf etwa 10 Minuten inhalieren. Darauf achten, dass Sie sich nicht verbrennen.

Zimt-Tinktur: *geeignet für die begleitende Behandlung von Diabetes*

Mehrere Zimtrollen brechen, in ein Glasgefäß geben und mit hochprozentigem Alkohol übergießen. Alle Zimtteile müssen bedeckt sein. Das Gefäß verschließen und etwa zwei Wochen ausziehen lassen. Das Glas täglich umdrehen. Anschließend die Rindenanteile entfernen und die fertige Tinktur in Braunglasflaschen umfüllen. Von der Tinktur täglich 20 Tropfen in etwas warmem Wasser lösen.

Bei Atemwegsinfekten (therapiebegleitend)

Mehrere Prisen Zimt auf ein Dinkel-Butterbrot streuen und genießen.

Hildegard-Präparate

Zimtrinde gepulvert (Ceylon-Zimt), JURA
Zimt-Tabs, St. Hildegard Posch
Sonnentor® Kuchen- und Keksgewürz gemahlen Hildegard bio, Sonnentor
Gewürzplätzchenpulver mit Ceylon-Zimt (Mischung aus Zimt, Muskat, Nelke), JURA

Zitwer, Weißer Kurkuma

Curcuma zedoaria

De Zituar

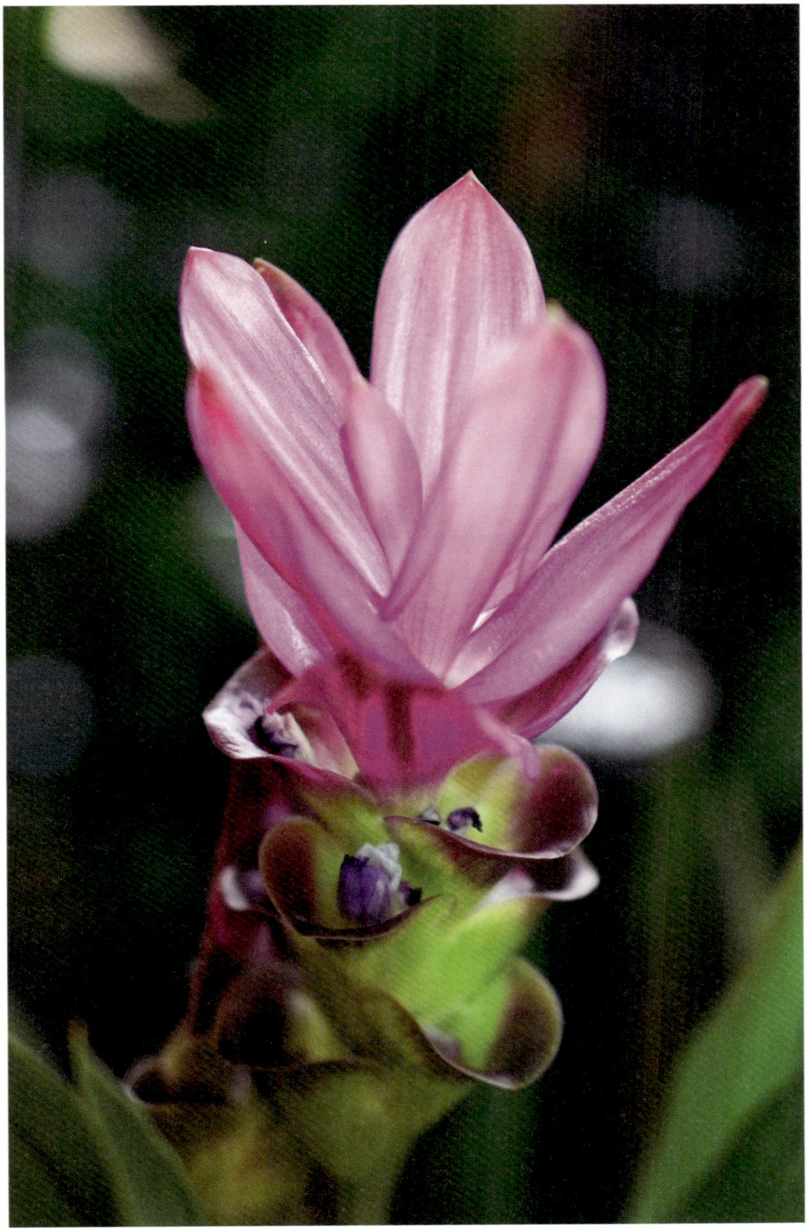

Heilpflanzenanwendung bei Hildegard (Kap. 1-14)

Zitwer ist ein Verwandter des Galgants, den Hildegard mehrmals in ihren Schriften erwähnt. Sie lobte seine große Kraft und die mäßige Wärme, die das exotische Gewürz bewirkt und empfiehlt Zitweranwendungen bei Zittern der Glieder. „*Denn ein Mensch, der an seinen Gliedern zittert ... und in dem die Kraft mangelt, der schneide Zitwer in Wein und füge etwas weniger Galgant bei, und dies koche er mit ein wenig Honig im Wein und trinke es so warm, das heißt lauwarm ...*" In einer weiteren Textpassage hebt sie die Vorzüge von Zitwer bei vermehrter Speichelbildung hervor. „*Und wer viel Speichel und viel Schaum in sich hat, der pulverisiere Zitwer und binde dieses Pulver in ein Tüchlein und lege es so in ein kleines Gefäß unter Eingießen von Wasser, damit das Wasser den Geschmack davon habe, und so lasse er es über Nacht im Wasser und trinke morgens oft davon nüchtern.* Pulverisierter Zitwer wird bei ihr ähnlich wie Wermutpulver zur Behandlung von Kopfschmerzen verwendet, d.h. mit Wasser vermischt, damit ein Tuch getränkt und um die Stirn und Schläfen gewickelt. Auch den verdorbenen Magen behandelte sie mit Zitwerpulver. „*Und wem der Magen mit schlechten Speisen angefüllt und arg beschwert ist, der pulverisiere Zitwer und mache mit diesem Mehl und etwas Semmelmehl und Wasser ein Törtchen und koche es an der Sonne oder in dem fast kalten Ofen, und dann pulverisiere er das Törtchen und er lecke dieses Pulver oft nüchtern und gegen Nacht, wenn er schlafen geht.*"[87]

Heilpflanzenanwendung heute

Kleine Pflanzenkunde

Die Pflanzenfamilie der Ingwergewächse bringt mehrere Heilpflanzen hervor. Bei uns wenig bekannt ist der Weiße Kurkuma, auch Zitwerwurzel genannt. Sie stammt wie Kurkuma und Ingwer aus Südostasien und wird heute im tropischen und subtropischen Klima angebaut. Zitwer ist eine krautige Pflanze und erreicht eine Wuchshöhe von etwa einem Meter. Unter der Erde wächst ein mehrmals verzweigtes Rhizom – ein Überdauerungsorgan. Im Inneren ist es weiß, der Geschmack ist aromatisch und bitter.

---

87 Hildegard von Bingen: Physica; übersetzt von Marie-Louise Portmann, Christiana-Verlag, Stein am Rhein, 2009, S. 40

Medizin

Das Rhizom enthält ätherische Öle, die im Geschmack an Kampfer erinnern und bitter sind, sowie einen hohen Stärkeanteil und Rohprotein. Der medizinisch verwendete Pflanzenteil ist wie bei Ingwer und Kurkuma das Rhizom.

Die Zitwerwurzel ist in der westlichen Heilkunde so gut wie unbekannt. Jedoch wird sie in China und in Japan als Arzneimittel benutzt und sie ist in Thailand und Indien Bestandteil einiger Gewürzmischungen. Über die medizinische Wirkung ist hierzu lande wenig bekannt. Wie alle bitteren Arzneien fördert auch die Zitwerwurzel die Steigerung der Gallensekretion und verbessert die Aufspaltung von fetter Nahrung im Darm. Dies bestätigen auch einige Tierversuche. Mit ihren Scharfstoffen hat sie ein durchblutungsförderndes Potenzial. Und aufgrund der ätherischen Öle auch ein breites Wirkspektrum gegen Bakterien, Pilze und dadurch ausgelöste Entzündungen. Inwieweit die Zitwerwurzel entkrampfend wirkt – wie dies von Hildegard beschrieben wird –, ist offen. Zwar ist von Hildegard ein Rezept für einen Kräuterwein überliefert, der bei Menschen mit Gliederzittern und Parkinson wohltuend wirken soll; über die tatsächliche Wirkung ist jedoch nichts bekannt. Jedoch können Sie Zitwerwurzelpulver hin und wieder in der Küche als Gewürz verwenden, denn es lindert Verdauungsschwäche und leichtere Formen von Krämpfen im Darm. Eine empfohlene Dosierungsangabe liegt derzeit nicht vor.

Hinweise

In hoher Dosierung gilt die Zitwerwurzel als toxisch.

Hildegard-Präparate

Zitwerwurzelpulver, JURA

Literatur

Beys, Barbara: Denn ich bin krank vor Liebe. Das Leben der Hildegard von Bingen, Carl Hanser, München/Wien, 2001

Boericke, William: Handbuch der homöopathischen Materia medica, Karl F. Haug Verlag, Heidelberg, 1996

Brunfels, Otto: Contrafayt Kreüterbuch, Reprint der Ausgabe von 1532, Konrad Kölbl, München, 1975

Fintelmann, Volker und Weiß, Rudolf Fritz: Lehrbuch Phytotherapie, Hippokrates Verlag, Stuttgart, 2009

Fuchs, Leonhart: Kreütterbuch, Ausgabe Basel, Michael Isingrin 1543, Reprint Konrad Kölbl, München, 1975

Hildegard von Bingen: Heilkraft der Natur – „Physica", übersetzt von Marie-Luise Portmann, Christiana-Verlag, Stein am Rhein, 2009

Hildegard von Bingen: Das Buch vom Wirken Gottes: Liber divinorum operum, Beuroner Kunstverlag, Beuron, 2012

Hildegard von Bingen: Wisse die Wege (Liver Scivias), Beuroner Kunstverlag, Beuron, 2012

Mayer, Johannes G.: Das geheime Heilwissen der Klosterfrauen, Rowohlt Verlag, Reinbeck bei Hamburg, 2008

Müller, Irmgard: Die pflanzlichen Heilmittel bei Hildegard von Bingen, Herder, Freiburg, 2008

Ritter, Claudia: Heimische Nahrungspflanzen als Heilmittel, Nikol, Hamburg, 2019

Ritter, Claudia: Hexenkräuter – Frauenkräuterwissen neu entdecken, Ulmer, Stuttgart, 2018

Ritter, Claudia: Mutterkraut – Hoffnung für Schmerzpatienten, in Naturheilpraxis mit Naturmedizin, 8/2013

Ritter, Claudia: Schlafmohn, Engelwurz und Aphrodites Quitten, Stocker, Graz, 2016

Schulz, Hugo: Hildegard von Bingen – Ursachen und Behandlung von Krankheiten (causae et curae), Karl F. Haug Verlag, Ulm-Donau, 1955

Strehlow, Wighard: Hildegard Heilkunde von A bis Z: Gesund von Kopf bis Fuß, Knaur. Leben, München, 2019

Tabernaemontanus, Jacobus Theodorus: Neu vollkommen Kräuterbuch, Reprint der Ausgabe 1731, Konrad Kölbl, München, 1970

Register

A

Aderlass 31, 38
Akelei 55, 57–59
Alant 60–63
Aloe 64–66, 116
Alraune 67–68
Andorn 27, 69–72
Apfel 24, 25, 74, 75
Apfelbaum 73–75
Aphrodisiakum 78, 114, 150, 151, 174, 206
Appetitlosigkeit 39, 62, 90, 104, 106, 135, 142, 152, 204, 206, 230, 252
Arnika 76–78
Aronstab 79–81, 259
Arteriosklerose 29, 124, 160
Arthritis 109, 120, 151, 193
Arthrose 109, 151, 248
Asthma 40, 62, 132, 219, 240, 277
Atemwegsinfekte 257, 278
Aufbaukur 120, 142
Auflagen 31, 86, 159, 267
Augenlid, geschwollen 166, 167, 227
Ausschlag 41, 112

B

Bachminze 82–84, 211
Baden 35, 116
Baldrian 85–87
Bandscheibenleiden 32, 151
Beifuß 38, 88–91, 147, 240
Beinwell 92–95, 211, 252
Betonie 99–102
Bertram 53, 96–98, 142, 242
Birne 21, 24, 44
Blähungen 84, 90, 105, 141, 146, 147, 151, 156, 157, 170, 175, 205, 212, 216, 262
Blasenentzündung 109, 239, 240
Blutdruck 29, 141, 171, 240
Bluthochdruck 22, 109, 152, 171, 205
Bockshornklee 103–106
Brennnessel 24, 107–110, 145, 148
Bronchitis 42, 62, 98, 146, 179, 216, 233, 237, 271, 277

C

Cholesterin, erhöht 146, 171, 240, 276
Christrose 111–113

D

Darmträgheit 43
Depressive Verstimmung 44, 226
Diabetes 22, 29, 38, 160, 161, 278
Dinkel 21, 22, 24, 25, 32, 117–122
Diptam 123–126, 147, 222
Durchblutungsstörungen 35, 51, 151, 152, 171
Durchfall 45, 46, 74, 90, 98, 101, 105, 113, 116, 132, 135, 161, 164, 175, 179, 185, 188, 197, 205, 223, 230, 277

E

Eberraute 127–129, 211
Edelkastaniensauna 36

Efeu 130–132
Eisenkraut 34, 133–136
Eisenkrautpackung 33, 34
Eisenmangel 109, 110
Ekzem 164, 182, 220, 237, 256
Entgiftung 20, 31, 38, 46, 129, 230, 261
Epilepsie 209, 218
Erdbeere 23, 136–138
Erkältungskrankheiten 172, 179, 206, 219, 248, 277
Ernährung 21, 22, 43, 47, 50–53, 74, 119, 141, 176
Erschöpfung 35, 110, 142, 143, 152, 160, 262, 265, 266
Eschenblätter-Packung 32
Esskastanie 139–143

F

Fasten 21, 28–30, 120, 230
Fenchel 24, 27–30, 42, 49, 70, 72, 121, 144–148, 153
Fieber 32, 39, 48, 52, 57, 65, 79, 80, 104, 108, 112, 113, 150, 152, 171, 192, 196, 206, 243, 255, 275
Frühstück 24, 25, 37
Furunkel 33, 105, 106, 116

G

Galgant 25, 45, 61, 98, 142, 147, 149–153, 211, 280
Gedächtnisschwäche 156, 175
Gelenkbeschwerden 78, 160
Gerste 24, 35, 41, 160
Gerstenbad 35
Gesichtsrose 256
Gewürznelke 142, 154–157, 211
Gicht 32, 36, 47, 58, 81, 86, 108, 112, 113, 128, 157, 159–163, 202, 223, 233, 239, 240, 246, 248, 251, 259, 265, 275, 277
Gundelrebenpackung 34
Gürtelrose 256

H

Hafer 21, 22, 24, 26, 36, 37, 158–161
Hafersauna 36
Halsschmerzen 166, 172, 179, 271
Hämorrhoiden 105
Hauswurz 114–116
Haut, trocken 41
Hautpilz 47
Heidelbeeren 162–164
Heiserkeit 48, 98, 166, 179, 271
Herz-Kreislauf-Erkrankungen 22, 68, 141
Herzschwäche 152, 248, 265
Hexenschuss 32, 37,248
Huflattich 165–168
Hühneraugen 116
Husten 42, 61, 62, 65, 68, 70, 71, 72, 86, 98, 131, 132, 145, 166, 168, 179, 219, 233, 234, 237, 248, 255, 267, 270, 271

I

Ingwer 24, 45, 46, 151, 169–172, 211, 280. 281
Insektenstiche 49, 116, 167, 201, 202, 226
Ischialgie 151

K

Keuchhusten 132, 219, 237, 255
Konzentrationsschwäche 50

Kopfschmerzen 38, 50, 61, 68, 75, 98, 154, 155, 156, 189, 192, 236, 248, 254
Krampfadern 182
Krämpfe der Muskulatur 51
Kubebenpfeffer 173–176

L

Lauch 21, 23, 200, 214–216
Lebererkrankungen 143, 167, 230, 251, 262
Leberfunktion verbessern 90
Lungenkraut 80, 177–179
Lymphdrüsenschwellung 256

M

Madonnenlilie 180–182
Magen-Darm-Beschwerden 90, 105, 135, 267
Magengeschwür 68, 150, 267, 277
Maiglöckchen 183–186
Melancholie 79, 80, 204, 232, 265, 271
Menstruationsbeschwerden 131, 226
Migräne 38, 65, 73, 125, 193
Milchschorf 256
Milchstau 201, 202
Moxibustion 38
Mundgeruch 147, 156
Muskatnuss 121, 155, 187–190
Muskelbeschwerden 38, 51, 78, 94, 157
Mutterkraut 52, 53, 191–194
Myrrhe 195–198

N

Narben 182, 256
Nerven stärken 159, 160, 161, 270, 271
Nervosität 59, 80, 87
Neuralgien 188, 277

P

Packungen 31
Petersilie 21, 121, 147, 199–202, 240
Pfeffer 21, 24, 27, 28, 39, 54, 121, 174, 203–206, 241
Pfingstrose 207–210
Poleiminze 211–213
Porree 214–216
Prellungen 94, 266

Q

Quendel 24, 41, 98, 217–220
Quetschungen 94, 95, 182, 230

R

Rachenentzündungen 197
Reiseübelkeit 151
Reizbarkeit 45, 185
Reizdarm 105, 171, 262
Reizhusten 62, 146, 168, 179, 233
Rekonvaleszenz 105, 129, 160
Rheuma 29, 32, 38, 58, 68, 78, 81, 98, 105, 106, 151, 156, 160, 161, 188, 193, 202, 237, 240, 248, 259, 261, 272
Roggen 21, 24, 160
Rose 112, 181, 224–227
Rückenschmerzen 37, 38, 86

S

Sauna 36, 37
Schafgarbe 33, 34, 211, 228–231
Schlafkissen 102

Schlafstörungen 86, 87, 159
Schlüsselblume 167, 232–234
Schmerzen, chronisch 152
Schnupfen 216, 222, 259
Schröpfen 30, 31, 37
Schwäche 35, 98, 139, 141, 143, 185, 233
Schwarzkümmel 235–237
Sellerie 24, 147, 238–241
Silberdistel 242–245
Sodbrennen 65, 105, 141, 152, 160, 171, 239
Sonnenbrand 66, 116

T

Tanne 246–249
Tausendgüldenkraut 250–253
Trinken 21, 22, 26, 27, 30, 43

U

Übergewicht 22, 28, 29, 38, 53, 109, 124
Unruhe 25, 45, 87, 198, 234
Untergewicht 106

V

Veilchen 118, 167, 254–257
Venenentzündungen 77, 116
Verbrennungen 54, 66, 116, 182
Verdauungsstörung 52, 75, 84, 89, 120, 135, 148, 157, 212
Verletzung, stumpf 78
Verstauchungen 94, 95
Verstopfung 43, 66, 74, 120, 169, 170, 174, 205, 261, 262

W

Wadenkrampf 227
Warzen 116
Wasserlinse 258–259
Wegwarte 260–263
Weizen 21, 24, 32, 119, 160
Weizenpackung 32
Wermut 262, 264,268
Wickel 31, 33, 231, 267
Wundbehandlung 33, 128, 135, 230, 231, 251, 266
Wundliegen 197

Y

Ysop 24, 269–273

Z

Zahnfleischentzündungen 157, 163
Zerrungen 94, 230
Zimt 21, 24, 25, 28, 55, 75, 155, 161, 187, 245, 274–278
Zitwer 45, 55, 211, 279–281
Zwölffingerdarmgeschwüre 105
Zypressenbad 35

Die Autorin

Claudia Ritter ist Heilpraktikerin mit eigener Praxis in Schwandorf in Bayern. Ihr persönliches Steckenpferd ist die Heilpflanzenkunde. Sie veröffentlichte mehr als ein Dutzend Bücher mit dem Schwerpunkt Heilpflanzen und Heilpflanzenanwendungen. 2020 wurde sie zum Mitglied der Kommission E, einer wissenschaftlichen Sachverständigenkommission für pflanzliche Arzneimittel, berufen. Im Nikol Verlag ist von ihr außerdem erschienen: „Gewürze und Kräuter als Heilmittel“. Mehr Informationen über Claudia Ritter und ihre Arbeit finden Sie unter: www.heilpraktikerin-ritter-claudia.de

Bezugsquellen von Hildegard-Präparaten

JURA Naturheilmittel, Konstanz, www.hildegard.de
St. Hildegard Posch GmbH, Georgen im Attergau, https://hildegardvonbingen.at/
Ehenbacher Spezialitäten, Schnaittenbach, www.ehenbachtal.de
Sonnentor, Hildegard-Produkte, www.sonnentor.com/de-at/onlineshop